Voss · Herrlinger
Taschenbuch der Anatomie
Band 3

Band 1: Einführung in die Anatomie
Bewegungsapparat

Band 2: Histologie
Allgemeine Anatomie der Eingeweide
Verdauungssystem
Atmungssystem
Urogenitalsystem
Kreislaufsystem
Abwehrsystem

Band 3: Nervensystem
Sinnessystem
Hautsystem
Inkretsystem

Voss · Herrlinger
Taschenbuch der Anatomie

Band 3
Nervensystem · Sinnessystem ·
Hautsystem · Inkretsystem

17., überarbeitete Auflage
ALFRED DORN
Medizinische Akademie Magdeburg

Mit 168 Abbildungen

VEB Gustav Fischer Verlag Jena · 1986

Anschrift des Bearbeiters:
MR Prof. Dr. sc. med. Alfred Dorn
Institut für Anatomie
der Medizinischen Akademie Magdeburg
DDR - 3090 Magdeburg

1. Auflage 1947
2. Auflage 1949
3. Auflage 1951
4. Auflage 1952
5. Auflage 1953
6./7. Auflage 1955
8. Auflage 1956
9. Auflage 1958

10. Auflage 1959
11. Auflage 1962
12. Auflage 1964
13. Auflage 1971
14. Auflage 1973
15. Auflage 1976 (Nachdruck 1979)
16. Auflage 1981

1. spanische Auflage 1964 (Buenos Aires)
2. spanische Auflage 1968
3. spanische Auflage 1974
1. polnische Auflage 1974 (Warschau)

Voss, Herrlinger:
Taschenbuch der Anatomie / Voss; Herrlinger. – Jena : Gustav Fischer Verl.
Bd. 3. Nervensystem, Sinnessystem, Hautsystem, Inkretsystem. – 17., überarb. Aufl. / Alfred Dorn. – 1986. 437 S. : Ill. (z. T. farb.)

ISBN 3–334–00000-1

17., neubearbeitete Auflage
Alle Rechte vorbehalten
© VEB Gustav Fischer Verlag Jena, 1986
Lizenznummer 261 700/33/86
LSV 20 14
Lektor: Bernd Rolle
Hersteller: Eva Menzel
Printed in the German Democratic Republic
Gesamtherstellung: Druckerei „Märkische Volksstimme", Potsdam
Gesetzt aus Times 9 p
Bestellnummer 534 148 2
01000

Vorwort zur 17. Auflage

In der weiteren Verfolgung der schrittweisen Aktualisierung der Bände des Taschenbuches wurde für diese Auflage der Abschnitt Sinnesorgane völlig neu gestaltet und den funktionell-anatomischen Bedürfnissen angepaßt. Alle übrigen Kapitel sind gründlich durchgesehen und ergänzt worden. Es sind verschiedene moderne Funktionsskizzen anstelle alter Darstellungen getreten. Der röntgenanatomische Atlasteil ist durch CT-Bilder ergänzt worden. Ich darf erneut meinen Kollegen, Freunden und Mitarbeitern sowie Studenten für konstruktive Hinweise zur Verbesserung des Buches danken. Insbesondere danke ich Frau Prof. Dr. JUTTA FREITAG, Radiologische Klinik, und Herrn Prof. Dr. ROLF-DIETER KOCH, Direktor der Neurologischen Klinik der Medizinischen Akademie Magdeburg, für die Überlassung von Röntgen- und CT-Aufnahmen für den Atlasanhang.

Meinen Mitarbeiterinnen ROSEMARIE LUTHER (Zeichnungen) und ANGELA DEMBINSKI (Schreibarbeiten) danke ich für die sorgfältige Ausführung aller Aufträge, Frau Dr. G. AURIN und Herrn Dr. H. AURIN für das Lesen der Korrekturen. Wiederum waren für mich die Beratungen mit Herausgebern und Verlegern des Taschenbuches von großem Wert. Meinem Lektor, Dipl. Biol. BERND ROLLE danke ich für die verständnisvolle Betreuung.

Magdeburg, Mai 1986 ALFRED DORN

Aus dem
Vorwort zur 16. Auflage

Die Herausgeber des Taschenbuches für Anatomie haben sich geeinigt, die Bände schrittweise zu aktualisieren. Es war notwendig geworden, im 3. Band der stürmischen Entwicklung der Neurowissenschaften gerecht zu werden und die Abschnitte Allgemeine Neuroanatomie und Zentrales Nervensystem völlig neu zu gestalten. Um dem funktionell-morphologischen Gesamtanliegen zu entsprechen, wurden neue Aspekte des Zusammenwirkens der einzelnen Elemente von Nerv, Rückenmark und Gehirn berücksichtigt.

Die Nomenklatur wurde an die gefällige Revision der PNA von 1975 (Tokio) adaptiert. Im deutschen Sprachgebrauch geläufige Ausdrücke wurden in jedem Falle berücksichtigt oder in Fußnoten verzeichnet. Daraus ergab sich jedoch ein technisches Problem, das noch nicht durchgängig gelöst werden konnte: Die übernommenen Abbildungen der früheren Auflagen sind samt der Beschriftung im Klischeedruck hergestellt worden, so daß ihre Veränderungen eines erheblichen graphischen Aufwandes bedürften. Die Hinweise sind in jedem Falle jedoch so verständlich, daß es für den Benutzer keine unzumutbare Belastung bedeutet – ich bitte um freundliche Nachsicht.

Magdeburg, Februar 1980   ALFRED DORN

Inhaltsverzeichnis

1	Nervensystem	13
1.1	**Allgemeine Neuroanatomie**	13
1.1.1	Bauprinzip und Einteilung	16
1.1.2	Feinerer Aufbau des Nervensystems – Nervenzelle	17
1.1.3	Nervenfasern	21
1.1.4	Synapsen	22
1.1.5	Klassifikation der Nervenfasern	26
1.1.6	Neuroglia	28
1.2	**Zentralnervensystem (ZNS)** (Zerebrospinales Nervensystem)	30
1.2.1	Rückenmark	31
1.2.1.1	Innerer Aufbau des Rückenmarkes (Allgemeine Bauverhältnisse)	36
1.2.1.2	Graue Substanz – Schaltwerk	38
1.2.1.3	Weiße Substanz – Leitwerk	42
	Absteigende Bahnen	42
	Aufsteigende Bahnen	45
1.2.1.4	Eigenapparat des Rückenmarkes	50
1.2.2	Gehirn	54
1.2.2.1	*Rautenhirn*	58
	Verlängertes Mark	58
	Brücke	60
	Rautengrube	61
	Innerer Aufbau von Medulla oblongata und Pons	63
	Kleinhirn	74
	Graue Substanz – Kleinhirnrinde	79
	Kleinhirnkerne	84
	Weiße Substanz – Kleinhirnmark	84
	Funktionelle Bedeutung des Kleinhirns	85
1.2.2.2	*Mittelhirn*	86
	Großhirnschenkel	87

8 Inhaltsverzeichnis

	Haube	87
	Mittelhirndach	88
	Innere Struktur des Mittelhirns	89
	Formatio reticularis	93
	Vorderhirn	94
1.2.2.3	*Zwischenhirn*	95
	Thalamus dorsalis	96
	Epithalamus	102
	Thalamus ventralis	102
	Hypothalamus	103
	Metathalamus	108
	Chiasma opticum und Tractus opticus	110
	Zirkumventrikuläre Organe	110
1.2.2.4	*Endhirn*	111
	Hemisphären	112
	Riechhirn und limbisches System	119
	Riechhirn	120
	Mandelkerngebiet	122
	Hippocampusformation	123
	Fornix	127
	Funktionelle Bedeutung des limbischen Systems	128
	Großhirnrinde	128
	Basalganglien: Innere Kerne des Großhirns	139
	Großhirnmark: Fasersysteme des Großhirns	145
1.2.2.5	*Hirnkammern und Adergeflechte*	165
	Hirnkammern	165
	Adergeflechte	168
1.2.3	Blutversorgung des Gehirns und Rückenmarkes	170
1.2.3.1	Gehirnversorgung	170
1.2.3.2	Rückenmarkversorgung	175
1.2.3.3	Venöser Abfluß, Sinus durae matris	176
1.2.4	Hüllen des Rückenmarkes und Gehirns	178
1.2.4.1	Harte Hirnhaut	179
1.2.4.2	Weiche Hirnhaut	182
1.3	**Peripheres Nervensystem**	185
	(Zerebrospinales Nervensystem)	
1.3.1	Die 12 Hirnnervenpaare	187
1.3.1.1	Nervi olfactorii (I)	188
1.3.1.2	N. opticus (II)	188
1.3.1.3	N. oculomotorius (III)	188
1.3.1.4	N. trochlearis (IV)	189
1.3.1.5	N. trigeminus (V)	190

	N. ophthalmicus (V, 1)	192
	N. maxillaris (V, 2)	196
	N. mandibularis (V, 3)	199
1.3.1.6	N. abducens (VI)	205
1.3.1.7	N. facialis (VII)	205
	N. petrosus major	208
	N. stapedius	208
	Chorda tympani	208
	Gesichtsäste	209
1.3.1.8	N. vestibulocochlearis (VIII)	210
1.3.1.9	N. glossopharyngeus (IX)	211
1.3.1.10	N. vagus (X)	212
1.3.1.11	N. accessorius (XI)	216
1.3.1.12	N. hypoglossus (XII)	217
1.3.2	Rückenmarknerven, Nervi spinales	222
1.3.2.1	Rami ventrales der Spinalnerven	224
1.3.2.2	Rami ventrales der Halsnerven	225
	Halsgeflecht	226
	Armgeflecht	228
1.3.2.3	Rami ventrales der Brustnerven	238
	Äste der Interkostalnerven	239
1.3.2.4	Rami ventrales der Lenden-, Kreuz- und Steißnerven	241
	Lendengeflecht	241
	Kreuzgeflecht	245
1.3.2.5	Rami dorsales der Spinalnerven	257
1.4	**Autonomes Nervensystem**	258
1.4.1	Pars sympathica	262
1.4.1.1	Halsteil der Pars sympathica	264
1.4.1.2	Brustteil der Pars sympathica	267
1.4.1.3	Bauchteil der Pars sympathica	269
1.4.1.4	Beckenteil der Pars sympathica	271
1.4.2	Pars parasympathica	273
1.4.3	Intramurales Nervensystem	275
1.4.4	Paraganglien	276
2	**Sinnessystem** (Allgemeine Einführung)	277
2.1	Tast- oder Sensibilitätsorgane	278
2.2	Geschmacksorgan	279
2.3	Geruchsorgan	281
2.4	Sehorgan	283
2.4.1	Augapfel	285

2.4.1.1	Wandschichten des Bulbus oculi	286
	Äußere Augenhaut	286
	Mittlere Augenhaut	291
	Innere Augenhaut	296
2.4.1.2	Kern oder Inhalt des Bulbus oculi	304
	Kammerwasser	304
	Linse	306
	Glaskörper	308
2.4.2	Schutz- und Hilfsorgane des Auges	308
2.4.2.1	Augenlider und Bindehaut	308
2.4.2.2	Tränenapparat	311
2.4.2.3	Muskeln des Auges	312
2.4.3	Inhalt der Orbita	315
2.4.4	Visuelle Reflexe	315
2.5	Statoakustisches Sinnesorgan	316
2.5.1	Äußeres Ohr	317
2.5.1.1	Ohrmuschel	317
2.5.1.2	Äußerer Gehörgang	320
2.5.1.3	Trommelfell	320
2.5.2	Mittelohr	322
2.5.2.1	Paukenhöhle	322
2.5.2.2	Gehörknöchelchen	325
2.5.2.3	Schleimhaut und Buchten der Paukenhöhle	327
2.5.2.4	Die Ohrtrompete	328
2.5.2.5	Nebenhöhlen der Paukenhöhle und Cellulae mastoideae	329
2.5.3	Inneres Ohr	330
2.5.3.1	Knöchernes Labyrinth	330
	Innerer Gehörgang	331
	Vorhof	331
	Knöcherne Bogengänge	332
	Knöcherne Schnecke	333
2.5.3.2	Häutiges Labyrinth	335
	Lage und Bau des Gleichgewichtsorgans im häutigen Labyrinth	335
	Lage und Bau des Hörorgans im häutigen Labyrinth	338
2.5.3.3	Blutversorgung des Labyrinths	344
3	**Hautsystem**	345
3.1	Haut	345
3.1.1	Schichten der Haut	347
3.1.1.1	Oberhaut	347
3.1.1.2	Lederhaut	349

3.1.1.3	Unterhaut	350
3.2	Anhangsorgane der Haut	350
3.2.1	Drüsen der Haut	350
3.2.1.1	Knäueldrüsen	351
	Kleine Knäueldrüsen oder Schweißdrüsen	351
	Große Knäueldrüsen	352
3.2.1.2	Brust- oder Milchdrüsen	353
3.2.1.3	Talgdrüsen	356
3.2.2	Horngebilde der Haut	357
3.2.2.1	Nägel	357
3.2.2.2	Haare	357
4	**Inkretsystem**	360
4.1	Hirnanhang	362
4.2	Zirbeldrüse	368
4.3	Schilddrüse	369
4.4	Beischilddrüsen	372
4.5	Nebennieren	374
4.6	Paraganglien	379
4.6.1	Sympathische Paraganglien	379
4.6.2	Parasympathische Paraganglien	379
4.7	Das diffuse endokrine System	380
5	**Röntgen-anatomischer Bildanhang**	383
	Abbildungsnachweis	398
	Register	399

1 Nervensystem

1.1 Allgemeine Neuroanatomie

Die *Reizbarkeit (Irritabilität)* ist ein Grundphänomen des Lebens und ist jedem lebenden Organismus eigen. Sie wird prinzipiell in jeder Einzelzelle verwirklicht. Bei höheren Lebewesen und dem Menschen ist arbeitsteilig dem Nervensystem die Aufgabe zuteil geworden, den Reiz (Stimulus, Signal) aufzunehmen, zu verarbeiten (Integration) und sinnvoll zu beantworten (Reaktion, *Response*) (Abb. 1). Bei höher entwickelten Organismen kommt die

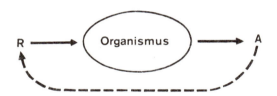

Abb. 1. Das Verhältnis von Reiz (R) und Antwort (A) in einem einfachen lebenden Modell.

Speicherung von Reizen und Reaktionsabläufen hinzu (Erinnerung, Gedächtnis, Lernen). Beim Menschen werden durch eine weitere Differenzierung die Prozesse des Denkens, der Psyche, der Sprache und des bewußten Handelns verwirklicht. Trotz aller Unterschiede im Prozeß seiner Verarbeitung wird jeder Reiz im intakten Körper beantwortet, so daß das Phänomen Reizbarkeit die *Reizsetzung* **und** *Reizbeantwortung* einschließt (Abb. 2).

Die Reize können aus der Umwelt auf den Körper einwirken und erreichen ihn über oberflächliche Aufnahmeapparate (Rezeptoren, Sinnesorgane), sie können aber auch aus dem Körperinneren kom-

14   1.1. Allgemeine Neuroanatomie

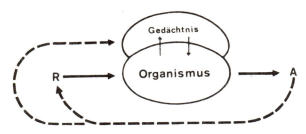

Abb. 2. Verhältnis von Reiz, Antwort und Erinnerung in einem höheren Lebewesen.

men und über tieferliegende Rezeptoren (Propriozeptoren) von Muskeln, Sehnen, Gelenken und Eingeweiden dem Nervensystem zugeleitet werden. Das Nervensystem übernimmt nunmehr als übergeordnetes, integrierendes Organ die Aufgabe, den Reiz durch direkte oder indirekte (über das Hormonsystem) Steuer- und Regulationsleistungen zu beantworten und den Körper an die neuen äußeren (Umwelt-) und inneren (Innenwelt-) Bedingungen anzupassen. Fällt ein Kettenglied im Steuerungssystem aus, treten Störungen im Organismus auf, da die Anpassung an die Umwelt gestört ist. Diesem mehrteiligen Funktionsprinzip ist das *zelluläre Bauprinzip* des Nervensystems entsprechend.

Jeder Reiz, der von der Umwelt auf den Körper einwirkt oder im Körper selbst entsteht, wird durch bestimmte *Aufnahme-* oder *Empfangsapparate, die Rezeptoren,* aufgenommen. Die Rezeptoren sind, so bei den Sinnesorganen, auf bestimmte Stellen des Körpers beschränkt und für bestimmte Reize (Licht, Schallwellen u.a.) spezialisiert, oder sie sind in reichlicher Zahl allgemein vorkommende Rezeptoren, vor allem in der Haut bzw. in inneren Organen ausgebildet (Mechano-, Thermo- und Chemorezeptoren).

Die aufgenommenen Reize werden in den Sinneszellen (Nervenzellen) des Rezeptors in nervöse Erregungen umgewandelt (Transformation). Durch zuführende, afferente Nerven werden sie zum Zentrum des Nervensystems, dem Gehirn oder Rückenmark geleitet (Transmission), dort verarbeitet, kombiniert und zu sinnvoller Einheitlichkeit verknüpft (Integration). Als Ergebnis dieser komplizierten Tätigkeit im Zentrum werden Reize nunmehr bewußt oder unbewußt beantwortet, indem auf ableitenden, efferenten Nerven Impulse zu den Organen oder, wie man häufig sagt, zur Peripherie des

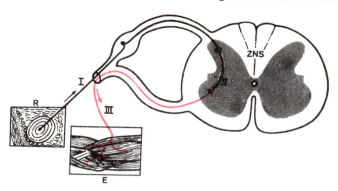

Abb. 3. Schema eines Leitungs- oder Reflexbogens.

R Rezeptor
I 1. Neuron – afferenter (zuleitender) Schenkel,
II 2. Neuron (Schaltneuron) im Zentralnervensystem (ZNS),
III 3. Neuron – efferenter (ableitender) Schenkel,
E Effektor (Erfolgsorgan).

Körpers ausgesandt werden und dort entsprechende Reaktionen auslösen (z. B. Bewegungen, Erweiterung oder Verengerung von Gefäßen, Steigerung oder Hemmung der Drüsentätigkeit u. a.).

Dieser funktionellen Dreiteilung des Nervensystems entspricht auch der Aufbau aus dreiteiligen *Leitungsbögen (Reflexbögen),* welche von der Peripherie über das Zentralorgan wieder zur Peripherie führen (Abb. 3). Der Leitungsbogen ist das funktionelle Bauelement des Nervensystems und besteht aus zwei oder mehreren morphologischen Grundeinheiten, den **Nervenzellen** (= **Neuronen**). Das Neuron ist also das *morphologische Bauelement* des Nervensystems.

Der Leitungsbogen besteht demnach aus mindestens 2 Neuronen: einem *afferenten* (zentripetalen, sensiblen) und einem *efferenten* (zentrifugalen, motorischen) *Neuron,* welches im Zentralorgan die Erregung vom afferenten Neuron unmittelbar oder durch weitere Neurone (Schaltneurone, Interneurone) mittelbar übernimmt und dem Erfolgsorgan zuleitet. Die morphologischen Glieder werden durch besondere Einrichtungen, die *Synapsen,* funktionell miteinander verbunden.

Die Schaltung der oft komplizierten Leitungsbögen kann im Rückenmark oder höheren Gehirnzentren (unbewußt) oder gar in der Großhirnrinde, der höchsten Zentrale des ganzen Nervensystems, (bewußt) erfolgen. Der Kreis der Erregungsleitung wird noch dadurch geschlossen, daß die erfolgte Reizbeantwortung dem zentralen Nervensystem rückgemeldet wird.

Jedes Neuron ist aus einem ektodermalen Neuroblasten entstanden, es stellt eine *genetische Einheit* dar. Der kernhaltige Anteil eines Neurons *(Perikaryon, Soma)* ist das Stoffwechselzentrum, von dem alle Fortsätze abhängig sind – *trophische Einheit*. Ein vom Perikaryon abgetrennter Fortsatz degeneriert sehr bald. Im Neuron wird die Erregung entlang der Zellmembran, häufig über weite Strecken (z. B. im Ischiasnerven bis über 1 m) sehr schnell fortgeleitet (Probleme der Erregungsleitung, Membrandepolarisierung, bioelektrische Potentiale etc. werden in Lehrbüchern der Physiologie behandelt!).

1.1.1 Bauprinzip und Einteilung

Das Nervensystem verkörpert in besonders hohem Maße die Einheit von Funktion und Struktur. Jede Gliederung kann also nur didaktischen Charakter haben und wird aus Gründen der Ordnung, der Übersichtlichkeit und der Denkökonomie vorgenommen. Die Glieder des Nervensystems sind keine selbständigen Gebilde und lassen sich in Wirklichkeit gar nicht scharf gegeneinander absetzen. Unter diesem Vorbehalt können wir das Nervensystem nach verschiedenen Gesichtspunkten einteilen:

1. Nach *topographischen* Gesichtspunkten unterscheiden wir ein **zentrales Nervensystem (ZNS:** Gehirn und Rückenmark) und ein **peripheres Nervensystem (PNS:** Periphere Nerven, Ganglien, Rezeptoren)

2. Nach *funktionellen* Gesichtspunkten stellen wir dem **zerebrospinalen** das **autonome Nervensystem** gegenüber.

Das *zerebrospinale* Nervensystem wird nach seinen beiden Zentralorganen: Gehirn, *Cerebrum* und Rückenmark, *Medulla spinalis*, benannt. Man könnte es auch das *Außen-* oder *Umweltnervensystem* nennen, denn es regelt unsere Beziehungen zur jeweiligen Umwelt, die unseren Körper umgibt. Es nimmt Reize auf, die von der Umwelt ausgehen und unseren Körper treffen, und setzt sie in Reaktionen um, die auf unsere Umwelt irgendwie einwirken, z. B. Veränderungen der Umwelt durch Flucht- oder Abwehrbewegungen, um einer aus der Umwelt stammenden und von uns mit Hilfe des Nervensystems erkannten Gefahr zu entgehen.

Das *autonome* Nervensystem kann man auch als *Innenweltnervensystem* bezeichnen, denn es reguliert und beherrscht die Tätigkeit der inneren Organe und faßt sie zu einem aufeinander abgestimmten, der Erhaltung des Ganzen dienenden Arbeitseinklang zusammen. Vergleicht man das Nervensystem mit einem Staatsgebilde, so entspricht unter Berücksichtigung aller mittelbaren und unmittelbaren Zusammenhänge das zerebrospinale System dem Außen-, das autonome dem Innenministerium.

Da dem autonomen Nervensystem in erster Linie die vegetativen Funktionen (Verdauung, Atmung, Fortpflanzung u. a.) unterstehen, heißt es auch **vegetatives Nervensystem**.[1]) Das autonome Nervensystem läßt sich wieder nach funktionellen Gesichtspunkten in zwei verschiedene, oft im Gegensatz zueinander stehende Abschnitte einteilen: den eigentlichen oder *Hauptsympathikus* und den *Neben-* oder *Parasympathikus*. Ihr Verhältnis zueinander mag ein kurzes Beispiel besser erläutern als eine lange Beschreibung: Der Sympathikus beschleunigt die Herztätigkeit, der Parasympathikus verlangsamt sie.

1.1.2 Feinerer Aufbau des Nervensystems – Nervenzelle

Das Nervensystem besteht in erster Linie aus dem Nervengewebe, einem spezifischen Gewebe, das eine zelluläre Gliederung besitzt. Wir unterscheiden zwei Zelltypen: die erregbare *Nervenzelle* oder das Neuron und die nicht erregbare *Neurogliazelle* (incl. Ependym und periphere Schwannsche Zelle).

Das **Neuron** (= **Nerven-** oder **Ganglienzelle**) trägt alle Merkmale einer tierischen und menschlichen Zelle. Sie unterscheidet sich von allen übrigen Zellen des Körpers insbesondere durch die vergrößerte Oberfläche, die wiederum ein Ausdruck der spezifischen Funktion ist. Die Zellmembran, die die Nervenzelle kontinuierlich umgibt, ist durch ihren molekularen Aufbau und ihre topographischen Besonderheiten für die Aufnahme (Rezeption), Umwandlung (Transformation) und Leitung (Transmission) der nervösen Information spezialisiert. Sie trennt auch scharf den interzellulären Flüs-

---

1) Da es besondere und eigene Funktionsgesetze hat, wird es eigengesetzliches (autonomes) Nervensystem genannt.

sigkeitsraum von den wichtigsten intrazellulären Bestandteilen (unterschiedliche Ionenkonzentration). Die Permeabilität gerade dieser Membran ist von entscheidender Bedeutung für die Erregungsbildung und Erregungsleitung (Ionentransport als Voraussetzung für den Auf- und Abbau bioelektrischer Potentiale).

Am Neuron unterscheiden wir zwei Anteile:
den *kernhaltigen Zelleib* (*Perikaryon*, Soma) und die *Fortsätze*. Letztere differenzieren wir in **Neuriten** (efferenter, ableitender Fortsatz, *Effektorfortsatz*, meist in der Einzahl) und **Dendriten** (afferenter, empfangender Fortsatz, *Rezeptorfortsatz*, meist in der Vielzahl).

Im normalen Sprachgebrauch wird das Perikaryon als „Nervenzelle" schlechthin bezeichnet.

Jedes *Neuron ist funktionell* in einen Rezeptorteil und einen Effektorteil gegliedert, also *bipolar*. Richtung der Reizleitung s. Tabelle 1.

Tabelle 1. Bipolarität und Richtung der Erregungsleitung im Neuron

Rezeptor, vorangehendes Neuron

Synapse

Dendrit (rezeptiver, afferenter Fortsatz)
Perikaryon (Zelleib, Stoffwechselzentrum) } Neuron
Neurit (effektorischer, efferenter Fortsatz)

Synapse

Effektor, nachgeschaltetes Neuron

Nach der Anzahl der Fortsätze lassen sich die Nervenzellen aus rein didaktischen und morphologischen Prinzipien in verschiedene Typen einteilen:

1. *Apolare Nervenzellen* (keine Fortsätze): z. B. Rezeptorzellen der Hautsinnesorgane, des Gleichgewichts-, Hör- und Geschmacksorgans; funktionelle Polarisation durch die Zellpole gegeben.
2. *Unipolare Nervenzellen* (ein Fortsatz: z. B. in den Sinneszellen in der Retina der neuritische Fortsatz). Der dem Fortsatz entgegengesetzt liegende Zellpol übernimmt die Dendritenfunktion (Rezeption).

1.1.2 Feinerer Aufbau des Nervensystems

3. *Bipolare Nervenzellen.* Sie besitzen einen Neuriten und einen Dendriten: efferenter und afferenter Zellfortsatz; z. B. das 2. Neuron der Sehbahn: bipolare Ganglienzellen der Retina, der Hör- und Gleichgewichtsbahn: bipolare Zellen des Ganglion spirale cochleae und vestibulare.

4. *Pseudounipolare Nervenzellen.* Neurit und Dendrit sind in ihrem proximalen Abschnitt miteinander verschmolzen und spalten sich T-förmig auf; sensible Ganglienzellen der Hirn- und Spinalnerven.

5. *Multipolare Nervenzellen:* Sie bilden die Hauptmenge der menschlichen Neurone und besitzen in der Regel einen Neuriten und zahlreiche Dendriten.

Von großer physiologischer Bedeutung ist die Einteilung der Neurone im ZNS in *große* Ganglienzellen mit langen Neuriten, die verschiedene Anteile des Nervensystems untereinander verbinden *(Golgi-Typ-I-Neuron)* und *kleine* Ganglienzellen mit kurzen Neuriten, die die benachbarten Zellen erreichen (*Golgi-Typ-II-Neuron* – Mikroneuron). Letztere sind bedeutungsvoll für die komplizierten Relaisverbindungen bei Hemmungsprozessen (s. Groß- und Kleinhirnrinde). Ein besonderer Typ der Mikroneurone ist die *amakrine Zelle,* bei der ein Neurit nicht mit Sicherheit festgestellt werden kann. Sie sind offenbar in der Lage, dendro-dentritische (reziproke) Synapsen (s. u.) auszubilden, und sie spielen eine Rolle in der sensiblen (sensorischen) Erregungsleitung. Möglicherweise können ihre Fortsätze die Erregungen in beiden Richtungen leiten.

Eine weitere Möglichkeit zur Unterscheidung der Neurone ergibt sich aus dem *Verzweigungsmodus* von Neuriten und Dendriten. Besondere Beispiele: Purkinjezellen der Kleinhirnrinde, deren apikale Dendriten die Form eines Spalierobstbaumes annehmen, die glomerulären Neurone im Bulbus olfactorius, bei denen die wenigen Dendriten stark gewundene Äste zeigen, oder die Pyramidenzellen der Großhirnrinde, deren kegelförmiger Zelleib kurze horizontale basale Dendriten und in der Regel einen kräftigen und langen vertikalen Dendriten abgibt. Schließlich sind Spindelzellen mit Dendritenabgängen an den entgegengesetzten Zellenden bzw. Sternzellen mit zahlreichen feinen, z. T. reichlich verzweigten Dendriten an der gesamten Peripherie der Somata zu beobachten. Zur Erregungsaufnahme zahlreicher Impulse aus der Nachbarschaft tragen viele der Dendriten noch kurze dornenartige Fortsätze *(Dendritendorne, Spines)* zur Ausbildung spezifischer synaptischer Kontakte (s. u.).

Die Neuriten können ihrerseits unverzweigt oder verzweigt *(Kollateralen, Paraxone)* verlaufen und auf ihrem Wege durch Synapsen Erregungen abgeben (axo-dendritisch) oder aufnehmen (axo-axonal). An ihrem Ende (terminales Axon) geben sie regelmäßig Äste ab, die mehrere nachfolgende Neurone oder zelluläre Elemente des Erfolgsorgans erreichen. Die Vielgestaltigkeit der Neurone ist Ausdruck der unzähligen, sich einander bedingenden Funktionen des Nervensystems. Je mehr und je verzweigter ein Neuron Fortsätze besitzt, desto größer ist seine funktionelle Oberfläche, und um so mehr Kontakte kann es zu den übrigen Neuronen knüpfen. Die Gesamtheit aller Fortsätze der Nervenzellen (Neuriten und Dendriten) und der Gliazellen bezeichnen wir als **Neuropil**.

Die vielfältigen Verzweigungen und möglichen synaptischen Kontakte einer Nervenzelle verwirklichen eine wichtige funktionelle Grundregel der neuronalen Verbindungen: das **Konvergenz-Divergenzprinzip**. Ein Neuron ist danach in der Lage, über seine Dendriten Impulse von zahlreichen anderen Neuronen aufzunehmen *(Konvergenz)* und diese vermittels der Kollateralen und Endaufzweigungen seines Neuriten an zahlreiche nachfolgende Neurone oder Effektoren abzugeben *(Divergenz)*.

MIKRO

Die Nervenzelle besitzt einen großen runden, chromatinarmen Zellkern, der ein oder mehrere Nucleoli trägt. Die doppelte Kernmembran ist porenhaltig. Im Zytoplasma befindet sich in großer Menge das endoplasmatische Retikulum in granulärer und agranulärer Form. Auch freie Polyribosomen kommen reichlich vor. Der Gehalt an RNS im Bereich des endoplasmatischen Retikulums und der Ribosomen ist Ausdruck für eine hohe Stoffwechselaktivität in der Zelle. Die RNS-haltigen Zentren erscheinen nach entsprechender histologischer Färbung im Lichtmikroskop als basophile Substanzen – Nissl-Schollen – und lassen sich mit Ausnahme im Bereich des Ursprungskegels des Neuriten und im Neuriten selbst in allen Zellanteilen nachweisen. Die Menge der Nissl-Substanz variiert stark und geht mehr oder weniger verlustig nach Schädigung der Nervenzellen (sog. Chromatolyse).

Der Golgi-Apparat ist im Perikaryon sehr stark ausgebildet. Mitochondrien, Lysosomen und gelegentlich auch Pigmentgranula (z. B. in Zellen der Substantia nigra und des Nucleus ruber) sind im Zytoplasma der Nervenzelle nachzuweisen. Spezifische Elemente im Perikaryon und allen Fortsätzen des Neurons sind Mikrofilamente und Mikrotubuli, die in der Gesamtheit lichtmikroskopisch als Neurofibrillen erkannt werden. Zentriolen werden in reifen Neuronen nicht beobachtet, was auch der Tatsache entspricht, daß ausdifferenzierte Nervenzellen ihre Teilungsfähigkeit eingebüßt haben.

In den Dendriten finden wir alle aufgezählten Organellen. In den Neuriten fehlen die Ribosomen und damit auch das granuläre endoplasmatische Retikulum.

1.1.3 Nervenfasern

Im Zentralen und Peripheren Nervensystem stellen die Neuriten (hier *Axone* genannt) mit ihren Hüllen die Nervenfasern dar. Sie bilden als *Bahnen (Tractus)* den größten Teil der weißen Substanz im ZNS und treten in der Peripherie als *Nerven (Nervi)* auf. Sowohl im zentralen als auch im peripheren Anteil finden wir *marklose* und *markscheidenhaltige Nervenfasern,* deren Axone sich nicht voneinander unterscheiden.

Gemäß unserer Festlegung, daß der afferente Fortsatz einer Nervenzelle immer der Dendrit ist, muß auch beachtet werden, daß im Falle des Spinal- und Kopfnerven die Axone des sensiblen Anteils durch die Dendriten gebildet werden. Diese erste Strecke der afferenten Leitung (von Haut, Muskelspindel, Eingeweide etc. zu den Spinal- und Kopfganglien) wird also von einem mit der Markscheide umgebenen Dendriten repräsentiert.

MIKRO

Charakteristisch für die zentralen *markhaltigen* Fasern ist, daß mehrere Axone von einer Oligodendrogliazelle (s. u.) ihre Markscheiden erhalten. Jede periphere markhaltige Faser wird hingegen von einer Schwannschen Zelle umgeben. In beiden Fällen ist der Aufbau der Mark- oder Myelinscheide analog: Das *Mesaxon* (Verklebung der Plasmalemmata des Fortsatzes der Oligodendrogliazelle bzw. der Schwannschen Zellen beim Umwachsen des Axons) wickelt sich spiralig um das Axon. Die Scheide wird in bestimmten Abständen (Internodien) von den *Ranvierschen Schnürringen* unterbrochen (0,5–1 mm). Die Schnürringe stellen einerseits die Begrenzung der einen und den Beginn der nächsten Markscheidenzelle und andererseits eine funktionelle Beziehung des Axons zum extrazellulären Spaltraum dar und schaffen damit die Voraussetzung für die saltatorische Erregungsleitung (s. Neurophysiologie). Die Schmidt-Lantermanschen Einkerbungen sind Ausdruck einer gezielten Bewegung des Zytoplasmas in den Markscheiden.

Die periphere *marklose* Nervenfaser ist dadurch gekennzeichnet, daß mehrere Axone sich in eine Schwannsche Zelle einsenken. Auf diese Weise entstehen keine oder nur kurze, nicht spiralig aufgewickelte Mesaxone. Umschriebene Auftreibungen des Axons (sog. Varikositäten) stellen die Orte der synaptischen Verbindungen der Neuriten mit den Effektorzellen oder anderen Neuriten dar (s. u.).

Das Vorhandensein von Markscheidenlamellen (Mesaxonen) hat wesentlichen Einfluß auf die Nervenleitgeschwindigkeit.

1.1.4 Synapsen

Die Verbindung der unzähligen Neurone untereinander, von Rezeptor und Neuron sowie Neuron und Effektor zu einem funktionellen Ganzen erfolgt über spezifisch gebaute Bindeglieder – die *Synapsen*. Hier erfolgt die Erregungsübertragung von einem Neuron auf viele andere Neurone resp. Effektoren (Divergenz) und umgekehrt von vielen anderen Neuronen bzw. Rezeptoren auf ein anderes Neuron (Konvergenz). Die moderne Neurophysiologie wäre ohne Synapsenlehre nicht mehr denkbar. In der Ära der Lichtmikroskopie zwar schon erkannt, konnte aber erst durch die elektronenmikroskopische Untersuchung das Bauprinzip der Synapsen genauer definiert werden.

Die *Synapse* ist eine spezialisierte Region zwischen zwei oder mehreren Neuronen (bzw. Rezeptor- oder Effektorzelle), die durch besondere Strukturen gekennzeichnet ist: Es handelt sich um die Apposition benachbarter Membranen der Neurone, die durch einen synaptischen Spalt voneinander deutlich getrennt sind (Abb. 4).

MIKRO
Gemäß der Leitungsrichtung ist der *präsynaptische Pol* des 1. Neuron (terminales Axon – Endkolben, Oberfläche des Perikaryon, efferenter Pol der Rezeptorzelle) durch die *präsynaptische Membran* gekennzeichnet, die in umschriebenem Bereich durch Substanzauflagerung verdickt ist. Das folgende *postsynaptische Neuron* (Dendrit, Soma, afferenter Pol der Effektorzelle) bildet die *postsynaptische Membran*, die durch ein filamentöses Netzwerk (subsynaptisches Netzwerk) auf der Innenseite verdickt ist. Der *synaptische Spalt* ist in der Regel 20 bis 30 nm breit, gelegentlich aber auch breiter *(Syn-*

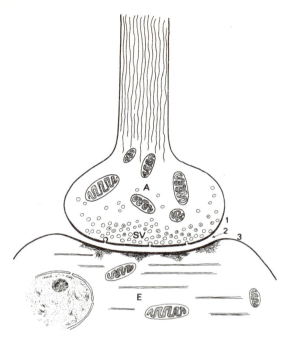

Abb. 4. Schema einer Synapse.
A terminales Axon mit synaptischen Vesikeln (SV).
1 präsynaptische Membran,
2 synaptischer Spalt,
3 postsynaptische Membran,
E Effektorzelle.

apse par distance) und elektronenoptisch leer oder durch filamentöses Material ausgefüllt. In ihm wurden Polysaccharide nachgewiesen. Am präsynaptischen, keulenartig aufgetriebenen Nervenende treten *synaptische Vesikel* auf, die die Transmittersubstanzen enthalten. Daneben finden wir Mitochondrien, Elemente des endoplasmatischen Retikulums und Neurofilamente. Die postsynaptische Membran trägt für die Transmitter (Überträgerstoffe) entsprechende Rezeptoren, die die Depolarisierung des postsynaptischen Neurons bzw. Effektors auslösen.

Die Synapsen lassen sich nach morphologischen und funktionellen Gesichtspunkten einteilen. Nach der **Richtung** der Erregungsleitung unterscheiden wir folgende Typen: Die *axo-dendritische Synapse* (Axon oder Dendrit zweier benachbarter Nervenzellen werden funktionell miteinander verbunden).

Dabei können End-zu-End-, End-zu-Seit-Verbindungen an der glatten Dendritenoberfläche auftreten, oder das Axon tritt an ein oder kaskadenförmig an viele *Spines (Synapse en passant)* eines Dendriten heran. Invaginationen des Dendriten in den axonalen Endkolben sind häufig beobachtet worden und dienen der Vergrößerung der synaptischen Oberfläche. Die *axo-somatische Synapse* (Axon und Perikaryon der beteiligten Nervenzellen) ist wie die erstgenannte am häufigsten anzutreffen. *Somato-dendritische Synapsen* (Perikaryon − Dendrit) sind bei niederen Tieren zwischen zwei Neuronen bekannt geworden. Beim Menschen wäre die synaptische Verbindung zwischen der Rezeptorzelle und dem Dendriten des ersten afferenten (sensiblen) Neurons als solche aufzufassen *(Rezeptorsynapse)*. Der Typ der *axo-axonalen Synapse* ist aus dem Rückenmark (Renshawzellen → Vorderhornzellen) und den Hirnrindengebieten (sog. Korbzellen → Purkinje- und Pyramidenzellen) bekannt und übt hemmende (s. u.) Funktion aus.

Schließlich kennen wir noch die *Effektorsynapse* (Endkolben des terminalen Axons und Effektorzelle). Hier sind die motorischen Endplatten (neuro-muskuläre Synapse) zur Skelettmuskelfaser, die neuroglanduläre Synapse (zur Drüsenzelle) und die spezifischen Verbindungen der vegetativen Axone mit den glatten und Herzmuskelzellen hervorzuheben.

Im Gegensatz zur motorischen Endplatte, die durch engen Kontakt zwischen dem aufgezweigten terminalen Axon und der durch die subsynaptischen Falten vergrößerten Muskelfaseroberfläche gekennzeichnet ist, bildet die vegetative neuro-muskuläre Verbindung zur glatten Muskelzelle Besonderheiten. Ein Axon kann im interstitiellen Bindegewebsraum zwischen den Muskelzellen vorbeiziehen und Auftreibungen *(Varikositäten)* ausbilden, die die Merkmale eines präsynaptischen Endkolbens tragen. Die Transmittersubstanz wird in den Bindegewebsraum abgegeben und erreicht über eine Strecke von mehr als 30 nm (50−300 nm) die postsynaptische Region der Muskelzelle *(Synapse par distance)*. Der Typ einer *Synapse en passant* wird dadurch nicht ausgeschlossen.

Nach dem **Funktionstyp** unterscheiden wir die *erregende (exzitatorische)* und *hemmende (inhibitorische) Synapse*. Erregende Synapsen initiieren bzw. fördern die Erregungsbildung oder Erregungsleitung im postsynaptischen Neuron oder im Effektor. Die hemmende Synapse unterdrückt hingegen die Erregungsbildung oder Erregungsausbreitung in der folgenden Nervenzelle. Ein abgestuftes System von exzitatorischen und inhibitorischen Verbindungen zwischen den Neuronen dient der wohl abgestimmten Funktion des gesamten Organismus. Eine „Enthemmung" führt zu überschießenden Reaktionen im physischen und psychischen Bereich und umgekehrt ein „Gehemmtsein" zur Reaktionsminderung (bis hin zum Stupor, einem Krankheitszustand mit Bewegungsstarrheit und Einschränkung der geistigen und psychischen Leistungen). Hemmungen scheinen über somato-dendritische (ausgenommen Rezeptorsynapse!) und axo-axonale Synapsen von sog. Mikroneuronen realisiert zu werden.

Nach dem Prinzip der **Erregungsübertragung** (Transmission) unterscheiden wir schließlich noch die elektrischen und chemischen Synapsen. Bei den phylogenetisch älteren *elektrischen Synapsen* handelt es sich um Membrankontakte im Sinne der *Gap junctions* (s. Histologiebücher). Im Nervensystem der höheren Lebewesen ist die *chemische Synapse* die bedeutendere. In ihr werden Überträgerstoffe, Transmitter, freigesetzt, die das nachfolgende Neuron (oder den Effektor) zur Erregung führen. Nach elektronenmikroskopischen und histochemischen Untersuchungen können wir verschiedene Typen differenzieren. Dabei können wir uns u. a. nach der Größe, dem Inhalt, der Elektronendichte und der Gestalt der synaptischen Vesikel im Endkolben gut orientieren: Bei den *cholinergen* Synapsen (runde, elektronenoptisch leere Vesikel von ca. 40 nm Durchmesser) ist der Überträgerstoff das Acetylcholin. Die *katecholaminergen Synapsen* (granulierte, runde Vesikel, ca. 40 nm) enthalten die Transmitter Dopamin, Adrenalin oder Noradrenalin (sog. *dopamin-* und *adrenerge* Neurone). Als weitere Transmitter sind bekannt: Serotonin, γ-Aminobuttersäure (GABA), Glutaminsäure und zahlreiche Peptide. Dementsprechend unterscheiden wir *serotonerge, GABA-erge, glutaminerge* und *peptiderge* Synapsen (Neurone). Einige von ihnen sind für inhibitorische Aufgaben verantwortlich.

In einigen Rindenbezirken des ZNS (Kleinhirn, Bulbus olfactorius, Hippocampusformation) entstehen lokal begrenzte synaptische Komplexe zwischen mehreren Axonen und zahlreichen Dendriten eines oder mehrerer Neurone der Nachbarschaft, die insgesamt von Gliazellen eingekapselt werden. Wir bezeichnen solche Kontaktkomplexe als *synaptische Glomeruli* (s. S. 83). Ist hingegen ein Dendrit das zentrale Element eines synaptischen Komplexes, der

Tabelle 2. Funktionelle Einteilung der Nervenfasertypen

Faser-typ	Durch-messer	Mark-scheide	Leitungs-geschwindigkeit	Funktion	Beispiele
A I	15–20 µm	mark-reich	80–120 m/s	afferent (somato-sensibel)	sensible Innerva-tion der Muskel-spindeln, Mechano-rezepto-ren, Tem-peraturre-zeptoren
A II	5–15 µm		20–90 m/s		
A III	2–7 µm		12–13 m/s		
A α	17 µm		50–100 m/s	efferent (somato-motorisch)	Skelett-muskula-tur
A β	8–15 µm		30–70 m/s		
A γ	2–10 µm		10–45 m/s		
B	< 3 µm	mark-arm	3–15 m/s	Sympathicus (präganglio-när)	
C	0,2–1,5 µm	marklos	0,3–1,6 m/s	Sympathicus (postgan-glionär) viscero- und somato-sensibel	Schmerz-fasern, au-tonomes Nervensy-stem

von Gliazellen umgeben wird, dann sprechen wir von *synaptischen Hülsen* Patronen, engl. *synaptic cartridge). Dabei können die axo*-dendritischen Synapsen die *Spines* oder die glatten Stellen zwischen *den Spines* am Dendriten besetzen.

1.1.5 Klassifikation der Nervenfasern

Zur funktionellen Charakterisierung der Nervenfasern werden folgende Bezeichnungen benutzt:

1. **Afferente Fasern**

somato-sensible Fasern (Sensibilität, Sinnesorgane)
viszero-sensible Fasern (Sensibilität der Eingeweide)

2. Efferente Fasern

somato-motorische Fasern (Skelettmuskulatur)
viszero-motorische Fasern (Motorik der Eingeweide).

In der Neurophysiologie werden häufig Neuron und Rezeptor bzw. Neuron und Effektor zu einer funktionellen Einheit zusammengefaßt. Die *neuromuskuläre (motorische) Einheit* bringt die funktionelle Beziehung zwischen der Vorderhornzelle des Rückenmarkes bzw. Wurzelzelle des motorischen Ursprungskernes im Hirnstamm und der Muskelfasergruppe, die von ihr innerviert wird, zum Ausdruck. Danach kann ein Neurit mit seinen Kollateralen zahlreiche Muskelfasern (9 im Augenmuskel, 1600 im M. gluteus maximus) gleichzeitig versorgen. Von einer *sensiblen Einheit* sprechen wir, da die Aufzweigungen eines Dendriten des ersten, sensiblen Neurons (Spinalganglion oder sensibles Kopfganglion) Impulse von vielen Rezeptor- (Sinnes-) Zellen übernehmen können (Cornea des Auges: ein Gebiet von $20\,\mu m^2$ für 1 Dendriten). Benachbarte Versorgungsgebiete können sich überlappen (segmentale Innervation der Haut).

Wie schon eingangs dargestellt, stellen die Neurone Teile („Zwischenglieder") eines funktionellen Systems — des **Leitungsbogens** — dar. In den seltensten Fällen sind es nur 2 Neurone (1 afferentes und 1 efferentes Neuron, die durch 1 Synapse *(monosynaptisch)* miteinander verbunden sind. In der Regel gibt es zahlreiche Zwischenglieder *(Interneurone),* die ein *polysynaptisches System* (Neuronenkette, Neuronenkreis) bilden. Viele der Interneurone können direkt oder indirekt, erregend oder hemmend auf den Leitungsbogen (Reflexbogen) einwirken.

Die Beantwortung eines Reizes kann reflektorisch oder bewußt erfolgen. Eine **reflektorische Antwort** auf einen adäquaten Reiz kann angeboren (präformiert) sein — *unbedingter Reflex.* Beispiel: Vegetative Funktionen, Aufrechterhaltung der Homöostase im Organismus. Ein Reflex kann aber auch erlernt werden. Durch Konditionierung wird ein Reflexbogen aufgebaut *(bedingter, erlernter Reflex),* der durch die Kopplung eines adäquaten und inäquaten Reizes ausgelöst werden kann (Umweltanpassung, Dressur). Eine **bewußte Handlung** ist schon an geistige Fähigkeiten (Denken, Urteilsvermögen, Zielstellung) gebunden. Ein Ausdruck für eine funktionelle Anpassung des Nervensystems ist die *Plastizität,* die naturgemäß im früheren Alter ausgeprägter ist (Lernprozeß) als später.

1.1.6 Neuroglia

Neben den Nervenzellen finden wir im Nervensystem eine Vielzahl von nichterregenden Zellen, die Gliazellen. Sie füllen die Räume zwischen den Neuronen aus und begrenzen das Nervengewebe. Wir unterscheiden die *zentrale* und *periphere Glia*. Nach der Größe und der Genese unterscheiden wir 3 Typen der zentralen Glia:

Makroglia, Meso- (Mikro-) glia und *Ependymzellen*. Die Makroglia bildet den Hauptteil der **zentralen Glia** und läßt zwei Zelltypen erkennen, die Astrozyten und die Oligodendrozyten.

Die **Astrozyten** besitzen ein kleines Perikaryon und unterschiedlich lange Fortsätze: *protoplasmatische Astrozyten* (kurze, dicke Fortsätze) – sie befinden sich in der grauen Substanz und in den Kerngebieten des ZNS – und *faserige Astrozyten* (lange, schmale Fortsätze) – liegen in der weißen Substanz. Mit ihren Fortsätzen trennen sie die Neurone voneinander und umgeben mit ihren verbreiterten Enden (Gliafüßchen) die Hirngefäße (bedeutungsvoll für die Bluthirnschranke) und bilden die subpiale Begrenzung der Gehirnoberfläche.

Die **Oligodenrogliazellen** bilden mit ihren wenigen Fortsätzen die Markscheiden um die zentralen Nervenfasern. Dabei ist eine Gliazelle in der Lage, für mehrere Neuriten die Myelinscheide zu bilden.

Die **Ependymzellen** bilden eine einschichtige epithelartige Zellage zur Auskleidung der Innenräume des ZNS (Ventrikel und Zentralkanal). An ihrer freien Seite finden wir einen spärlichen Mikrovilli- und Zilienbesatz. Zwischen den Zellen finden wir feste Verbindungen (Zonulae occludentes, Desmosomen). An ihrer basalen Seite besitzen sie unregelmäßige Fortsätze, die mit den anderen Gliazellen ein dichtes Flechtwerk bilden. Ependymzellen, die Sekretgranula enthalten, werden Tanyzyten genannt und sind dem neurosekretorischen Apparat zugeordnet (s. S. 367).

Die **periphere Glia** umgibt die Perikarya und Neuriten (Axone) des peripheren Nervensystems. Dazu gehören die Hüll- und Mantelzellen um die Perikarya der Ganglienzellen in peripheren Nervenknoten und die Schwannschen Zellen, deren Bedeutung für die Markscheidenbildung bereits beschrieben wurde.

Die *Mesogliazellen* entstammen dem Bindegewebe und sind sekundär in das Nervengewebe eingeschleppt worden. Sie sind zur Phagozytose befähigt (perivaskuläre Phagozyten).

Das Gliagewebe ist ein Stütz-, Isolier- und Schutzgewebe (Phagozytose) des Nervensystems. Es spielt eine wesentliche Rolle im Stoffwechsel des Nervengewebes (z. B. Regulation des Säure-Basen-Haushaltes), formt die Markscheiden der zentralen und peripheren Nervenfasern, bildet die Führungsröhren für die Gefäße (Blut-Hirn-Schranke) und gleicht Substanzverluste des Nervengewebes durch Narben aus. Sie ist aber auch die Hauptquelle für die Entstehung von Geschwülsten im ZNS.

1.2. Zentralnervensystem (ZNS) (Zerebrospinales Nervensystem)

Das ZNS umfaßt das **Gehirn** und das **Rückenmark**. Geschützt durch knöcherne und membranöse Hüllen (Schädelknochen, Wirbelsäule, Hirn- und Rückenmarkshäute) ist es in der Gehirnflüssigkeit (Liquor cerebrospinalis) wasserkissenförmig gelagert. Gehirn und Rückenmark bestehen aus grauer und weißer Substanz, die unterschiedlich angeordnet sind und so Rinde, Mark, Hirnkerne etc. unterscheiden lassen. Im Inneren des ZNS finden wir ein Hohlraumsystem (Ventrikel, Zentralkanal), das ebenfalls mit der Hirnflüssigkeit gefüllt ist. Die äußere Form ist differenziert und läßt deutlich mehrere Teile erkennen, die nach ihrer embryonalen Anlage und bestimmten Hauptfunktionen folgende Abschnitte des ZNS bilden (s. Abb. 5, Tab. 3):

Beim **menschlichen** Gehirn dominiert das vielfach gefurchte, die anderen Hirnabschnitte z.T. überdeckende Großhirn – die Zentrale des bewußten Empfindens und Handelns sowie des Denkens.

Der Begriff des **Hirnstammes** wird unterschiedlich interpretiert. **Truncus encephali**: Myelencephalon, Metencephalon und Mesencephalon. Der Kliniker zählt häufig folgende Abschnitte dazu: verlängertes Mark, Brücke, Mittelhirn, Zwischenhirn und die sog. Stammhirnganglien des Großhirns. Der Begriff **Hirnmantel (Pallium)** umfaßt die Rinde und das Marklager von Groß- und Kleinhirn. Nach der phylogenetischen Entwicklung unterscheiden wir das *Palaeopallium* (ältester Teil), *Archaeopallium* (alter Teil) und *Neopallium* (neuer Anteil). Das Neopallium des menschlichen Großhirns ist besonders stark entfaltet und umfaßt im wesentlichen die konvexen, dorsolateralen Anteile. In der Physiologie werden gelegentlich alle Hirnabschnitte „unterhalb" des Endhirns als Stammhirn bezeichnet und dem Großhirn untergeordnet.

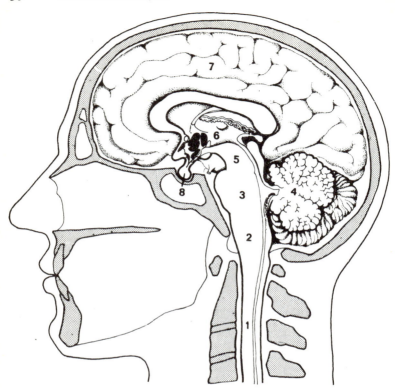

Abb. 5. Topographische Lage der Hirnabschnitte:

1 Medulla spinalis,
2 Medulla oblongata,
3 Pons,
4 Cerebellum,
5 Mesencephalon,
6 Diencephalon,
7 Telencephalon,
8 Hypophysis.

Tabelle 3. Einteilung des Zentralnervensystems

embryonale Anlage		weitere Differenzierung
Prosencephalon (Vorderhirn)		Telencephalon (Endhirn; *Großhirn* = Cerebrum)
		Diencephalon *(Zwischenhirn)*
Mesencephalon (Mittelhirn)		Mesencephalon *(Mittelhirn)*
Rhombencephalon (Rautenhirn)	Metencephalon (Hinterhirn)	Cerebellum *(Kleinhirn)*
		Pons *(Brücke)*
		Myelencephalon (Nachhirn, *verlängertes Mark* = Medulla oblongata)
Medulla spinalis (Rückenmark)		Medulla spinalis *(Rückenmark)*

1.2.1 Rückenmark, *Medulla spinalis*

Das **Rückenmark** liegt als ein 40–45 cm langer, etwa 30 g schwerer, fast zylindrischer Stab, der von ventral nach dorsal ein wenig abgeplattet ist, im Wirbelkanal, diesen bei weitem nicht ausfüllend, sondern noch Platz freilassend für seine Hüllen, Venengeflechte und Fettansammlungen (s. Abb. 5 u. 66). Sein oberes Ende geht ohne scharfe Grenze am oberen Atlasrand in das verlängerte Mark des Gehirns über, sein unteres Ende ist kegelförmig zugespitzt und heißt *Markkegel, Conus medullaris,* dessen Spitze in Höhe des 1.–2. Lendenwirbels liegt.

Von der kaudalen Spitze des Rückenmarks zieht ein nur etwa 1 mm starker 20–25 cm langer Endfaden, *Filum terminale,* der mit einer spatelförmigen Verbreiterung an der Hinterfläche des 2. Steißwirbels befestigt ist. Die oberen zwei Drittel des Endfadens liegen frei im Duralsack, das untere Drittel ist mit einer Fortsetzung der Dura mater fest verwachsen.

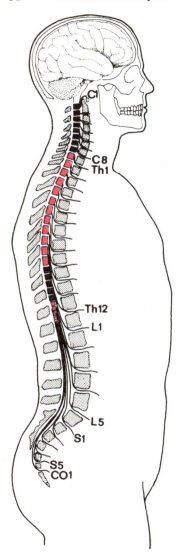

Abb. 6. Schematische Darstellung des Rückenmarks in situ mit Abgängen der ventralen Äste der Spinalnerven.

1.2.1 Rückenmark

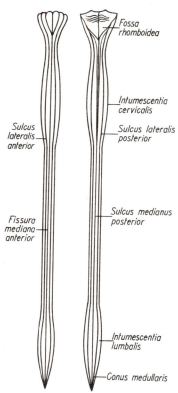

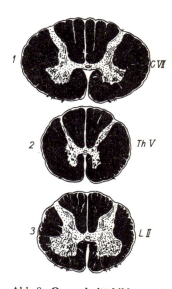

Abb. 7. **Rückenmark.** Ventrale (links) und dorsale Seite (rechts).

Abb. 8. **Querschnittsbilder des Rückenmarkes.**
1 *Halsmark (C–7)*,
2 *Brustmark (Th–5)*,
3 *Lendenmark (L–2)*.

Nicht nach der Lage im Wirbelkanal, sondern nach den abgehenden Rückenmarksnerven unterscheidet man am Rückenmark das *Halsmark (Pars cervicalis)*, das *Brustmark (Pars thoracica)*, das *Lendenmark (Pars lumbalis)* und das den Conus medullaris bildende *Sakralmark (Pars sacralis)*.

Jeder dieser Abschnitte gliedert sich in so viele Teilstücke oder *Segmente*, wie er Nervenpaare enthält. Man bezeichnet der Abkürzung halber die Rückenmarksnerven sowie die zugehörigen Segmente des Rückenmarkes als C 1–8, Th 1–12, L 1–5, S 1–5 und Co 1.

Das Rückenmark ist nicht überall gleich breit und dick, sondern besitzt zwei spindelförmige Anschwellungen, die durch die Innervation der Extremitäten bedingt sind (s. Abb. 7).

Die obere oder *Halsanschwellung, Intumescentia cervicalis,* liegt im unteren Abschnitt der Halswirbel- und im oberen Teil der Brustwirbelsäule und umfaßt die Segmente C 5–8, Th 1–2.

Die untere oder *Lendenanschwellung, Intumescentia lumbalis,* liegt im unteren Abschnitt der Brustwirbelsäule und umfaßt alle fünf Lendensegmente.

Das Rückenmark weist an seiner äußeren Oberfläche mehrere *Furchen* auf. Durch die beiden Mittelfurchen, eine tiefe vordere Längsspalte *(Fissura mediana ventralis [anterior])* und eine seichte hintere Längsrinne *(Sulcus medianus dorsalis [posterior])* wird es in zwei symmetrische Hälften geteilt.

Jede dieser Hälften besitzt wieder zwei Seitenfurchen, eine vordere *(Sulcus ventrolateralis [anterolat.])* und eine hintere *(Sulcus dorsolateralis [posterolat.]),* die mit dem Austritt der entsprechenden Wurzeln der Spinalnerven zusammenhängen.

Ferner ist an der hinteren Seite, aber nur im Bereich des oberen Brust- und des Halsmarkes, noch ein *Sulcus intermedius dorsalis [posterior]* vorhanden, der äußerlich die Grenze zwischen dem Gollschen und Burdachschen Strang (s. S. 49) angibt.

Durch diese Längsfurchen wird das Rückenmark auf jeder Seite in drei Hauptstränge, die *Funiculi ventralis, lateralis* und *dorsalis,* aufgeteilt. Der *Vorder-* und *Seitenstrang* wird von der Fissura mediana ventralis und dem Sulcus dorsolateralis begrenzt, der *Hinterstrang* liegt zwischen diesem und dem Sulcus medianus dorsalis.

Die beiden seitlichen Längsfurchen jeder Rückenmarkshälfte sind bedingt durch die vorderen und hinteren Wurzeln der Rückenmarks- oder Spinalnerven. Jeder **Spinalnerv** tritt nicht als einheitlicher Stamm mit dem Rückenmark in Verbindung, sondern mit zwei Wurzeln, einer vorderen, **Radix ventralis,** und einer hinteren, **Radix dorsalis.** Während das Kabel des Spinalnerven sowohl zuleitende (afferente oder sensible) wie auch ableitende (efferente oder motorische) Fasern enthält, treten diese beiden Faserarten durch die beiden Wurzeln des Spinalnerven getrennt voneinander mit dem Rückenmark in Verbindung, so daß die vordere Wurzel die motorischen, die hintere Wurzel die sensiblen Fasern enthält. Kurz vor der Vereinigung beider Wurzeln zum Stamm des Spinalnerven schwillt die hintere Wurzel im Foramen intervertebrale eiförmig zu dem **Ganglion spinale** an (s. Abb. 9).

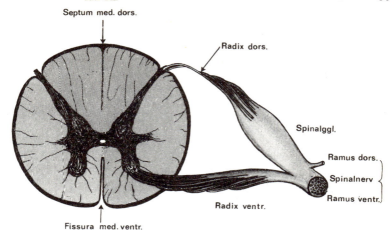

Abb. 9. Querschnitt durch das Rückenmark. Graue und weiße Substanz, Canalis centralis, Bildung des Spinalnerven.

Jede Wurzel eines Spinalnerven besteht aus 5–10 Bündeln von Nervenfasern, den *Wurzelfäden, Fila radicularia,* die fächerförmig zum entsprechenden Foramen intervertebrale zusammenlaufen.

Die ventralen Wurzeln werden von zahlreichen feinen, in 2 bis 3 Längsreihen nebeneinander liegenden Bündeln, die dorsalen dagegen von einigen stärkeren, in einer Reihe liegenden Bündeln gebildet.

Ursprünglich liegen Austrittsstelle der Wurzeln aus dem Rückenmark und dem Wirbelkanal in gleicher Höhe. Da aber das Rückenmark im Wachstum gegenüber der Wirbelsäule zurückbleibt, so kommt es zu einer Verschiebung dieser beiden Punkte in dem Sinne, daß die Austrittsstellen der Spinalnerven aus dem Wirbelkanal in von oben nach unten zunehmendem Maße kaudalwärts verschoben werden. Das bedeutet aber, daß die Wurzeln der Lumbal- und Sakralnerven eine lange Strecke (bis zu 20 cm) im Wirbelkanal verlaufen müssen, bevor sie ihre zugehörigen Zwischenwirbellöcher erreichen (Abb. 6).

Die Gesamtheit dieser langen kaudalen Spinalnervenwurzeln hat man zusammen mit dem Filum terminale den *Pferdeschweif, Cauda equina[1])*, genannt. Er füllt den Lenden- und Sakralteil des Wirbelkanales aus.

1.2.1.1 Innerer Aufbau des Rückenmarkes (Allgemeine Bauverhältnisse)

Ohne Berücksichtigung der umhüllenden Häute und Gefäße sieht man auf einem Querschnitt durch das Rückenmark (s. Abb. 10) 2 deutlich verschieden gefärbte Substanzen: eine zentral gelegene graue Substanz und eine sie völlig umhüllende weiße Substanz. Ferner sieht man auf dem Querschnitt die tief eindringende *Fissura mediana ventralis [anterior]* und eine feine vom *Sulcus medianus dorsa-*

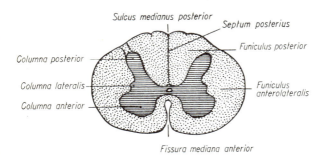

Abb. 10. Schema des Rückenmarkquerschnittes. Graue Substanz schraffiert, weiße Substanz punktiert.

lis [posterius] ausgehende Scheidewand, *Septum medianum dorsale [posterius]*. Beide Gebilde zerlegen das Rückenmark in zwei symmetrische Hälften, die nur durch eine schmale Verbindungsbrücke, *Commissura medullae spinalis,* zusammenhängen. Diese Kommissur setzt sich aus einem vorderen, aus weißer Substanz bestehenden Teil, *Commissura alba,* und einem hinteren, aus grauer Substanz bestehenden Teil, *Commissura grisea,* die den Zentralkanal des Rückenmarkes enthält, zusammen.

---

1) lat. cauda = Schwanz; equus = Pferd.

1.2.1 Rückenmark

Der *Zentralkanal, Canalis centralis,* ist ein Rest der Lichtung des embryonalen Neuralrohres. Er ist mit Liquor cerebrospinalis gefüllt, hat in den verschiedenen Abschnitten des Rückenmarkes wechselnde Form und ist beim Erwachsenen oft streckenweise verödet. Er steht nach oben in offener Verbindung mit dem IV. Ventrikel und endet unten blind im Filum terminale, nachdem er sich im Conus medullaris zu einem sog. *terminalen Ventrikel* erweitert hat.

Die **graue Substanz, Substantia grisea,** ähnelt auf dem Rückenmarkquerschnitt einem aufgespannten Schmetterling („Schmetterlingsfigur"). Sie durchzieht die ganze Länge des Rückenmarkes von der Medulla oblongata bis zum Conus medullaris und stellt als räumliches Gebilde eine tief kannelierte Säule dar, an der man als Unterabteilungen eine kräftige und plumpe *Vordersäule*[1]*, Columma ventralis [anterior]* (Motorik), und eine schwächere und schlankere *Hintersäule, Columna dorsalis [posterior]* (Sensibilität), unterscheiden kann. In der Aushöhlung zwischen Vorder- und Hintersäule springt, hauptsächlich im Brustmark ausgebildet, noch eine schwache *Seitensäule, Columna lateralis* (Autonomie), vor. Der mittlere Abschnitt der grauen Substanz, der den Zentralkanal umgibt, ist die *Substantia intermedia centralis*. Nach lateral geht sie in die *Substantia intermedia lateralis* über, deren seitlichen Auswuchs die Columna lateralis darstellt.

Die Grenze von grauer und weißer Substanz ist glatt. Nur im Winkel zwischen Hinter- und Seitensäule durchdringen sich beide Substanzen netzartig als *Formatio reticularis,* die besonders im Halsmark ausgebildet ist.

Die **weiße Substanz, Substantia alba,** umhüllt wie ein Mantel („Markmantel") die graue Substanz so vollständig, daß diese nirgends die Oberfläche erreicht.

An dem Markmantel der weißen Substanz unterscheidet man drei Stränge, Funiculi.[2]

---

1) Läßt man die räumliche Form der grauen Substanz außer acht, so spricht man, besonders bei Rückenmarkquerschnitten, auch von Vorder-, Hinter- und Seiten*horn* der grauen Substanz (Cornu ventrale [ant.], Cornu dorsale [post.] und Cornu laterale).

---

2) In früheren Lehrbüchern unterschied man nur 2 Funiculi (Funiculus ventrolateralis und dorsalis).

1. Der *Vorderstrang, Funiculus ventralis [anterior]*, reicht von der Fissura mediana ventralis [anterior] bis zum Sulcus ventrolateralis [antero-lateralis].
2. Der *Seitenstrang, Funiculus lateralis* liegt zwischen den Sulci ventro-lateralis und dorso-lateralis.
3. Der *Hinterstrang, Funiculus dorsalis [posterior]*, liegt jederseits zwischen dem Sulcus medianus dorsalis [posterior] bzw. Septum medianum dorsale [posterior] und dem Sulcus dorsolateralis [postero-lateralis] bzw. Columna dorsalis [posterior]. Er wird im oberen Brust- und Halsmark durch ein *Septum intermedium* in einen kleineren medialen Abschnitt, *Fasciculus gracilis* oder Gollschen Strang und einen größeren lateralen auf dem Querschnitt keilförmigen Teil, *Fasciculus cuneatus* (lat. cuneus = Keil) oder Burdachschen Strang aufgeteilt.

Die Massenverhältnisse von grauer und weißer Substanz sowie die Größe und Form des Querschnittes sind in den einzelnen Abschnitten des Rückenmarkes so verschieden, daß man mit Hilfe dieser Merkmale genau angeben kann, welchem Abschnitt der betreffende Rückenmarkabschnitt angehört (s. Abb. 8).

MIKRO

Die graue Substanz besteht in erster Linie aus Nervenzellen, insbesondere deren Somata. Die weiße Substanz enthält die Nervenfasern. Neuroglia und Blutgefäße kommen in beiden vor. Die graue Substanz stellt das Schaltwerk, die weiße Substanz das Leitwerk des Rückenmarks dar.

1.2.1.2 Graue Substanz – Schaltwerk

Die Nervenzellen, genauer gesagt ihre Somata, liegen in kleineren oder größeren Gruppen angeordnet (sog. „Kerne" oder Nuclei der grauen Substanz)[1]. Nach ihrer Lage und Funktion lassen sich verschiedene Gruppen unterscheiden.

Die **Columna ventralis [anterior]** enthält Zellen unterschiedlicher Größe. Es sind die *Wurzelzellen* zur Muskelinnervation (somato-

---
[1] Man unterscheidet im Gehirn und Rückenmark *Ursprungskerne, Nuclei originis*, und *Endkerne, Nuclei terminationis*. Von den Ursprungskernen gehen efferente Erregungen aus, an den Endkernen enden afferente, aus der Peripherie kommende Erregungen.

efferente Neurone). Besonders auffällig sind die großen multipolaren *Vorderhornzellen* (Somata bis 25 µm im Durchmesser), deren Neuriten in die vordere Wurzel strahlen. Sie repräsentieren die α-*Motoneurone* zur Innervation der Skelettmuskulatur. Daneben finden wir die kleineren Vorderhornzellen (Somata 15–25 µm im Durchmesser), die als γ-*Motoneurone* die motorische Innervation der intrafusalen Muskelfasern (Muskelspindeln) übernehmen und möglicherweise auch Interneurone darstellen.

Die Nervenzellen sind zu *säulenartigen Kernen (Nuclei)* angeordnet, die nicht immer alle Segmente durchlaufen. Nach ihrer topographischen Lage werden unterschieden: mediale, laterale und zentrale Kerngruppen. In funktioneller Hinsicht lassen die Kerngruppen eine somatotopische Gliederung erkennen, d. h., die jeweiligen Kerngebiete sind für die Innervation bestimmter funktioneller Mus-

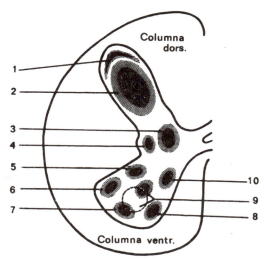

Abb. 11. Kerne des Rückenmarkgraus.

1 Substantia gelatinosa,
2 Nuc. proprius,
3 Columna thoracica,
4 Columna intermediolateralis [autonomica],
5 Nuc. retrodorsolateralis,
6 Nuc. dorsolateralis,
7 Nuc. ventrolateralis,
8 Nuc. ventromedialis,
9 Nucc. centrales,
10 Nuc. dorsomedialis.

kelgruppen verantwortlich. Der *Nuc. ventromedialis* durchläuft fast alle Segmente − Innervation der ventrolateralen Rumpfwand. Der *Nuc. dorsomedialis* ist im Segment C 1 und den Segmenten T 1 bis L 2 vorhanden − Innervation der autochthonen Rückenmuskulatur. Die laterale Gruppe der Vordersäule läßt folgende Kerne erkennen: *Nuc. ventro-lateralis* (C 4−C 8 und L 2−S 1), *Nuc. doso-lateralis* (C 5−T 1 und L 2−S 2) und *Nuc. retro-dorso-lateralis* (C 8−T 1 und S 1−S 3) − Innervation von Schultergürtel und Muskulatur der oberen Extremität bzw. des Beckengürtels und der Muskulatur der unteren Extremität. Schließlich finden wir den *Nuc. centralis* (C 3−C 7 und L 2−S 2) sowie den *Nuc. n. accessori*, den Ursprungskern für den XI. Hirnnerven (C 1−C7). Für die klinische Praxis ist es wichtig zu wissen, daß die segmentale Innervation der funktionellen Muskelgruppen bzw. einzelner Muskeln bekannt ist und in Standardwerken (Handbüchern) tabellarisch verzeichnet ist (Abb. 11).

Die **Columna dorsalis [posterior]** läßt an ihrer Spitze, dem sog. *Apex cornus dorsalis [posterior]* eine gelartige Substanz erkennen: *Substantia gelatinosa,* die im gesamten Verlauf kleine Nervenzellen vom Golgi-Typ II erkennen läßt. Im folgenden Kopfabschnitt der Hintersäule, *Caput cornus dorsalis [posterior],* finden wir eine Kernsäule mit größeren Nervenzellen, die den *Nuc. proprius* bildet. Er durchläuft ebenfalls das gesamte Rückenmark. Funktionell gehören diese Neurone (Strangzellen) zum somato-afferenten System. Im Basisabschnitt der Hintersäule, *Basis cornus dorsalis [posterior]* finden wir schließlich im Bereich des Brust- und Lendenmarkes (C 7−L2) die *Columna thoracica [Nuc. thoracicus (Stilling-Clarkesche Säule)*[1]*],* die mittelgroße Neurone mit Beziehungen zu den Seitenstrang-Kleinhirnbahnen und zum Hinterstrang sowie die Renshaw-Zellen (s. u.) enthält.

In der **Columna lateralis** finden wir die autonome Kernsäule, *Columna intermediolateralis [autonomica],* die die kleinen präganglionären Wurzelzellen des Sympathikus in den Segmenten C 8−L 3 enthält. Ihre Axone ziehen über die Vordersäule zur vorderen Wurzel und bilden die Rami communicantes albi, die zum Truncus sympathicus ziehen. Im Bereich S 2−S 4 finden wir in Fortsetzung der intermediären Kerngruppe die *Nuclei parasympathici sacrales.* Hier finden wir die präganglionären Wurzelzellen des Parasympathikus

---

[1] Wird auch zur Substantia intermedia lateralis der Columna lateralis gerechnet.

für die Beckenregion. Die Kernsäulen der Seitensäule stehen somit im Dienste der Visceromotorik und Sekretion. Die spinalen Neurone der grauen Substanz können nach ihrer Verknüpfung und dem Ziel ihrer Efferenzen wie folgt eingeteilt werden:

1. **Wurzelzellen** – somato-efferente Vorderhorn- und viszero-efferente Seitenhornzellen.

2. **Binnenzellen.**

Ihre Neuriten endigen am Körper anderer Nervenzellen im Rückenmarksgrau *(Interneurone)*. Man kann sie mit „Haustelephonen" vergleichen, die entweder eine Verbindung im gleichen Segment („Stockwerk") = *Schaltzellen*, oder mit der anderen Seite = *Kommissurenzellen,* oder mit höher oder tiefer gelegenen Segmenten („Stockwerken") = *Assoziationszellen* herstellen.

Ein besonderer Typ sind die *Renshaw-Zellen*, deren Aufgabe darin besteht, motorische Impulse gezielt zu hemmen, indem sie synaptische Impulse über Kollateralen erhalten und mit ihrem Neuriten vermittels inhibitorischer Synapsen das Soma desselben α-Motoneurons erreichen (rekurrente Hemmung – *Feedback*-Mechanismus).

3. **Strangzellen.**

Ihre Neuriten bilden in der weißen Substanz bestimmt gelagerte Stränge oder Leitungsbahnen, daher ihre Bezeichnung. Diese Stränge kann man mit telephonischen Fernleitungen vergleichen.

Laminare Struktur. Neben der dargelegten Einteilung der grauen Rückenmarksubstanz gibt es ein Konzept, wonach die graue Substanz von hinten nach vorn in 9 Schichten eingeteilt wird. Vereinfacht dargestellt ist folgendes funktionell-morphologisches Prinzip erkennbar: Die *Laminae I bis IV* entsprechen dem Apex und Caput cornus dorsalis, die *Lamina V* stellt die Cervix cornus dorsalis und die *Lamina VI* die Basis cornus dorsalis der Hintersäule dar. Funktionell umfassen diese Schichten die somato- und viszeroafferenten Neurone. Die *Lamina VII* enthält die Columna thoracica [Nuc. thoracicus] und die sympathischen und parasympathischen Kerngruppen sowie die Renshaw-Zellen. Die *Lamina VIII* enthält viele Interneurone der motorischen Funktionssysteme. In der *Lamina IX* finden wir schließlich die vielen α- und γ-Motoneurone der Somatomotorik. Einer *Lamina X* wird gelegentlich die Substantia gelatinosa centralis zugeordnet, die um den Zentralkanal angeordnet ist.

1.2.1.3 Weiße Substanz-Leitwerk

Die weiße Substanz, die die graue einhüllt, enthält zahlreiche Nervenfasern, die zu funktionellen Fasersystemen, den Bahnen, **Tractus**, gebündelt und in den 3 Strängen, *Funiculus ventralis* [anterior], *lateralis* und *dorsalis* [posterior] nach topographischen Gesichtspunkten streng gegliedert sind. Die Nervenfasern sind unterschiedlich dick, marklos (C-Fasern), markarm oder markreich (B- und A-Fasern) — von weniger als 1 bis etwa 10 µm im Durchmesser. Mit Hilfe neurophysiologischer, neuropathologischer, ontogenetischer und tierexperimenteller Untersuchungen läßt sich die Histotopographie der Tractus erforschen. Allgemein lassen sich bei den aufsteigenden (afferenten) und absteigenden (efferenten) Bahnen solche, die dem Eigenapparat des Rückenmarkes und solche, die dem Verbindungsapparat des gesamten ZNS dienen, unterscheiden. Die Fasern können im Rückenmark oder in supraspinalen Zentren (z. B. Medulla oblongata, Brücke) zur Gegenseite kreuzen (Decussatio) oder ungekreuzt weiter verlaufen. Es sind in der Regel nicht linear hintereinander geschaltete Neuronenketten, sondern häufig durch Kollateralenbildung und Aufspaltung der Axone bedingte Vermehrung der Verbindungen (Divergenz) bzw. durch Vereinigung oder vorzeitiges, aus der Funktion ableitbares Aufbrauchen von Axonen (Abgabe von Kollateralen) bedingte Verminderung der Kontakte (Konvergenz). Dies kann durch Auszählen der Nervenfasern je Querschnitt in der jeweiligen Höhe des Tractus objektiviert werden. Schließlich sei daran erinnert, daß erregende und hemmende Synapsen das nervale Schaltsystem komplizieren. Durch die damit verursachten Prozesse der Bahnung und Hemmung wird eine Filterung von Signalen vorgenommen, so daß experimentell nachweislich nicht alle afferenten Reize von den Hautrezeptoren das Großhirn erreichen.

Absteigende Bahnen

Die Bahnen können hier nur im Hinblick auf ihre topographischen Beziehungen im Rückenmark dargestellt werden. Nach Beschreibung aller übrigen Abschnitte des ZNS werden wichtige Tractus in ihrer Gesamtheit vorgeführt. Die absteigenden (efferenten) Bahnen stellen die Verbindungen zwischen supraspinalen Zentren und dem Rückenmark her und dienen der Somato- und Viszeromotorik.

1.2.1 Rückenmark

Pyramidenbahn (Tab. 8a, Abb. 57, 58, 60):
Sie ist die Bahn der Willkürmotorik und beginnt in der Großhirnrinde (motorische Zentren im Gyrus precentralis), durchläuft das Stammhirn, kreuzt zu 70–90 % im Bereich der Medulla oblongata *(Decussatio pyramidum)* und strahlt jederseits in den sog. Vorderseitenstrang der weißen Rückenmarksubstanz. Dabei verlaufen die ungekreuzten Fasern als *Tractus corticospinalis [pyramidalis] ventralis [anterior]* als schmales Bündel entlang der Fissura mediana ventralis [anterior] im Funiculus ventralis [anterior]. Diese Bahn nimmt von oben nach unten an Stärke ab und endet nach Kreuzung in der Commissura alba auf der anderen Seite direkt oder indirekt über Interneurone an den großen α-Motoneuronen der Vordersäule. Es ist eine spezifische Bahn der Primaten.

Die gekreuzten Fasern bilden den mächtigeren *Tractus corticospinalis [pyramidalis] lateralis* im Bereich des Funiculus lateralis in Nachbarschaft zum Tractus spinocerebellaris dorsalis [posterior]. Er nimmt fast die gesamte Länge des Rückenmarkes ein, verjüngt sich nach unten und endet über Interneurone oder direkt an den α-Motoneuronen. Eine somatotopische Gliederung der Pyramidenseitenstrangbahn ist nachweisbar. Im Halsbereich liegen von lateral nach medial die Fasern wie folgt angeordnet: Bein und Fuß, Rumpf, Arm und Hand. Die Anzahl der Fasern ist je Versorgungsgebiet unterschiedlich groß (z. B. hoher Anteil der Fasern für die motorische Innervation von Daumen und Zeigefinger).

Extrapyramidales System (EPS):
Hier handelt es sich um Bahnsysteme, die der unwillkürlichen Motorik (Muskeltonus, reflektorische Efferenz) dienen, demnach aus den subkortikalen Zentren entspringen und in der Regel direkt oder indirekt an den Motoneuronen der Vordersäule enden. Auch hier werden nur die im Rückenmark nachweisbaren Elemente des EPS vorgestellt. Später erfolgt eine übersichtliche Information (Tab. 8a, Abb. 61). Alle Bahnen des EPS verlaufen im Funiculus ventralis [anterior] oder Funiculus lateralis. Die wichtigsten von ihnen sind:

Tractus vestibulospinalis. Er liegt im Funiculus ventralis [anterior], beginnt an den Vestibulariskernen des Rautenhirns (Nuc. vestibularis lat.) und läuft ungekreuzt zu den Vorderhornzellen der jeweiligen Segmente. Er vermittelt reflektorische Efferenzen für den Gleichgewichts- und Raumsinn.

Tractus tectospinalis liegt ebenfalls am vorderen Rand des Funiculus ventralis [anterior]. Er beginnt in den oberen Hügeln (Colliculus cranialis [superior] der Lamina tecti des Mittelhirns, kreuzt zur Gegenseite und erreicht in jeweiliger Höhe über Interneurone die Motoneurone der Vordersäule. Er dient den optischen Stellreflexen.

Tractus reticulospinalis ventralis [anterior] liegt ebenfalls im Vorderstrang, entspringt in der Formatio reticularis des Hirnstammes, verläuft gekreuzt oder ungekreuzt häufig über mehrere Interneurone zu den Motoneuronen und dient der unwillkürlichen, rhythmischen Motorik, z. B. Atmung.

Tractus rubrospinalis liegt im Funiculus lateralis neben und vor der seitlichen Pyramidenbahn, beginnt am Nuc. ruber des Mittelhirns, kreuzt zur Gegenseite und erreicht über Interneurone sein Ziel. Seine Bedeutung scheint koordinierend zu sein.

Tractus olivospinalis liegt an der Grenze zwischen dem Funiculus ventralis [anterior] und dorsalis [posterior], sog. Helwegsche Dreikantenbahn, kommt von der Olive, mischt sich mit Fasern des gegenläufigen Tractus spino-olivaris. Ihre Bedeutung ist unklar.

Absteigende autonome Fasern:
Sie sind noch weitestgehend unerforscht. Sie beginnen im Hypothalamus und in den vegetativen Ursprungskernen des Rautenhirns und enden an den präganglionären Nervenzellen der Columna lateralis der grauen Substanz des Rückenmarkes. Sie sind in der Regel nicht als einheitliche Bündel zu identifizieren und liegen verstreut

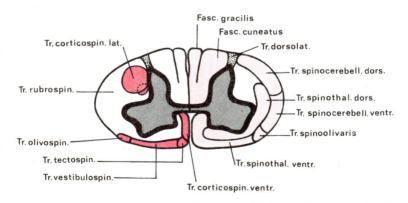

Abb. 12. Lage der wichtigsten Rückenmarkbahnen. Rot: absteigend; hellrot: aufsteigend; schwarz: Eigenapparat; gepunktet: graue Substanz.

im Vorder- und Seitenstrang. Sie dienen der Viszeromotorik (Vasokonstriktion, Sekretion, Peristaltik, Motorik der Sexualfunktion.)

Aufsteigende Bahnen

Sie verlaufen in den Hinter-, Vorder- und Seitensträngen und lassen eine genaue topographische Anordnung erkennen (Abb. 13). Sie führen somato- und viszerosensible Fasern (Afferenzen) zum ZNS. Sie besitzen ein kompliziertes Verschaltungssystem, so daß hier nur eine schematische Vereinfachung dargelegt werden kann, die es ermöglicht, klinische Ausfälle zu deuten. Da diese Bahnen in der Regel das Rückenmark nur als Transit- und Relaisstrecke nutzen, können auch nur solche Abschnitte behandelt werden, die im Rückenmark verankert sind. Eine zusammenfassende Darstellung wichtiger afferenter Tractus erfolgt später (s. S. 160).

Die sensiblen oder afferenten Erregungen aus der Haut und den tiefen Körperorganen (Knochen, Gelenken, Muskeln und Sehnen) werden zum größten Teil durch die hinteren oder dorsalen Wurzeln der Spinalnerven dem Rückenmark zugeleitet. Die Ursprungszellen des afferenten Wurzelsystems liegen in den Spinalganglien, also außerhalb des Rückenmarkes. Die zentralen Neuriten der pseudounipolaren Spinalganglienzellen bilden die afferenten Hinterwurzelfasern, die medial von den Hintersäulen in einem besonderen Bezirk der weißen Substanz, der sogenannten *„Wurzeleintrittszone"*, in das Rückenmark eintreten.

Die Hinterwurzelfasern verteilen sich im Rückenmark so, daß die von ihnen geleiteten sensiblen Erregungen drei verschiedene Wege einschlagen (s. Abb. 13). Der erste führt entweder direkt oder indirekt (über Schaltzellen) zu efferenten Wurzelzellen und damit wieder zur Peripherie (Reflexbogen).

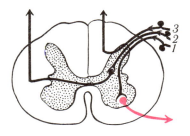

Abb. 13. Die drei Wege der afferenten Wurzelsysteme in schematischer Darstellung.

Der zweite Weg geht zu Strangzellen in der Hintersäule, welche die afferenten Erregungen durch die Vorderseitenstrangbahnen (s. u.) hirnwärts weiterleiten.

Der dritte Weg führt direkt auf den Hinterstrangbahnen (s. S. 49) hirnwärts.

Der **Tractus spinothalamicus** umfaßt mit seinem ventralen und lateralen Teil zangenförmig das Vorderhorn (s. Abb. 8). Er enthält das 2. Neuron der Afferenzen von Rumpf, Extremitäten und wahrscheinlich auch der Eingeweide. Die Umschaltung vom aufsteigenden Anteil des Spinalnerven (1. Neuron) erfolgt im Hinterhorn direkt oder über Interneurone indirekt auf Strangzellen, deren Somata an der Basis der Columna dorsalis liegen. Die Neuriten dieses zweiten Neurons kreuzen zum überwiegenden Teil in der Commissura alba zur kontralateralen Seite und verlaufen ohne weitere Unterbrechung zum Thalamus (Nuclei ventrales posteriores). In ihrem Verlauf gibt die Bahn im Bereich des Hirnstammes Kollateralen an Elemente der Formatio reticularis ab. Der vordere Abschnitt der Bahn, *Tractus spinothalamicus ventralis [anterior],* enthält medial die Leitungsbahn für die primitive Druck- und lateral für die grobe, primitive Berührungsempfindung *(protopathische* Presso- und Mechanorezeption). Der seitliche Bahnabschnitt, *Tractus spinothalamicus lateralis,* führt in seinem vorderen Anteil die Erregung für Schmerz- und im hinteren die für die Temperaturrezeptoren (sog. „Schmerz- und Temperaturbahn"). Neben dieser funktionellen gibt es noch eine somatotopische Gliederung des Bahnsystems, wobei die Afferenzen von der unteren Körperhälfte am weitesten außen und die von der oberen am weitesten innen verlaufen. Hinzu kommt, daß in Abhängigkeit von der Anzahl der Mechano-, Schmerz- und Temperaturrezeptoren je Hautareal auch unterschiedlich viele Fasern einer Hautregion zugeordnet sind. So sind beispielsweise der Haut von Daumen und Zeigefinger besonders viele Neurone zugedacht. Diese Tatsache kann bedeutungsvoll werden für die gezielte neurochirurgische Ausschaltung von pathologischen Schmerzzuständen.

Abb. 14. Die afferenten Bahnen des Rückenmarkes.
1 Trr. spinobulbares
2 Tr. dorsolateralis
3 Tr. spinocerebellaris dors.
4 A-Fasern der dorsalen Wurzel
5 C-Fasern der dorsalen Wurzel
6 Tr. spinocerebellaris ventralis
7 Tr. spinoreticularis
8 Tr. spinothalamicus
9 Nuc. thoracicus.

1.2.1 Rückenmark 47

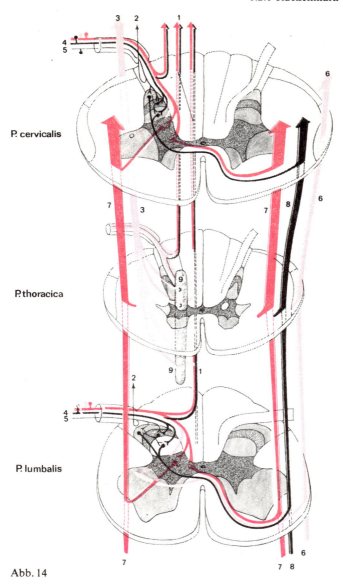

P. cervicalis

P. thoracica

P. lumbalis

Abb. 14

Projektionssysteme (3. Neuron) vom Thalamus auf den Gyrus postcentralis leiten die Erregung der Mechano-, Schmerz- und Temperaturrezeptoren zum Neocortex, wo sie qualitativ und quantitativ wahrgenommen werden.

Eine krankhafte Zerstörung der weißen Substanz (z. B. bei der Syringomyelie) führt zur Beeinträchtigung bzw. Ausschaltung der Schmerz- und Temperaturempfindung, wohingegen die Mechanorezeption durch Vermittlung des Hinterstranges (s. u.) im wesentlichen erhalten bleibt (dissoziierte Empfindungsstörung).

Es gibt bis heute nur wenig Informationen über Erregungsleitung der Viszerosensibilität. Offenbar wird diese über sympathische Nerven und die Rami communicantes albi über die hintere Wurzel des Spinalnerven zum Hinterhorn geführt und daselbst umgeschaltet und nach Umschaltung dem Tractus spinothalamicus und den Bahnen des Fasciculus dorsalis zugeführt.

Die *aufsteigenden Kleinhirnbahnen* liegen im Funiculus lateralis und gliedern sich in einen **Tractus spinocerebellaris ventralis** [anterior] und **Tractus spinocerebellaris dorsalis** [posterior] und führen Fasern der Tiefen- z. T. aber auch Oberflächensensibilität. Das erste Neuron leitet die Erregung von den Muskel- und Sehnenspindeln und z. T. von den Mechanorezeptoren der Haut über die hintere Wurzel zur Columna dorsalis. Für den *Tractus spinocerebellaris dorsalis (Flechsigsches Bündel)* erfolgt die Umschaltung auf das 2. Neuron im Nuc. thoracicus [Stilling-Clarke-Säule]. Die Fasern verlaufen ungekreuzt oberflächlich im hinteren Abschnitt des Seitenstrangs (Abb. 14) zur Medulla oblongata und gelangen bogenförmig über die unteren Kleinhirnstiele (Pedunculi cerebellares caudales [inferiores] ipsilateral zum Kleinhirn. Ein kleinerer Teil der Fasern kreuzt aber auch in der Medulla oblongata zur Gegenseite.

Der *Tractus spinocerebellaris ventralis (Gowerssches Bündel)* liegt oberflächlich vor dem dorsalen Strang in der Seitensäule. Die Umschaltung erfolgt in den Strangzellen der Hintersäule. Das 2. Neuron kreuzt zum größten Teil auf die Gegenseite in der Commissura alba, erreicht die Brücke (Pons) und verläuft rückläufig über die oberen Kleinhirnstiele (Pedunculi cerebellares craniales [superiores]) zum Kleinhirn. Ein Teil der Fasern kreuzt erneut im Kleinhirn, so daß wir ipsi- und kontralaterale Endigungen in der Kleinhirnrinde nachweisen können.

Für beide Bahnen sind Kollateralen in der Medulla oblongata nachgewiesen worden. Sie lassen ebenfalls eine somatotopische

1.2.1 Rückenmark

Gliederung erkennen (untere Körperhälfte oberflächlich). Die exterozeptiven Erregungen von der Haut und die propriozeptiven vom Bewegungsapparat dienen der Kontrolle des Muskeltonus und des synergistischen Bewegungsablaufs. Der hintere Strang ist vornehmlich der unteren Extremität und dem Rumpf, der vordere dem Rumpf und der oberen Extremität zugeordnet.

Der **Tractus spinotectalis** liegt vor der vorderen Kleinhirnseitenstrangbahn und lateral vom Tractus spinothalamicus. Er ist besonders im Halsmark ausgeprägt. Seine Fasern beginnen in der Tiefe der grauen Substanz und kreuzen auf die Gegenseite und erreichen den Colliculus cranialis des Mittelhirns. Sie stellen eine phylogenetisch alte Reflexbahn dar, die im Dienste des visuellen Systems steht. Der **Tractus dorsolateralis** *(Lissauersches Bündel)* enthält markhaltige und marklose Fasern, die zwischen der Spitze der Hintersäule und der Rückenmarkoberfläche einerseits und dem Hinter- und Seitenstrang andererseits verlaufen. Er wird gebildet durch seitliche Fasern der hinteren Wurzel, die z. T. auf- und z. T. absteigen und Kollateralen zu Zellen der Hintersäule abgeben. Sie verlaufen in der Regel nur über wenige Segmente hinaus.

Der **Tractus spino-olivaris** stellt das 2. Neuron einer propriozeptiven Bahn dar, das an Strangzellen in der Tiefe der grauen Substanz beginnt und zur Gegenseite kreuzt. Er liegt als sog. Helwegsche Dreikantenbahn oberflächlich an der Grenze zwischen dem Vorder- und Seitenstrang und endet an der unteren Olive, einem wichtigen Zentrum des extrapyramidalen Systems der Medulla oblongata. Das hier beginnende 3. Neuron erreicht die Kleinhirnrinde.

Der **Tractus spinoreticularis** ist eine bisher wenig erforschte aufsteigende Bahn, die dem Tractus spinothalamicus beigeordnet wird, aber schon in der Formatio reticularis des Hirnstammes endet. Sie verläuft ungekreuzt.

Im Bereich des *Funiculus dorsalis* wird ein mächtiges Faserbündel ausgebildet, das ascendierende Neuriten enthält, die von der dorsalen Spinalwurzel stammen. Durch ein Septum cervicale intermedium wird dieses Bahnsystem besonders im Halsmark in einen **Fasciculus gracilis** *(Tractus spinobulbaris medialis, Gollscher Strang)* – er führt die Afferenzen der Segmente S 5 bis Th 1 – und einen **Fasciculus cuneatus** *(Tractus spinobulbaris lateralis, Burdachscher Strang)* – er leitet die Afferenzen der Segmente C 8 bis C 1 – geteilt. Beide erreichen die Medulla oblongata, wobei der Fasciculus gracilis im Nuc. gracilis (Goll) und der Fasciculus cuneatus im Nuc. cuneatus (Burdach) endet. Es handelt sich in jedem Falle um das 1. Neuron der somatosensiblen Bahn. Die dazugehörigen Wurzelzellen liegen bekanntlich im Spinalganglion (Abb. 14).

Im Funiculus dorsalis liegen die segmentalen Nervenfasern streng somatotopisch gegliedert und zwar laminär so angeordnet, daß die von S 5 parallel zum Septum medianum dorsale medial und die von den oberen Halssegmenten am weitesten lateral verlaufen und den Hintersäulen anliegen. Bei diesen somatosensiblen Bahnen ist auch eine funktionelle Gliederung deutlich nachweisbar. So sind von außen nach innen folgende Areale nachweisbar: Druckempfindung, Vibrationsempfinden, Empfindung des Bewegungsablaufes, Raumsinnempfindung, Berührungssensibilität. Im Gegensatz zu den afferenten Vorderseitenstrangbahnen werden hier die feineren extero- und propriozeptiven Erregungen geleitet (*epikritische* Sensibilität), die zur genauen Unterscheidung der Reizqualität und des Reizortes führen.

Die exterozeptiven Dendriten stammen von den Hautsinnesorganen (Oberflächensensibilität), die propriozeptiven von den Muskelspindeln, Sehnen- und Gelenkkapselorganen etc. (Tiefensensibilität). Das Perikaryon dieses 1. Neurons befindet sich in den Spinalganglien (pseudounipolare Zellen). Der Neurit durchläuft die Hinterwurzel und zieht ipsilateral zur Medulla oblongata (früher Bulbus spinalis) wie soeben beschrieben. Hier erfolgt die Umschaltung auf das 2. Neuron, das im Hirnstamm als *Tractus bulbothalamicus* zur anderen Seite kreuzt und den mächtigen *Lemnicus medialis* bildet. Es endet im Nuc. ventralis post. des Thalamus und strahlt als 3. Neuron (Tractus thalamocorticalis) zum Gyrus postcentralis der Großhirnrinde.

Für den Reflexmechanismus (s. u.) ist es bedeutsam zu wissen, daß die aufsteigenden Neuriten des „Hinterstranges" Kollateralen abgeben, die als „kurze" Äste zu den Motoneuronen der Vordersäule ziehen oder absteigend in einigen Rückenmarkabschnitten makroskopisch sichtbare Felder erkennen lassen (Schultzesches Komma im Halsmark, Flechsigsches Feld oder Philippe-Gombaultsches Dreieck im unteren Thorax- und Lumbalbereich). Sie gehören zum Eigenapparat des Rückenmarkes.

1.2.1.4 Eigenapparat des Rückenmarkes

Dazu werden kurze Bahnen und Faserzüge gezählt, die für die Bildung spinaler Reflexe und Ausprägung spinaler Automatismen not-

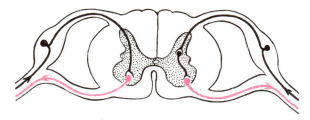

Abb. 15. Schema des direkten (linke Bildhälfte) und des indirekten Reflexbogens (rechte Bildhälfte).

wendig sind. Sie erscheinen insgesamt als Grundbündel, Fasciculi proprii, der Vorder-, Seiten- und Hinterstränge und liegen an der Grenze zwischen der grauen und weißen Substanz (Abb. 15). Die Somata dieser Neuriten sind Strangzellen der grauen Substanz. Sie verbinden in der Regel nur wenige Segmente miteinander. Zum Eigenapparat gehören aber auch Kollateralen der auf- und absteigenden Bahnen in der weißen Substanz, die im Bereich eines Segmentes synaptische Kurzschlüsse zwischen 2 unterschiedlichen Systemen ausbilden können und damit die Erregungsleitung beeinflussen. Hierher gehören auch bahnende oder hemmende Zellpopulationen der grauen Substanz (z. B. Renshaw-Zellen), die mit ihren Neuriten auf die Qualität nervöser Erregung Einfluß nehmen können. Schließlich sind auch die oben beschriebenen absteigenden Kollateralen der Hinterstrangbahnen (Schultzesches Komma, Flechsigsches Feld, Philippe-Gombaultsches Triangel) Bestandteil dieses Apparates.

Spinale Reflexe

Wir unterscheiden zwei Typen: *Eigenreflexe* (propriozeptive Reflexe, erstes funktionelles System der Sensomotorik) und *Fremdreflexe* (exterozeptive Reflexe, zweites funktionelles System der Sensomotorik). Die Kenntnis des Mechanismus der Reflexe im allgemeinen und ihrer spezifischen Reaktionsweise im besonderen ist für die klinisch-neurologische Praxis von größter Bedeutung. In einer Tabelle werden deshalb einige wichtige spinale Eigen- und Fremdreflexe zusammengestellt (Tab. 4). Einige Merkmale sollen den Unterschied zwischen den Eigen- und Fremdreflexen verdeutlichen:

1.2 Zentralnervensystem

Tabelle 4. Klinisch bedeutsame spinale Eigen- (E) und Fremdreflexe (F)

Bezeichnung	Abk.	Reflexauslösung	Erfolgsorgan	Afferenter Schenkel	Reflexzentrum	Efferenter Schenkel
Patellarsehnenreflex (Quadriceps)	PSR E	Schlag auf Lig. patellae	M. quadriceps femoris (Kontraktion)	N. saphenus	L2–L4	N. femoralis
Tricepsreflexe	TSR E	Schlag auf Bicepssehne bei leicht gebeugtem Arm	M. triceps humeri (Kontraktion)	N. radialis	C6–C7	N. radialis
Bizepsreflex	BSR E	Schlag auf Bicepssehne bei locker gestrecktem Arm	M. biceps humeri	N. musculocutaneus	C5–C6	N. musculocutaneus
Achillessehnenreflex (Suralreflex)	ASR E	Schlag auf Achillessehne	M. triceps surae (Kontraktion)	N. suralis	L5–S2	N. tibialis
Radiusperiostreflex	RPR E	Schlag auf den Radius prox. vom Proc. styl.	M. brachioradialis, M. brachialis, M. biceps brachii (Kontraktion)	N. radialis	C5–C6	N. radialis N. musculocutaneus
Bauchhautreflex	BHR F	Bestreichen der Bauchhaut	Bauchwandmuskulatur (Kontraktion)	Nn. intercost. 8–11, N. subcost., N. iliohypogastricus, N. ilioinguinalis	Th8–L1	wie aff. Schenkel

Fortsetzung Tab. 4

Bezeichnung	Abk.	Reflexauslösung	Erfolgsorgan	Afferenter Schenkel	Reflex-zentrum	Efferenter Schenkel
Cremasterreflex	CR F	Bestreichen der Haut an der Innenseite des Oberschenkels	M. cremaster (Hebung des Hodens)	R. cut. fem. med. (N. obtur.)	L1–L2	R. genitalis n. genitofemoralis
Fußsohlenreflex (Plantarreflex) „Babinski"	– F	Bestreichen des äußeren Fußsohlenrandes	Beugung der 2.–5. Zehe (M. flexor dig. longus et brev.)	Rr. plantares n. tibialis	S1–S2	N. tibialis
Analreflex	– F	Bestreichen der Analregion	M. sphincter ani ext. (Kontraktion)	Nn. anococcygei	S3–S5	N. pudendus

Eigenreflexe: monosynaptisch, d. h., es sind nur 2 Neurone (1 afferentes und 1 efferentes) notwendig. Die Auslösung erfolgt über Propriozeptoren (z. B. Muskelspindeldehnung), die Reaktion ist gleichförmig, kurz und zeitkonstant (10–20 ms); in der Regel Streckreflexe, geringe Ermüdbarkeit, keine Ausbreitungstendenz auf andere Muskelgruppen (Beispiele s. Tabelle 4).
Fremdreflexe: polysynaptisch, d. h., es sind ein oder mehrere Interneurone eingeschaltet (afferentes Neuron – Interneuron(e) – efferentes Neuron). Die Auslösung erfolgt über Exterozeptoren der Haut (z. B. Tast- oder Temperaturrezeptoren), vorwiegend Beugereflexe. Die Reaktionsabläufe sind unterschiedlich, die Reflexzeit abhängig von der Reizzeit und Reizstärke unterschiedlich lang (40–180 ms). Sie sind leicht ermüdbar und breiten sich bei Zunahme der Reizstärke auf benachbarte Muskelgruppen aus. Die Interneurone können mehrere Segmente überbrücken.

Das Reflexsystem dient insgesamt der unbewußten („reflektorischen") Regulation der Körperleistungen. Unbewußt ist diese Regulation deshalb, weil die ihr dienenden nervösen Erregungen nicht primär zum Gehirn, dem Sitz der bewußten Empfindungen, empordringen. Nach Ausführung des Reflexes erfolgt eine sekundäre Information bis zur Hirnrinde, d. h., die Ausführung der Reizbeantwortung wird dem Bewußtsein gemeldet (Schutzmechanismus).

1.2.2. Gehirn, *Encephalon*[1])

Das Gehirn ist der mächtige kraniale Teil des zentralen Nervensystems, der innerhalb des Neurokraniums des Schädels liegt (s. Abb. 17) und im allgemeinen in seiner Form die Gestalt der Schädelhöhle widerspiegelt, so daß Ausgüsse der Schädelhöhle ziemlich genau der Hirnform und -größe entsprechen. Lang- oder dolichozephale Schädel umschließen deshalb mehr ellipsoide, Rund- oder brachyzephale Schädel mehr kugelige Gehirne.

Betrachtet man ein aus dem Schädel herausgenommenes Gehirn, so kann man an ihm eine gewölbte, dem Schädeldach entsprechende Fläche, *Facies superolateralis [convexa],* und eine der Schä-

---

1) griech. kephale = Kopf, en = in.

delbasis zugekehrte Fläche, *Facies inferior [basalis],* meist als *Hirnbasis* bezeichnet, unterscheiden.

Tabelle 5. Durchschnittliche Gehirnmasse [g] beim Menschen in Abhängigkeit vom Lebensalter und Geschlecht

	♂	♀
Neugeborenes	400	380
12. Monat	800	760
7. Lebensjahr	1200	1120
21. Lebensjahr	1375	1245
60.–80. Lebensjahr	1285	1130

Die **Facies convexa cerebri** wird von den beiden Halbkugeln des Großhirns, *Hemispheria cerebri* gebildet, die durch eine tiefe Spalte, *Fissura longitudinalis cerebri,* voneinander getrennt werden. Außer den Furchen, *Sulci,* und Windungen, *Gyri,* die später genauer angegeben werden (s. S. 114), ist die Facies convexa ziemlich glatt und eintönig modelliert.

Bei der Betrachtung des Gehirns von oben her sieht man von dem Hirnstamm gar nichts. Er ist beim Menschen infolge der mächtigen Entwicklung der Großhirnhemisphären von diesen völlig überlagert.

Ganz anders verhält sich in dieser Hinsicht die **Hirnbasis** (s. Abb. 16). Sie zeigt der Schädelbasis entsprechend eine viel ausgeprägtere Modellierung. Man kann an ihr Teile der Großhirnhemisphären wie auch Teile des Hirnstammes ohne weiteres erblicken.

Als Fortsetzung des Rückenmarkes erkennt man am hinteren Rande der Hirnbasis ein zylindrisches oder, noch richtiger, keulenförmiges Gebilde. Es ist das *verlängerte Mark, Medulla oblongata.* Vor ihm liegt ein querer starker Wulst, die *Brücke, Pons.* Medulla

Tabelle 6. Vergleichszahlen am menschlichen Gehirn

Durchschnittl. Gehirnmasse [g]	Großhirnanteil (in %)	Cortexanteil (in %)	Stammhirnanteil (in %)	Hirnoberfläche [cm²]
1500	87	13	13	2500

1.2 Zentralnervensystem

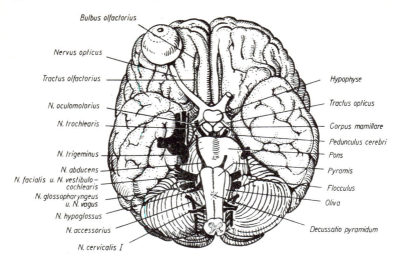

Abb. 16. Hirnbasis mit rechtem Bulbus oculi.

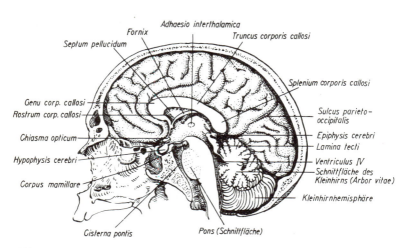

Abb. 17. Medianschnitt durch ein Gehirn in situ.

oblongata und Pons bilden zusammen mit dem *Kleinhirn, Cerebellum,* das *Rautenhirn, Rhombencephalon,* welches dem hinteren Abschnitt des Hirnstammes entspricht.

Zu beiden Seiten des Rautenhirns sieht man die gewölbten basalen Flächen der beiden Kleinhirnhemisphären, *Hemispheria cerebelli,* mit ihren vielen schmalen Windungen. In einer leichten, nischenartigen Vertiefung, dem *Kleinhirnbrückenwinkel,* stoßen Medulla oblongata, Pons und Cerebellum zusammen.

Vor der Brücke sehen wir zwei auseinanderstrebende mächtige weiße Stränge, die *Großhirnschenkel, Pedunculi cerebri* (s. S.87), zwischen denen eine tiefe Grube, *Fossa interpeduncularis,* vorhanden ist.

Unmittelbar vor dieser Grube tauchen zwei kleine, weiße halbkugelige Vorwölbungen, die *Corpora mamillaria,* auf.

Vor ihnen springt ein kleiner grauer Höcker, *Tuber cinereum,* vor, der sich nach unten zu dem *Trichter, Infundibulum,* verjüngt, an dem mit einem dünnen Stiel der *Hirnanhang, Hypophysis cerebri,* hängt.

Da die Hypophyse in der nach ihr benannten Grube des Türkensattels sitzt, die von der Dura mater überdacht wird, reißt sie bei der Herausnahme des Gehirns in der Regel ab und fehlt deshalb meistens an den aus dem Schädel entfernten Gehirnen.

An das Tuber cinereum schließt sich nach vorn ein X-förmiges Gebilde an, die *Sehnervenkreuzung, Chiasma opticum*[1]*).* Vorne gehen aus dem Chiasma die beiden *Nervi optici,* hinten die *Tractus optici* hervor. Vor und über dem Chiasma liegt eine dünne graue Platte, die *Endplatte, Lamina terminalis,* so genannt, weil sie das vordere Ende des Hirnstammes darstellt.

Zu beiden Seiten der eben erwähnten, dem Hirnstamm angehörenden Gebilde, liegen Abschnitte der Großhirnhemisphären, die als solche an ihren Windungen und Furchen leicht zu erkennen sind. Durch den Großhirnbezirk der Hirnbasis zieht eine tiefe Spalte, der *Sulcus lateralis,* der hier den Stirnlappen, *Lobus frontalis,* und den Schläfenlappen, *Lobus temporalis,* der Großhirnhemisphäre voneinander trennt.

Die beiden Stirnlappen werden durch die *Fissura longitudinalis cerebri* getrennt. An ihrer basalen Fläche liegen Teile des Riechhirns, *Bulbus* und *Tractus olfactorius.*

---

1) chiasma/-atis = Kreuzung (vom griech. Buchstaben X).

An der Hirnbasis liegen auch die Aus- bzw. Eintrittsstellen der Hirnnerven (s. Abb. 16), die bei deren Beschreibung (s. S. 187ff.) genauer angegeben werden.

Schließlich liegen der Hirnbasis die Arterien auf, die das Gehirn versorgen (s. S. 170).

Ebenso wie das Rückenmark wird auch das Gehirn, ihrer gemeinsamen Anlage aus dem Nerven- oder Neuralrohr entsprechend, von einem Kanal durchzogen, der sich im Rauten-, Zwischen- und Endhirn zu den *Hirnkammern, Ventriculi cerebri* (s. S. 165), erweitert.

1.2.2.1 Rautenhirn, *Rhombencephalon*

Das **Rautenhirn** schließt sich unmittelbar an das Rückenmark an. Es umschließt den zum 4. Ventrikel erweiterten Zentralkanal, von dessen rautenförmigem Boden, der *Rautengrube, Fossa rhomboidea*, dieser ganze Hirnabschnitt seinen Namen erhalten hat.

Zum Rautenhirn gehören das verlängerte Mark, die Brücke und das Kleinhirn. Das verlängerte Mark ist das Myelencephalon. Brücke und Kleinhirn sind die beiden Hauptteile des Metencephalon.

Verlängertes Mark, *Medulla oblongata [Myelencephalon]*

Das **verlängerte Mark** ist, wie sein Name sagt, eine Fortsetzung oder Verlängerung des Rückenmarkes. Da es im Vergleich zu diesem keulen- oder birnenförmig verdickt ist, hieß es früher Bulbus medullae spinalis[1]).

Die Medulla oblongata reicht oben vom unteren Rand der Brücke (durch eine transversale Furche deutlich abgesetzt) bis unten in die Höhe des Abganges des 1. Zervikalnervenpaares (etwa oberer Atlasrand). Der Übergang vom Rückenmark ist kontinuierlich. Die beim Rückenmark beschriebenen Furchen werden auf die Medulla oblongata fortgesetzt. Die inneren Strukturen ändern sich jedoch erheblich.

Die *Medulla oblongata* ist 3 cm lang, maximal 2 cm breit und ca. 1,25 cm im ventro-dorsalen Durchmesser. In der oberen Hälfte des

---

1) Dieser Name hat sich noch im Tractus corticobulbaris, bulbothalamicus sowie in klinischen Bezeichnungen wie Bulbärparalyse u. a. erhalten.

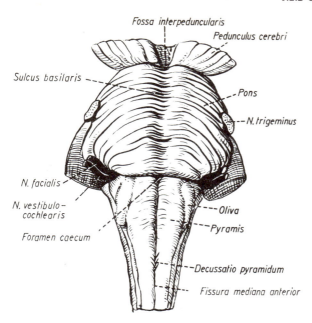

Abb. 18. Ventrale Fläche der Brücke und des verlängerten Markes.

Hirnabschnittes wird der Zentralkanal zum IV. Ventrikel aufgeweitet, d. h., hier befindet sich der kaudale Abschnitt der Rautengrube. Wir können in bezug auf den Zentralkanal 2 Teile unterscheiden: geschlossener Teil (kaudal) und offener Teil (kranial).

Die Fissura mediana ventralis [anterior] zeigt bei ihrem Übergang auf die Oblongata die *Pyramidenkreuzung, Decussatio pyramidum* [motorica], die jederseits aus 3–5 Bündeln besteht, die sich in der Mittellinie kreuzen. Sie wird vom Tractus corticospinalis (s. S. 43) gebildet. Kranial endet die Fissur am *Foramen caecum*.

An der vorderen Seite der Medulla oblongata liegt zwischen der Fissura mediana ventralis und dem Sulcus ventrolateralis eine längere Vorwölbung, die **Pyramide,** *Pyramis (medullae oblongatae)*. Neben der Pyramide, zwischen dem Sulcus ventrolateralis [anterolat.] und dorsolateralis [posterolat.], weist das verlängerte Mark im oberen Teil eine ovale Vorwölbung, die **Olive,** *Oliva,* auf, die auf

Durchschnitten in ihrem Inneren ein zierlich gefaltetes Blättchen grauer Substanz, den *Olivenkern, Nucleus olivaris caudalis* [inf.] erkennen läßt.

An der dorsalen Seite der Oblongata setzt sich der bereits im Halsmark durch den Sulcus intermedius dorsalis [posterior] in einen Fasciculus gracilis und cuneatus geteilte Hinterstrang, *Funiculus dorsalis*, fort. Die beiden Teile des Hinterstranges nehmen im Bereich der Oblongata an Breite zu und enden je mit einer leichten Anschwellung: die des Funiculus gracilis ist das *Tuberculum gracile*, die des Funiculus cuneatus heißt *Tuberculum cuneatum*. In beiden Anschwellungen liegen die Hinterstrangkerne, *Nuc. gracilis* und *Nuc. cuneatus*, die Umschaltstationen auf das 2. Neuron der aufsteigenden Hinterstrangbahnen (s. S. 161).

Der Hinterstrang der Oblongata setzt sich kranial als unterer *Kleinhirnstiel, Pedunculus cerebellaris inferior*, in das Kleinhirn fort.

Aus dem Sulcus ventro-lateralis treten die Fasern des N. hypoglossus (XII) aus. Im Sulcus dorsolateralis treten die sensiblen Fasern ein bzw. die motorischen und parasympathischen von folgenden Hirnnerven aus (von kranial nach kaudal): N. glossopharyngeus (IX), N. vagus (X) und N. accessorius (XI).

Brücke, *Pons*
(Abb. 16, 17, 18)

Die Brücke ist schon bei der Hirnbasis (s. S. 55) als mächtiger weißer Wulst erwähnt worden.

Sie liegt dem Kleinhirn ventral vorgelagert zwischen der Medulla oblongata und dem Mittelhirn, ca. 3 cm lang. Was man an der Hirnbasis von der Brücke sieht, ist aber nur der basale Teil, *Pars ventralis (basilaris) pontis*. Der dorsale Teil, die *Brückenhaube, Pars dorsalis pontis (Tegmentum pontis)* entspricht der vorderen Hälfte der Rautengrube.

Die leicht konvexe ventrale Fläche liegt der Pars basilaris des Os occipitale und vorn dem Dorsum sellae an und besitzt eine mediane Längsfurche, *Sulcus basilaris*, in dem die A. basilaris verläuft. Zu beiden Seiten geht die Brücke in die zwei mächtigen Brückenarme, *Pedunculi cerebellares medii (pontini)* über, die sie mit dem Kleinhirn verbindet.

An der Grenze zwischen der Medulla oblongata und des Pons treten ventral der N. abducens (VI) und lateral im sog. Kleinhirnbrückenwinkel die Nn. facialis (VII) und vestibulo-cochlearis (VIII) aus

1.2.2 Gehirn

bzw. ein. Im lateralen und kranialen Bereich der Brückenarme finden wir noch die mächtigen Wurzeln vom N. trigeminus (V).

Rautengrube, *Fossa rhomboidea*
(Abb. 19)

Die **Rautengrube** bildet den Boden des 4. Ventrikels (s. S. 167) und wird durch die dorsale Fläche von Brücke und verlängertem Mark geprägt. Sie wird kaudal von den unteren Kleinhirnstielen, kranial von den oberen Kleinhirnstielen (s. S. 77) begrenzt.

Der 4. Ventrikel ist eine Erweiterung des Zentralkanals des Rückenmarks und steht mit diesem in kontinuierlicher Verbindung. Die Rautengrube beginnt hinten mit einem spitzen Winkel, verbreitert

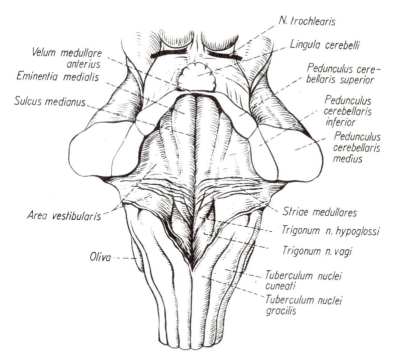

Abb. 19. Rautengrube von dorsal nach Entfernung des Groß- und Kleinhirns.

sich nach vorne bis zu ihrem größten Querdurchmesser, der sogenannten Rautenbreite, die den *Recessus laterales* des 4. Ventrikels entspricht (s. S. 167) und verschmälert sich dann wieder, um an ihrem kranialen Ende in den Aquaeductus cerebri des Mittelhirns überzugehen.

Die Rautengrube hat durch Furchen, Erhebungen u. a. ein recht bewegtes, aber individuell sehr wechselndes Relief, so daß die folgenden Einzelheiten nicht an jedem Gehirn deutlich wahrnehmbar sind.

Regelmäßig vorhanden ist eine in der Medianlinie verlaufende Furche, *Sulcus medianus,* die wie die lange Diagonale einer Raute die Rautengrube in zwei symmetrische Dreiecke teilt. Durch diese beiden Dreiecke ziehen der kleinen oder queren Diagonale der Raute entsprechend einer oder mehrere weiße *Markstreifen, Striae medullares,* und unterteilen jedes Seitendreieck der Rautengrube wieder in ein kraniales und kaudales Dreieck. Die kranialen Dreiecke gehören zum Metencephalon, die kaudalen zur Medulla oblongata.

Neben der medianen Längsfurche liegt jederseits eine die ganze Länge der Rautengrube durchziehende leichte Erhebung, *Eminentia medialis.* Im kranialen Abschnitt der Grube ist an diesem Längswulst eine in der Regel recht deutliche rundliche Vorwölbung zu beobachten, der *Colliculus facialis,* der durch das innere Knie des N. facialis (s. S. 206) und den Ursprungskern des N. abducens (s. S. 205) bedingt ist.

Im kaudalen Abschnitt der Rautengrube wird die Eminentia medialis flacher und schmaler, so daß ein kleines Dreieck entsteht, welches nach dem hier liegenden Ursprungskern des N. hypoglossus (s. S. 217) *Trigonum n. hypoglossi* heißt.

Die Eminentia medialis wird seitlich von einer seichten Furche begrenzt, *Sulcus limitans,* die sich vorne und hinten zu je einer flachen Grube vertiefen kann: *Fovea superior* und *inferior.*

In der vorderen Grube ist am frischen Präparat seitlich eine bläulich gefärbte Stelle, *Locus coeruleus,* zu erkennen, deren blaue Farbe durch stärker pigmentierte Ganglienzellen, die durch eine dünne Schicht von Hirnsubstanz hindurchschimmern, herrührt. Es ist ein Zentrum noradrenerger Systeme im ZNS.

Lateral vom Trigonum n. hypoglossi liegt ein tiefgrauer, ungefähr dreieckiger Bezirk, das *Trigonum n. vagi.* Unmittelbar unter dieser Stelle liegen der Nuc. originis und Nuc. terminationis n. vagi, zwei Kerne des N. vagus (s. S. 212f.). Das Trigonum n. vagi wird nach unten von einem feinen weißen Streifen, dem *Funiculus separans*, begrenzt.

Zwischen diesem Streifen und dem Tuberculum gracilis liegt die schmale *Area postrema* der Rautengrube, bestehend aus gefäßreicher Neuroglia und zahlreichen Nervenzellen unterschiedlicher Form und Größe. Die Area postrema wird zu den zirkumventrikulären Organen gerechnet (s. S. 110).

Die kaudale Spitze der Rautengrube läuft schreibfederartig aus, *Calamus scriptorius*, und wird oberflächlich durch den Querriegel, *Obex*, abgeschlossen.

In der Rautenbreite liegt seitlich vom Sulcus limitans, kranial und kaudal von den Striae medullares die *Area vestibularis*. Unter ihr liegen die Endkerne der Pars vestibularis n. vestibulocochlearis (s. S. 210).

Innerer Aufbau von Medulla oblongata und Pons

Der komplizierte Aufbau der beiden Anteile des Rautenhirns und teilweise auch des vorgelagerten Mittelhirns (s. S. 86) ergibt sich aus der besonderen Entwicklung des 3. Hirnbläschens mit der Ausfaltung des Zentralkanals zum IV. Ventrikel, der ventralen Anlagerung der Neuhirnbahnen und der dorsalen Aufwulstung zum mächtigen Kleinhirn. Dabei werden Flügel-(Afferenz) und Grundplatte (Efferenz) so aufgeklappt, daß die *somato-afferenten* Kerne *lateral* und die *somato-efferenten medial* zu liegen kommen. Dazwischen, intermediär, finden wir von lateral nach medial die *viscero-afferenten* und *viscero-efferenten* Kerngebiete. Die Basalplatte wird aufgebraucht, die Deckplatte liefert das Dach des IV. Ventrikels, dem sich die Kleinhirnwülste auflagern (Einzelheiten s. Lehrbuch der Embryologie). Wie schon beim Rückenmark ist die histologische Untersuchung am Hirnstamm an definierten Querschnitten in Kombination mit neuroexperimentellen Methoden besonders gut geeignet. Damit lassen sich auch die Kerngebiete, die gelegentlich einen umschriebenen Bezirk einnehmen oder säulenförmig von der Medulla bis zum Mittelhirn reichen können, den funktionellen Systemen gut zuordnen. Wir wollen aus didaktischen Gründen 3 Ebenen der Medulla oblongata und des Pons analysieren und danach die funktionellen Systeme zusammenfassend darstellen.

1. Ebene: Unterer Abschnitt der Medulla oblongata: Am Übergang vom Rückenmark zur Medulla oblongata lassen sich zunächst die Strukturen des Rückenmarkes weiter verfolgen. Durch die Pyra-

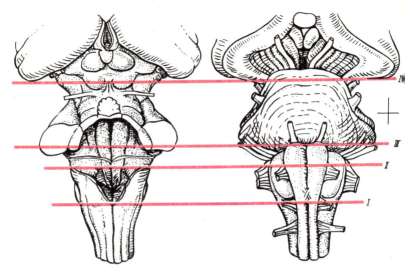

Abb. 20. **Hirnstamm** (verlängertes Mark, Brücke und Mittelhirn) von der dorsalen (links) und ventralen Seite (rechts). Die Lage der in den folgenden Abbildungen 21–26 dargestellten Querschnitte ist durch rote Linien angegeben.

midenkreuzung, *Decussatio pyramidum* [Dec. motorica], werden jedoch die Vordersäulen (Columnae antt.) auseinandergedrückt und von der Substantia grisea centralis abgetrennt, da die gekreuzten efferenten Fasern der Pyramidenbahn in den Funiculus lateralis ziehen. Aufwärts vermindert sich die graue Substanz der Vordersäule und liefert die Wurzelzellen für den ersten Zervikalnerven und den *Nuc. nervi accessorii* des XI. Hirnnerven. Diese motorischen Wurzelzellen haben weiterhin Beziehungen zum *Nucleus nervi hypoglossi* (XII) und zum *Nucleus ambiguus* (IX, X). Die Hintersäulen bilden jederseits die Basen für die Kerne der Hinterstrangbahn, d. h., sie stehen in kontinuierlicher Verbindung mit dem *Nucleus gracilis* und *Nucleus cuneatus*. Die Substantia gelatinosa, die im Rückenmark der Spitze des Hinterhorns aufsaß, geht hier kontinuierlich in den *Nucleus spinalis nervi trigemini* (V) über. Ein wenig höher werden die Unterschiede zum Rückenmark stärker. Dorsal werden die Hinterstrangkerne mächtiger. Der Nucleus gracilis und der Nucleus cu-

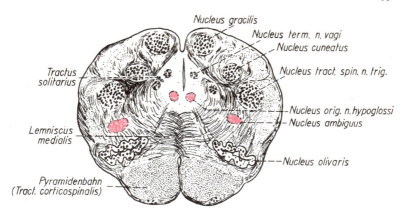

Abb. 21. Querschnitt I. Medulla oblongata (s. 1. Ebene).

neatus empfangen die ungekreuzten afferenten Fasern der Hinterstrangbahnen. Die meisten von ihnen werden hier auf das 2. Neuron synaptisch umgeschaltet, das insgesamt die *Fibrae arcuatae internae* bildet. Diese verlaufen zunächst nach ventral und außen um die Substantia grisea centralis, wenden sich nach medial, erreichen die Medianebene, kreuzen auf die Gegenseite und ziehen als *Lemniscus medialis* aufwärts. Die Kreuzung selbst, *Decussatio lemniscorum medialium [Dec. sensoria],* liegt dorsal von der Pyramidenkreuzung vor der Substantia grisea centralis. In jüngsten Untersuchungen sind neben einer somatotopischen Gliederung in den beiden Hinterstrangkernen auch eine spezifische Verteilung der sensiblen Modalitäten (z.B. Berührung, Druck, Vibration, Gelenkbewegung) nachgewiesen worden. Ein *Nucleus cuneatus accessorius,* dorsolateral vom Hauptkern gelegen, enthält große Nervenzellen, die die *Fibrae arcuatae externae dorsales* [postt.] entsenden. Sie erreichen ungekreuzt, also ipsilateral über die Pedunculi cerebellaris caudales das Kleinhirn – sie bilden den *Tractus cuneocerebellaris,* der als 2. Neuron Afferenzen von den oberen Gliedmaßen lateral entlang des Fasciculus cuneatus zum Kleinhirn leitet (propriozeptive Impulse). Dorsal und lateral zur Pyramide bildet ein Zellhaufen den *Nucleus olivaris accessorius medialis,* den wir weiter unten mit dem Hauptkern (Nucleus olivaris caudalis) besprechen wollen.

Die *Substantia grisea centralis* wird zunehmend nach dorsal verdrängt.

Dorsolateral vom Hypoglossuskern erscheint der *Nucleus dorsalis nervi vagi* (X), der in kranialer Richtung weiter nach lateral gedrängt wird und so das *Trigonum nervi vagi* in der Rautengrube aufwirft. Unterschiedlich große Zellen führen zu der Annahme, daß hier viszeroefferente und viszeroafferente Fasern entspringen bzw. enden.

Eine weitere Gruppe von Zellen liegt dorsolateral zum soeben genannten Vaguskern und bildet den *Nucleus solitarius,* von dem Fasern zum gleichnamigen *Tractus solitarius* absteigen. Im unteren Abschnitt der Medulla oblongata vereinigen sich die beiden Kerne dorsal vom Zentralkanal. Kranial kommen sie jedoch ventromedial zum dorsalen Vaguskern zu liegen. Der Tractus solitarius empfängt die afferenten Fasern von den Nn. facialis (VII), glossopharyngicus (IX) und vagus (X) und führt diese zum gleichnamigen Kern. Sie sollen die viszerosensiblen und gustatorischen Fasern von der Zunge, dem Gaumen, Pharynx und die rein viszero-sensiblen vom Ösophagus, Larynx bis hin zum Querkolon enthalten. Die somatotopische Gliederung entspricht der topographischen Anordnung der genannten Organe in kranio-kaudaler Richtung; eine entsprechende Überlappung der Funktionszentren ist eingeschlossen. Die Weiterleitung der Afferenzen über den Thalamus zum Neocortex wird später dargestellt. Verbindung des Tractus solitarius mit dem Nucleus dorsalis nervi vagi und dem Nucleus ambiguus sind nachgewiesen worden.

Inselartig sind im ventrolateralen Bereich der Medulla oblongata Anteile der grauen Substanz verstreut und bilden insgesamt die *Formatio reticularis,* die im Tegmentum von Pons und Mittelhirn ebenfalls angetroffen wird und auch weiter unten beschrieben wird (s. S. 93). Neben der Medianebene und ventral zum Hypoglossuskern beginnt sich der *Fasciculus longitudinalis med.* zu formieren, der kontinuierlich mit den Fasciculi proprii des Rückenmarkes (Eigenapparat) verbunden ist. Auch seine Bedeutung wird später erläutert (s. S. 92). In diesem Abschnitt der Medulla oblongata verlaufen die Tractus spinocerebellares, spinotectalis, vestibulospinalis, rubrospinalis, spinothalamici laterales in der ventrolateralen Region. Sie werden dorsal durch den Nucleus spinalis nervi trigemini und nach ventral durch die Pyramidenbahn begrenzt.

2. Ebene: Oberer Abschnitt der Medulla oblongata (untere Hälfte der Rautengrube): Neben den soeben beschriebenen Elementen treten neue hinzu. Besonders gekennzeichnet ist diese Ebene durch das Auftreten des Olivenkerns und des Vestibulocochlearisgebietes.

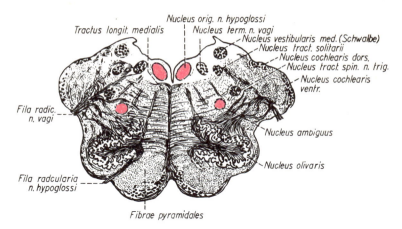

Abb. 22. Querschnitt II. Medulla oblongata (s. 2. Ebene).

Der mächtige Olivenkern, *Nucleus olivaris caudalis [inferior]* wirft auf der ventrolateralen Seite der Medulla oblongata die Olive auf. Im Schnitt hat er das Aussehen eines Tabakbeutels, dessen Öffnung, *Hilum [Hilus] nuclei olivaris caudalis,* nach medial zeigt. Die Nervenzellen bilden einen unregelmäßig gefalteten Wall. Umgeben wird der Kern von markhaltigen Nervenfasern, *Amiculum olivare.* Die Nervenzellen sind relativ klein und bilden den *Tractus olivocerebellaris*. Die Axone kommen aus dem Hilum, durchsetzen den Lemniscus medialis und kreuzen auf die Gegenseite, durchsetzen dorsal vom gegenüberliegenden Olivenkern den Tractus spinothalamicus und den Tractus rubrospinalis, um über den Pedunculus cerebellaris caudalis das Kleinhirn zu erreichen. Sie bilden die **Kletterfasern** des Kleinhirns. Afferenzen erhält die Olive vom Rückenmark – Tractus spino-olivaris – (aszendierend) bzw. vom Neocortex, Thalamus, von Basalganglien, Mittelhirnkernen etc. (deszendierend). Akzessorische Olivenkerne, *Nucleus olivaris accessorius medialis* und *dorsalis* liegen wie bezeichnet zum Hauptkern und stehen auch in dessen Diensten, sie sind jedoch älter als der Nucleus olivaris caudalis und senden ihre Fasern zum Palaeocerebellum (s. u.).

Die *Nucc. arcuati* liegen vor und medial von der Pyramidenbahn. Sie stehen in funktioneller Beziehung zu den *Nucc. pontis* und werden dann beschrieben. Die Substantia grisea centralis umfaßt unter der Oberfläche der Rautengrube von medial nach lateral den Nucleus nervi hypoglossi (XII), Nucleus dorsalis nervi vagi (X) und Nucleus solitarius. Lateral zu diesen und medial vom Pedunculus cerebellaris caudalis liegen die Vestibulariskerne – *Nuclei vestibulares caudalis, medialis* und *lateralis*. Eine Gruppe großer Nervenzellen bildet im Rahmen der Formatio reticularis den *Nucleus ambiguus*. Wie schon oben beschrieben, geht er kaudal in den Nucleus nervi accessorii über. Er liefert die efferente (motorische) Wurzel für die Kiemenbogennerven (s. Lehrbücher Embryologie) IX, X und XI.

Die weiße Substanz zeigt gegenüber der vorhergehenden Schnittebene nur quantitative Veränderungen.

3. Ebene: Brücke (obere Hälfte der Rautengrube): Im ventralen Bereich des Pons ist das Arrangement der grauen und weißen Substanz in allen Höhen etwa gleich. Gekennzeichnet wird dieser Abschnitt durch absteigende, efferente Fasern, die als Fibrae corticospinales, corticonucleares, corticoreticulares und corticopontinae über die Crura cerebri die Brücke erreichen. Die zunächst kompakt verlaufende Fasermasse wird durch eine Vielzahl kleiner Kerne, *Nuclei pontis,* in kleinere Bündel zerlegt.

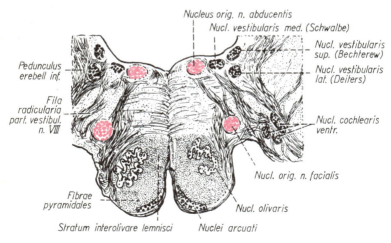

Abb. 23. Querschnitt III. Pons (s. 3. Ebene).

1.2.2 Gehirn

Die *Fibrae corticospinales (Pyramidenbahn)* durchziehen die gesamte Brücke und treten in die Pyramis der Medulla oblongata ein. Die sie begleitenden *Fibrae corticonucleares* kreuzen größtenteils und geben hier und in der Medulla oblongata ihre Fasern an die motorischen Ursprungskerne der Hirnnerven ab und erschöpfen sich auf diese Weise. Es ist klinisch bekannt, daß auch ipsilaterale Fasern die Kerne erreichen. Die *Fibrae corticopontinae* (Großhirn-Brückenbahnen − Bestandteil des *Tractus corticopontocerebellaris*) haben ihren Ursprung in allen Abschnitten der Großhirnrinde und erreichen die Nuclei pontis und formieren die *Fibrae pontis transversae* bzw. *pontocerebellares*, die gekreuzt oder gelegentlich auch ungekreuzt zum Kleinhirn ziehen und die mächtigen *Pedunculi cerebellares medii (pontini)* bilden. Sie gehören zum **Moosfasersystem** des Kleinhirns.

Die Pars dorsalis pontis (Tegmentum pontis) zeigt jedoch eine größere Mannigfaltigkeit. Im lateralen Bereich der Rautengrube, der Area vestibularis, finden wir die vier Vestibulariskerne, von denen drei schon im Bereich der Medulla oblongata (s. o.) erwähnt wurden. Es sind die *Nuclei vestibulares caudalis, medialis, lateralis und superior*. Der mediale ist der mächtigste und reicht vom oberen Pol der Olive bis in den unteren Brückenabschnitt. Topographisch wird er von den *Striae medullares* überkreuzt. Der inferiore liegt la-

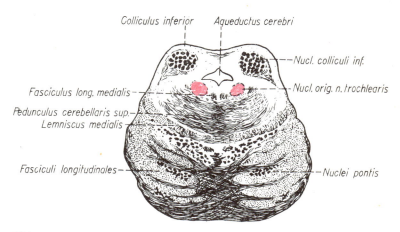

Abb. 24. Querschnitt IV. Pons.

teral von diesem und medial vom unteren Kleinhirnstiel. Der laterale Kern schließt sich nach kranial an den inferioren an. Schließlich liegt der superiore Kern oberhalb vom medialen und lateralen Vestibulariskern.

Die Fasern der *Pars vestibularis* des **N. vestibulocochlearis** (VIII) erreichen die Area vestibularis, indem sie zwischen dem Pedunculus cerebellaris caudalis und dem Tractus spinalis nervi trigemini (V) den Hirnstamm durchbrechen und sich in einen auf- und absteigenden Teil gliedern. Die absteigenden Fasern erreichen den lateralen, medialen und inferioren Vestibulariskern. Die aufsteigenden ziehen zum superioren und medialen Kern. Ein kleiner Teil der Fasern erreicht ohne Umschaltung über den unteren Kleinhirnstiel den Nuc. fastigii, den Lobus flocculonodularis und die Uvula vermis des Kleinhirns. Die Vestibulariskerne senden und empfangen Fasern zum bzw. aus dem Kleinhirn. Sie haben Verbindungen zum Rückenmark (*Tractus vestibulospinalis*, s. o.) und über den *Fasciculus longitudinalis medialis* zu höher gelegenen Hirnzentren, deren Wege aber noch wenig erforscht sind.

Die Fasern der *Pars cochlearis* des **N. vestibulocochlearis** (VIII) umschlingen teilweise den Pedunculus cerebellaris caudalis und enden an den *Nuclei cochleares dorsalis* und *ventralis,* die unterschiedlich tief lateral von der Area vestibularis liegen. Der Nucleus cochl. dorsalis liegt dorsal und der Nucleus cochl. ventralis ventrolateral vom Kleinhirnstiel.

Der Nucleus cochlearis dorsalis besteht aus laminär angeordneten, unterschiedlich großen Nervenzellen. Der Nucleus cochlearis ventralis ist ebenfalls kompliziert aus unterschiedlich großen Neuronen aufgebaut. Klinische und experimentelle Untersuchungen (Degenerationsstudien) haben ergeben, daß die Kerne eine somatotopische Gliederung in Entsprechung des Organum spirale aufweisen, so daß verschiedenen Frequenzbereichen spezifische Zellserien zugeordnet sind. Alle Fasern der Pars cochlearis nervi vestibulocochlearis (beim Menschen ca. 25 000) erreichen den ventralen Kern und spalten sich in zwei Äste auf. Die aufsteigenden Fasern enden im ventralen Kern, die absteigenden durchziehen diesen und enden am dorsalen Kern. Das **2. Neuron der Hörbahn** beginnt an beiden Cochleariskernen und verläuft im wesentlichen auf 2 verschiedenen Wegen:

1. Die Efferenzen des ventralen Kernes kreuzen und bilden in der Mittellinie von Brücke und Medulla oblongata das *Corpus trapezoideum,* das von zahlreichen Zellansammlungen, *Nuclei ventralis*

1.2.2 Gehirn 71

und *dorsalis corporis trapezoidei,* durchsetzt ist. Die gekreuzten und wenige ungekreuzte Fasern finden Anschluß an den *Lemniscus lateralis* (s. u.)

2. Die Efferenzen vom dorsalen Cochleariskern bilden offenbar die Hauptstrecke der Hörbahn. Sie ziehen dorsal um die Pedunculi cerebellares caudales und verlaufen als *Striae acusticae dorsales* (Monakov) unter der Oberfläche der Rautengrube zur Mittellinie, kreuzen vollständig und bilden auf der Gegenseite den *Lemniscus lateralis,* der zum ipsilateralen *Colliculus caudalis* des Mittelhirndaches zieht. Auch der Lemniscus lateralis ist von aufgelockerter grauer Substanz durchsetzt, die insgesamt den *Nucleus lemnisci lateralis* bildet. Daneben sind die Reflexbahnen vorhanden, die insbesondere Anschluß an die motorischen Augenmuskelkerne, an den motorischen Trigeminus- und Facialiskern sowie zum Kleinhirn finden (Blickwendung bei akustischem Reiz, Innervation der Mittelohrmuskeln). Dafür ist insbesondere ein lateral zur Substantia reticularis gelegenes Kerngebiet verantwortlich, das als *Nucleus olivaris superior* bezeichnet wird. Von hier aus treten auch efferente Fasern in den N. vestibulocochlearis ein, die das Cortische Organ (s. S.341) erreichen und eine wichtige regulierende Aufgabe beim Hörvorgang spielen.

Es soll nochmals darauf aufmerksam gemacht werden, daß die *Striae medullares,* die die Rautengrube überqueren, **nicht** zur Hörbahn gehören, sondern Bestandteil der Großhirn-Brücken-Kleinhirnbahn sind wie u. a. die Fibrae arcuatae externae.

Zu den weiteren Kernen der Brücke gehört der *Nucleus nervi abducentis,* der als motorischer Kern in einer Reihe mit den Ursprungskernen der Hirnnerven III, IV (s. S.90) und XII (s. o.) liegt. Zusammen bilden die genannten 4 motorischen Kerne die somatomotorische Säule. Die efferenten Fasern des N.abducens durchbrechen nach ventral die Formatio reticularis, den Trapezkörper und den Lemniscus medialis. Der Facialiskern, *Nuc. nervi facialis,* liegt ventrolateral zur Formatio reticularis, unmittelbar hinter dem Nuc. dorsalis corpori trapezoidei.

Dorsal zu ihm liegt der *Tractus spinalis nervi trigemini* mit seinem gleichnamigen Kern. Der Kern erhält Fasern vom Tractus corticonuclearis der kontra- und ipsilateralen Seite sowie vom Tractus rubrospinalis (EPS). Die großen motorischen Nervenzellen bilden mit ihren efferenten Axonen die motorische Wurzel des N.facialis (VII). Diese Fasern verlaufen jedoch im unteren Abschnitt der Brücke zunächst nach dorsal, schlingen sich von medial um den Abduzens-

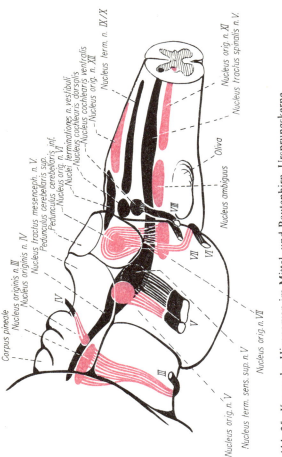

Abb. 25. Kerne der Hirnnerven im Mittel- und Rautenhirn. Ursprungskerne (Nuclei originis) rot, Endkerne (Nuclei terminationis) schwarz.

kern (s. o.), kommen in nachbarliche und damit auch funktionelle Beziehungen zum Fasciculus longitudinalis medialis und ziehen nach lateral und ventral durch die Formatio reticularis. Um den Abduzenskern entsteht so das *innere Facialisknie, Genu nervi facialis.* Am Kleinhirnbrückenwinkel verläßt der N. facialis das Rautenhirn.

Von großer funktioneller Bedeutung sind die sekretmotorischen Speichelkerne, *Nucleus salivatorius cranialis* und *Nucleus lacrimalis*, die unmittelbar vor dem Nucleus dorsalis nervi vagi liegen und in die Brücke hineinreichen. Sie geben ihre sekretorischen (viszero-motorischen-parasympathischen) Fasern an den N. facialis (VII) und den N. glossopharyngicus (IX) zu den Speicheldrüsen und zur Tränendrüse ab. Die viszero-efferenten Fasern für den Vagus stammen aus den *Nuclei dorsales nervi vagi.* Im Bereich der Brücke liegen noch die Kerngebiete des N. trigeminus (V). Der motorische Ursprungskern, *Nuc. motorius n. trigemini,* befindet sich im kranialen Abschnitt der Formatio reticularis in einer Reihe mit dem Facialiskern und dem Nucleus ambiguus (s. o.). Die sensiblen Endkerne des N. trigeminus nehmen in kranio-kaudaler Richtung ein langgezogenes Feld ein, das vom Zwischenhirn bis zum Rückenmark reicht. Kranial erreicht der *Nucleus tractus mesencephalici nervi trigemini* noch die Brücke (s. S. 90), er wird vom gleichnamigen *Tractus* begleitet. In der Brücke selbst folgt dann der *Nucleus pontinus nervi trigemini,* der sog. sensible Hauptkern des N. trigeminus. Er liegt lateral vom motorischen Kern des Nerven, zwischen diesem und dem mittleren Kleinhirnstiel. Das 2. Neuron, das hier geschaltet wird, kreuzt die Mittellinie und erreicht über den *Lemniscus medialis*[1] den Thalamus. Unmittelbar an den Hauptkern schließt sich dann der *Nucleus spinalis nervi trigemini* an, der bis in das Zervikalmark reicht und vom gleichnamigen *Tractus* begleitet wird. Er liegt ventral zum lateralen Vestibulariskern (s. o.). Der Tractus stellt eigentlich keine Bahn, sondern die absteigenden (sensiblen) Wurzeln des N. trigeminus (V) dar und leitet Schmerz- und Temperaturempfindung aus dem Kopfbereich.

Von den Fasersystemen nimmt der *Lemniscus medialis* den ventralen Anteil des Tegmentum ein, erscheint oval im Querschnitt und legt sich beiderseits der *Raphe mediana* an. Lateral wird er begrenzt vom Tractus spinothalamicus. Der *Fasciculus longitudinalis medialis* liegt der Mittellinie unmittelbar unter dem Boden der Rautengrube eng an. Er empfängt Fasern von allen Hirnnerven, besonders aber vom N. VIII.

Schließlich strahlt der *Tractus spinocerebellaris ventralis,* nachdem er dorsal von der Olive und dem sensiblen Hauptkern des N. trigeminus die Pedunculi cerebellaris cranialis erreicht hat, bogenförmig in diese ein, um das Kleinhirn zu erreichen.

---

1) Gelegentlich werden die Trigeminusfasern zu einem eigenständigen *Lemniscus trigeminalis* zusammengefaßt.

Die *Formatio reticularis* setzt sich in das Mittelhirn fort (s. S. 93) und bildet den Eigenapparat des Hirnstammes.

Kleinhirn, *Cerebellum*
(Abb. 26, 27, 28)

Tabelle 7. Einteilung des Kleinhirns

Wurm		Hemisphärenabschnitte	Lappeneinteilung
Oberwurm	Lingula Lobulus centr. Culmen	Ala lobuli centralis Lobulus quadrangularis	Lobus cranialis cerebelli (Vorderlappen)
Unterwurm	Declive Folium vermis Tuber vermis Pyramis vermis Uvula vermis Nodulus	Lobulus simplex Lobulus semilunaris cran. Lobulus semilunaris caud. Lobulus biventer Tonsilla cerebelli Flocculus	Lobus caudalis cerebelli (Mittellappen) Lobus flocculo- nodularis (Hinterlappen)

Das **Kleinhirn** wird von den Großhirnhemisphären überlagert und bedeckt seinerseits die Medulla oblongata und die Rautengrube. Es bildet den Hauptinhalt der Fossa cranii posterior und bedingt an der Hinterhauptschuppe die Fossae cerebellares. Es wiegt ca. 150g.

Bei der Betrachtung des Kleinhirns fallen am meisten die beiden halbkugeligen Seitenteile, die **Hemispheria cerebelli**, auf, die durch ein Mittelstück, den **Wurm, Vermis cerebelli**[1]), miteinander verbunden sind.

Die obere Fläche des Kleinhirns ist schwach, die untere wesentlich stärker gewölbt. Die Gesamtwölbung der unteren Fläche ist durch eine tiefe Einsenkung im Bereich des Wurmes, das Kleinhirntälchen, *Vallecula cerebelli,* unterbrochen, welches am hinteren Rande des Kleinhirns mit einem tiefen Einschnitt endet. Der vordere Rand ist wesentlich flacher gesenkt.

Die Oberfläche des Kleinhirns ist nicht glatt, sondern wird durch zahlreiche *Furchen, Fissurae cerebelli,* in eine große Anzahl schma-

---

1) Wegen seiner Ähnlichkeit mit einem Ringelwurm.

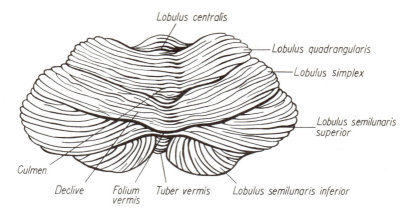

Abb. 26. Kleinhirn von oben.

ler blatt- oder streifenförmiger *Windungen, Folia cerebelli,* eingeteilt. Im Gegensatz zu den Windungen der Großhirnhemisphären ziehen die des Kleinhirns ununterbrochen auch über den Wurm hinweg, von einer Hemisphäre zur anderen. Die Furchen schneiden sehr verschieden tief ein. Durch besonders tiefe Furchen werden Wurm und Hemisphären in Windungsgruppen oder Läppchen, Lobuli cerebelli, zerlegt (Tab. 7, Abb. 26, 27).

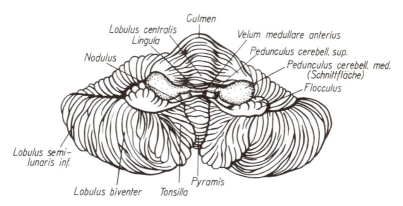

Abb. 27. Kleinhirn von vorn und unten.

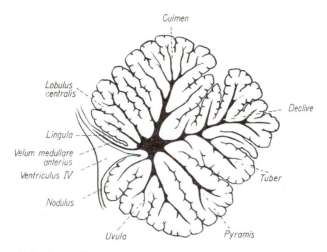

Abb. 28. Medianschnitt des Kleinhirns.

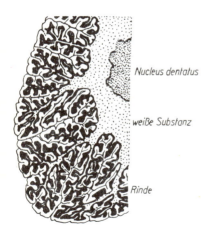

Abb. 29. Schnitt durch eine Kleinhirnhemisphäre bei schwacher Vergrößerung.

Tief einschneidende Fissuren trennen Wurm- und Hemisphärenabschnitte voneinander: So trennt die *Fissura prima* Culmen und Declive bzw. den Vorder- und Mittellappen, die *Fissura horizontalis* den Lobulus semilunaris cranialis vom caudalis und schließlich die

Fissura dorsolateralis den Mittel- und Hinterlappen (Lobus flocculonodularis).

Legt man einen Schnitt durch das Kleinhirn, so sieht man mit bloßem Auge, daß es aus *grauer* und *weißer* Substanz aufgebaut ist.

Die graue Substanz bedeckt als eine ungefähr 1 mm dicke Schicht die ganze Oberfläche des Kleinhirns mit ihren Furchen und Windungen und wird als **Rinde, Cortex cerebelli**, bezeichnet.

Die von der Rinde ganz umhüllte weiße Substanz ist das **Mark** oder **Marklager, Corpus medullare**, welches im Innern des Wurmes und der Hemisphären eine zusammenhängende Masse bildet. Von dem Marklager ziehen die Markblätter, *Laminae albae,* zu den Windungen, verästeln sich und bilden so den Unterbau für die Rinde. Die eigenartige Verästelung der Markblätter, wie sie auf Schnitten durch das Kleinhirn in Erscheinung tritt, haben die alten Anatomen Lebensbaum *Arbor vitae cerebelli,* genannt.

Das Mark setzt sich in Form der **Kleinhirnstiele, Pedunculi cerebelli**, in benachbarte Hirnteile fort. Im ganzen gibt es drei symmetrische Paare von Kleinhirnstielen.

1. Der mittlere Kleinhirnstiel, *Pedunculus cerebellaris medius,* ist der stärkste Kleinhirnstiel und liegt bei seinem Austritt aus dem Kleinhirn von allen Stielen am meisten lateral. Er verbindet das Kleinhirn mit der Brücke („Brückenarm") und enthält die Axone des 2. Neurons der mächtigen Großhirn-Brücken-Kleinhirnbahnen.

2. Der obere Kleinhirnstiel, *Pedunculus cerebellaris cranialis [superior],* ist ein plattrundlicher Strang, der das Kleinhirn am vorderen Rande, medial vom Brückenarm, verläßt. Die beiden oberen Stiele ziehen, sich gegenseitig nähernd, nach vorne und verschwinden unter der Vierhügelplatte des Mittelhirns. Zwischen ihnen ist eine dünne Platte weißer Substanz ausgespannt, das vordere Marksegel, *Velum medullare craniale (anterius),* dessen dorsale Fläche von der Lingula cerebelli bedeckt wird und so das Dach des 4. Ventrikels bildet.

Durch ihn ziehen efferente und afferente Kleinhirnbahnen von bzw. zu den verschiedenen Hirnabschnitten. Viele von ihnen kommen von den Kleinhirnkernen: Fibrae cerebellorubrales, Fibrae dentatothalamici. Zum Kleinhirn ziehen die vordere Kleinhirnseitenstrangbahn (Tractus spinocerebellaris ventralis, s. S. 48) und der Tractus tectocerebellaris vom Mittelhirn.

3. Der untere Kleinhirnstiel, *Pedunculus cerebellaris caudalis [inferior],* zieht nach dorsal-kaudal, verläßt das Kleinhirn unter rechtwinkliger Umbiegung und setzt sich in die Hinterstränge des verlän-

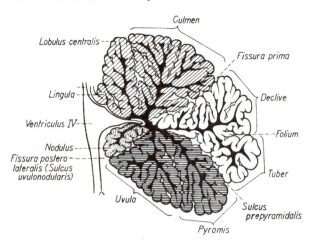

Abb. 30. Halbschematischer Medianschnitt durch das Kleinhirn. Neben den alten Bezeichnungen der Abschnitte des Wurmes ist die moderne Gliederung des Kleinhirns dargestellt: Lobus cranialis schräg schraffiert. Lobus caudalis weiß und quer schraffiert. Pars flocculonodularis punktiert.

gerten Markes fort. Dieser enthält eine Vielzahl auf- und absteigender Fasersysteme; wichtige aufsteigende davon sind: hintere Kleinhirnseitenstrangbahn (Tractus spinocerebellaris dorsalis, s. S. 48), Tractus olivocerebellaris – seine Axone enden als „Kletterfasern" (s. S. 83) in der Kleinhirnrinde, Tractus cuneocerebellaris und der Tractus vestibulocochlearis von der Area vestibularis; die efferenten Systeme sind: Fibrae cerebello-olivares und Fibrae cerebellovestibulares.

Das *Velum medullare caudale [posterius]* ist in Form zweier symmetrischer Blättchen am Nodulus angeheftet. Es besteht aus zarter weißer Substanz und Neuroglia, die nach innen vom Ependym und nach außen von der Pia mater begrenzt wird. Auf diese Weise bildet es den hinteren Anteil des Daches vom IV. Ventrikel.

Die phylogenetisch unterschiedlich auftretenden Abschnitte des Kleinhirns haben nicht nur vergleichend-anatomische, sondern auch funktionelle und klinische Bedeutung. So gehören die Lingula und der Lobus flocculonodularis zum stammesgeschichtlich ältesten Teil: *Archaeocerebellum.* Es dient vorwiegend dem vestibulären System *„Vestibulocerebellum").* Lobus centralis, Culmen, Ala lobuli centralis, Lobulus quadrangularis sowie Pyramis und Uvula gehören zum *Palaeocerebellum*. Es ist vorwiegend der spinozerebellaren Verbindung zugeordnet *("Spinocerebellum")*. Alle übrigen Abschnitte gehören zum *Neocerebellum*. Es ist beim Menschen am mächtigsten ausgebaut und dient insbesondere den kortikopontozerebellaren Verbindungen *("Ponto-* und *Tectocerebellum").* Die entwicklungsphysiologischen Beziehungen zur mächtigen Entwicklung des Neopalliums des Großhirns sind unverkennbar.

Graue Substanz – Kleinhirnrinde

Sie wird durch zwei Anteile repräsentiert; oberflächlich als Rinde und intrazerebellar als Kerne.

Cortex cerebelli (Abb. 29)
Bestechend ist die geometrische Anordnung der Rindenstrukturen sowohl parallel zur Oberfläche als auch zu den Längs- und Querachsen der Folia. Wir finden in der Rinde die Neurone in spezifischer Form und Anordnung, die Endigungen der afferenten Moos- und Kletterfasern, spezialisierte Neurogliazellen und Blutgefäße. Von außen nach innen werden an ihr 3 Schichten unterschieden:

1. *Molekularschicht , Stratum moleculare* [plexiforme]
2. *Schicht der Purkinjezellen, Stratum neuronorum piriformium* [Stratum gangliosum]
3. *Körnerschicht, Stratum granulosum.*

Das synaptische Verschaltungssystem der Neurone in der Kleinhirnrinde ist sehr kompliziert. Prinzipiell müssen wir zwischen dem Erregungseingang (Afferenz, *"input"*) und dem -ausgang (Efferenz, *"output"*) unterscheiden. Das zentrale Neuron ist die Purkinjezelle, deren Neurit den *"output"* bildet und die entscheidende Rolle bei der „motorischen Kontrolle" von Hirnstamm und Großhirn übernimmt. Die dazu erforderlichen Impulse erreichen die Purkinjezellen *("input")* entweder direkt über die Kletterfasern (Fibrae olivocerebellares) oder indirekt über Interneurone (Körnerzellen) von den Moosfasern (alle Afferenzen mit Ausnahme der Kletterfasern).

MIKRO
Um die funktionelle Verschaltung der Neurone zu begreifen, ist es notwendig, ihre Struktur zu kennen (Abb. 31).

Die *Purkinjezellen (Neurocyti piriformium)* sind morphologisch unverwechselbar charakterisiert und kommen nur im Kleinhirn der Vertebraten vor. Sie besitzen einen abgeflachten, flaschenförmigen Zellkörper (Perikaryon), dessen Breitseite parallel zur Längsachse eines Foliums liegt. Sie liegen in der mittleren Rindenschicht und in einem sich wiederholenden symmetrischen Abstand von ca. 50 × 75 µm voneinander entfernt. Das Perikaryon ist 50–70 µm hoch und 30–35 µm breit und gibt an seinem Hals einen kräftigen Dendritenstamm ab, der sich bald in zwei Hauptdendriten, die zunächst in einer Ebene parallel zur Oberfläche und der Längsachse des Foliums auseinanderstreben, dann aber zahlreiche Sekundär- und Tertiärdendriten, die wiederum viele Äste haben, senkrecht zur Rindenoberfläche abgeben. Mit ihren Dendriten erhält die Zelle das Aussehen eines Spalierbäumchens. Die Oberfläche des Anfangsteils des Dendritenbaumes ist glatt, die Tertiärdendriten und ihre Äste tragen jedoch kurze und dicke (dornenartige) Fortsätze – dendritische *Spines,* die die synaptischen Verbindungen der Parallelfasern von den Körnerzellen zur Purkinje-Zelle herstellen (s. u.). Ca. 45 *Spines* wurden auf 10 µm Länge eines Dendriten gezählt, d. h. jede Purkinjezelle bildet an 180000 *Spines* den Kontakt zu den vielen Körnerzellen aus. Weitere synaptische Kontakte werden durch die Aufzweigungen der Kletterfasern formiert, die an den glatten Dendritenabschnitten zwischen den *Spines* enden. Auch diese Verbindungen gehen in die Hunderte und Tausende, obwohl eine Kletterfaser streng nur einer Purkinjezelle zugeordnet ist. An ihrer Basis gibt die Purkinjezelle ihren Neuriten ab, der durch das Stratum granulare in die weiße Substanz übergeht. Der erste Abschnitt des Axon (sog. Preaxon, ca. 30 µm) bildet zahlreiche axo-axonale Synapsen mit den Korbzellen. Danach erhalten die Axone eine Mark-

---

Abb. 31. Schematische Darstellung der neuronalen Verschaltung in der Kleinhirnrinde.
  I Stratum moleculare,
  II Stratum granulosum,
  III Kleinhirnmark,
N.c. Kleinhirnkerne,
Ol. Nuc. olivaris caud. der Medulla oblongata;
Afferenzen: 1 Moosfasersystem und 2 Kletterfasern,
G Glomeruli cerebelli,
3 Körnerzellen mit den Parallelfasern im Stratum moleculare,
4 Golgizelle,
5 Korbzelle,
6 Sternzelle,
7 Purkinjezelle mit ihrem Neuriten (8) als Kleinhirnefferenz.

scheide. Die Fasern werden entweder in den Kleinhirnkernen unterbrochen oder erreichen direkt die Vestibulariskerne. Im Bereich des glatten primären und sekundären Dendriten entstehen noch synap-

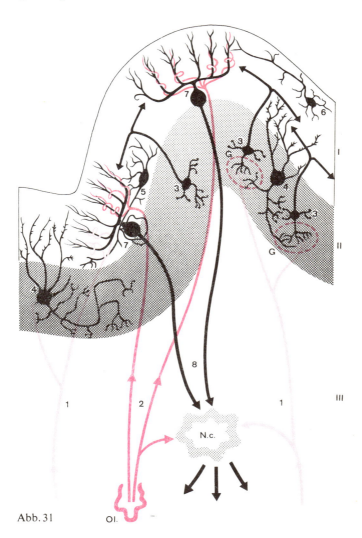

Abb. 31

tische Verbindungen von den äußeren Sternzellen und den Kollateralen der Korbzellen (s. u.).

Im Stratum granulosum der Rinde liegt eine ungeheure Zahl (7 Mio je mm^3) von *Körnerzellen,* deren sphärisches Perikaryon ca. 10 µm im Durchmesser mißt und dessen Kern-Plasma-Relation zugunsten des Kernes verschoben ist. Jede Zelle gibt 3 bis 5 Dendriten von ca. 10–30 µm Länge ab, die sich häufig noch aufzweigen und am Ende eine klauenförmige Aufspaltung erkennen lassen. Hier enden die Moosfasern und andere Afferenzen, die die Glomerula cerebelli (s. u.) erreichen, synaptisch. Das dünne Axon der Körnerzellen steigt in das Stratum moleculare auf und teilt sich hier T-förmig auf. Die 2–3 mm langen Aufzweigungen ziehen parallel zur Längsachse des Folium als sog. *Parallelfasern* zwischen den Purkinje-Dendriten. Die synaptischen Kontakte zwischen den Parallelfasern und den *Spines* haben wir schon oben genannt. Es wurde gefunden, daß 200 000 bis 300 000 Parallelfasern den Dendritenbaum einer Purkinjezelle durchqueren und mit ihr synaptisch verbunden sind.

In der tieferen Hälfte des Stratum moleculare finden wir sternförmige Zellen – *Korbzellen* – deren Dendriten reichlich verzweigt zur Rindenoberfläche aufsteigen. Sie tragen längliche, dünne *Spines* und nehmen synaptische Kontakte von den Parallelfasern (axo-dendritische Synapsen) auf. Axo-somatische Synapsen am Perikaryon werden durch Kollateralen der Kletterfasern und rekurrente Axone der Purkinjezellen gebildet. Die Axone der Korbzellen verlaufen an der Grenze zwischen dem Stratum moleculare und ganglionare quer zur Foliumachse. Sie können etwa 1 mm lang werden und erreichen zahlreiche Purkinjezellen. In Höhe der Purkinjezellen geben sie Kollateralen ab, die mit entsprechenden Abzweigungen der Nachbarzellen einen *Faserkorb* um das Perikaryon einer jeden Purkinjezelle bilden. Synapsen zwischen den Korb- und Purkinjezellen werden jedoch nur im „Preaxon" (s. o.) ausgebildet.

Im oberflächlichen Anteil des Stratum moleculare finden wir die *äußeren Körnerzellen.* Sie sind den Korbzellen in Form und Funktion vergleichbar, besitzen jedoch einen geringer verzweigten Dendritenbaum. Große sternförmige Zellen finden wir noch im oberflächlichen Bereich des Stratum granulosum, die *Golgizellen.* Sie besitzen zahlreiche lange Dendriten, die radiär angeordnet sind, von denen die das Stratum moleculare erreichenden sich verzweigen und zarte *Spines* tragen. Ihre Impulse erhalten die Golgizellen vorwiegend über axo-dendritische Synapsen aus den Parallelfasern. Das Axon entspringt der Basis des Zellkörpers und verzweigt sich vielfach im tiefen Bereich der Rindenschicht. Die synaptischen Endigungen sind klauenförmig aufgezweigt und stellen den Kontakt zu den Körnerzellen dar (s. auch Glomeruli cerebelli).

Die afferenten **Kletterfasern** erreichen vom Hirnstamm *(Tractus olivocerebellaris)* unverzweigt das Stratum moleculare der Rinde und teilen sich hier baumförmig auf, um die Dendriten der Purkinjezellen zu erreichen. Die entsprechenden axo-dendritischen Synapsen befinden sich immer am *spine*freien Bereich. Kollateralen der Kletterfasern erreichen die Dendriten oder Perikarya von Golgi-, Korb- oder äußeren Sternzellen.

Die **Moosfasern** leiten alle Afferenzen zur Kleinhirnrinde, die nicht von der Olive kommen. Schon in der weißen Substanz geben sie reichlich Kollateralen ab, die die verschiedenen Kleinhirnwindungen erreichen. Im Stratum granulosum der Rinde verzweigen sich die Äste erneut, um sich schließlich in zahlreiche rechenartige synaptische Endigungen aufzuspalten *(Moosfaserrosetten),* die das *Zentrum* der *Glomeruli cerebelli* bilden.

Die **Glomeruli cerebelli** (Parenchyminseln, früher auch wegen der besonderen Anfärbbarkeit „Eosinkörper" genannt), liegen zwischen den gruppenweise angeordneten Körnerzellen. Ihr Zentrum wird von der „Moosfaserrosette" dargestellt, deren Terminale die Impulse über Synapsen an die Dendriten der Körnerzellen und der Golgizellen abgeben. Die hier ebenfalls konzentrierten klauenförmigen synaptischen Endigungen der Axone der Golgizellen verbinden sich mit den Dendriten der kleinen Körnerzellen. Es handelt sich um axo-dendritische Synapsen. Das Ganze ist von Gliagewebe eingeschlossen.

Die **funktionellen Beziehungen der Kleinhirnrindenneurone** können wir nach unserem heutigen Erkenntnisstand wie folgt zusammenfassen: Alle Afferenzen gelangen letzten Endes zu den Purkinjezellen, aber auf zwei verschiedenen Wegen, einem direkten und indirekten. Der direkte Weg führt über die Kletterfasern zu den Purkinjezellen. Indirekt laufen die Impulse über die Moosfasern zu den Körner- und Golgizellen (s. Glomeruli) und von dort über die Parallelfasern der Körnerzellen unmittelbar oder auf einem weiteren Umwege über die Korb- und äußeren Sternzellen zu den Purkinjezellen. Kletter- und Moosfasern sowie die Körnerzellen führen erregende, Golgi-, Korb- und Sternzellen dagegen hemmende Impulse.

Die efferenten Axone der Purkinjezellen gehören zum inhibitorischen System. Eine somatotopische Gliederung ist auch im Kleinhirn in Tierversuchen nachgewiesen worden.

Kleinhirnkerne

Jede Kleinhirnhälfte beherbergt in ihrer weißen oder Marksubstanz vier Kerne, die sich durch ihre graue Farbe deutlich abheben:

1. den Dachkern, *Nucleus fastigii* (Archaeocerebellum)
2. den Zahnkern, *Nucleus dentatus* (Neocerebellum)
3. den Pfropfkern, *Nucleus emboliformis* ⎫ (Palaeocere-
4. den Kugelkern, *Nucleus globosus* ⎭ bellum)

Der Nucleus dentatus ist der größte und bekannteste Kleinhirnkern. Man kann ihn mit einem etwas geöffneten und gefalteten Beutel vergleichen. Die Wand des Beutels ist ein dünnes, mit bloßem Auge leicht erkennbares Blatt grauer Substanz. Seine Öffnung heißt *Hilum nuclei dentati* und ist dem oberen Kleinhirnstiel zugewandt, der auch seine efferenten Fasern aufnimmt.

Weiße Substanz – Kleinhirnmark

Die im **Kleinhirnmark** (weiße Substanz) vorhandenen markscheidenhaltigen Fasern kann man nach ihrer Funktion bzw. ihrem Verlauf in Assoziations- und Projektionsfasern unterteilen.

Die *Assoziationsfasern, Fibrae arcuatae,* ziehen bogen- oder U-förmig entweder von einer Windung zur benachbarten Windung (kurze Assoziationsfasern) oder girlandenartig zu mehr oder minder voneinander entfernten Windungen (lange Assoziationsfasern). Bogen- und Girlandenfasern verbinden verschiedene Abschnitte ein und derselben Kleinhirnhemisphäre. Verschiedene *Kommissurensysteme* lassen sich ebenfalls nachweisen.

Die *Projektionsfasern* dienen der Fernleitung und verbinden das Kleinhirn mit dem Rückenmark und bestimmten Abschnitten des Gehirns. Sie bauen die Kleinhirnstiele, Pedunculi cerebelli, auf (s. S. 77).

Kleinhirnbahnen

Ihre Darstellung kann hier nur summarisch erfolgen. Für das Verständnis der Kleinhirnfunktionen ist das ausreichend, da diese ohnehin komplex ablaufen. Bei der Analyse der Kleinhirnstiele sind die wichtigsten Fasersysteme bezeichnet worden, die das Kleinhirn erreichen bzw. verlassen. Die Afferenzen stammen hauptsächlich aus den Organen der Tiefensensibilität (Tractus spinocerebellaris ventralis und dorsalis) und des Gleichgewichts (Tractus vestibulocerebellaris) und sind doppelläufig vermittels verschiedener Zwischenstationen mit der Großhirnrinde verbunden (Großhirn-Brücken-Kleinhirnbahnen). Wie schon angedeutet, enden die Gleichgewichtsbahnen vornehmlich im Archaeocerebellum (Nodulus, Lobus flocculonodularis), die Rückenmarkbahnen im Palaeocerebellum (Lobulus centralis, Culmen, angrenzende Hemisphärenabschnitte, Pyramide und Uvula) und die phylogenetisch neueren Bahnen (Großhirn-Brücken-Kleinhirnbahnen, Tractus olivocerebellaris) insbesondere in den Hemisphären des Neocerebellum.

Die Efferenzen sind die Neuriten der Purkinjezellen und ziehen als kortikonukleäre Fasern größtenteils zu den Kleinhirnkernen. Einige Fasern ziehen direkt zu den Vestibulariskernen (Tractus cerebellovestibularis). Von den Kleinhirnkernen ziehen die Fasern als 2. Neuron über den Pedunculus cerebellaris cranialis zum Nucleus ruber des Mittelhirns und in die Formatio reticularis. Von hier aus erfolgt eine weitere Verbindung zum Thalamus und zur Großhirnrinde sowie als Tractus reticulospinalis bzw. vestibulospinalis zum Rückenmark. Letztere stellen die koordinative Verbindung zum motorischen Apparat von Hirnstamm und Rückenmark her.

Funktionelle Bedeutung des Kleinhirns

Das Kleinhirn steht im Dienste der normalen Motorik. Es ist kein über-, sondern ein bei- oder nebengeordnetes motorisches Zentrum, welches alle ihm zuströmenden Erregungen verarbeitet. Aus dem Vergleich von „Vor- und Rückinformation" über die Bewegungsabläufe koordiniert es ständig Ausmaß, Kraft, Geschwindigkeit und den geordneten zeitlichen Ablauf der Bewegung. Es beeinflußt die Aufrechterhaltung des normalen Muskeltonus. Zusammen mit dem Großhirn ist es in den Regelkreis der gesamten Motorik (EPS) eingebaut und übt darin eine wichtige Kontrollfunktion aus (reziproke zerebrozerebellare Information und Signalgebung). Bei der Regulation des Gleichgewichts- und Raumsinnes hat es eine zentrale Stellung und hat damit eine große Bedeutung beim komplexen Reflexgeschehen für aufrechte Haltung und koordinierte, zielgerichtete Bewegung. Verschiedene Aufgaben werden in unterschiedlichen Kleinhirnabschnitten bevorzugt wahrgenommen:
Lobus cranialis und hinterer Abschnitt des Lobus caudalis: statisch-kinetische Koordination. Vorderer Abschnitt des Lobus medius: kinetische Koordination. Lobus flocculonodularis: Gleichgewichtsregulation.

Vorderer Abschnitt des Lobus medius: kinetische Koordination. Lobus flocculonodularis: Gleichgewichtsregulation.

Schädigungen oder Erkrankungen des Kleinhirns führen in erster Linie zu Koordinationsstörungen: Dyssynergie. Die anatomischen Bewegungsabläufe sind gestört.

Weitere Symptome:

Dysmetrie: Ausmaß und zeitlicher Ablauf der Bewegung sind falsch.

Ataxie: Der Muskelsynergismus ist gestört – der Gang wird unsicher und schwankend.

Intentionstremor: Tremor bei der Bewegung und Abweichungen bei gezielten Bewegungen.

Dysdiadochokinese: Alternierende Bewegungsabläufe können nicht flüssig ausgeführt werden.

Skandierende Sprache, vestibulärer Nystagmus.

Dysequilibrium: Gleichgewichtsstörungen mit Neigung zur Fallsucht, gelegentlich als Folge eines Nachlassens der Muskelspannung.

1.2.2.2 Mittelhirn, *Mesencephalon*

Das Mittelhirn ist der kleinste Hirnabschnitt und aus dem im Wachstum zurückgebliebenen mittleren Hirnbläschen entstanden. Es stellt den Übergang vom Rhomb- zum Prosencephalon her und liegt in der Incisura tentorii des Kleinhirnzeltes. Dorsal reicht es vom unteren Rand der Vierhügelplatte bis zur Wurzel des Corpus pineale, ventral vom vorderen Rand der Brücke bis zum kaudalen Rand der Corpora mamillaria. An der Grenze von Mittel- und Zwischenhirn ist die Längsachse des Gehirns fast rechtwinklig abgeknickt (s. Abb. 17).

Das Mittelhirn besteht aus drei übereinanderliegenden Stockwerken, einem dorsalen, mittleren und ventralen, wie ein Querschnitt am besten erkennen läßt (s. Abb. 32).

Das *dorsale* Stockwerk ist das Dach mit der Vierhügelplatte, **Tectum mesencephali**, das *mittlere* die Haube, **Tegmentum mesencephali**, und das *ventrale* Stockwerk wird von den beiden Großhirnschenkeln, **Crura cerebri**, gebildet.

Haube und Großhirnschenkel werden zu je einem rechten und linken *Hirnstiel, Pedunculus cerebri*, zusammengefaßt. Das *Crus cerebri [Basis pedunculi cerebralis]* bildet die *Pars ventralis*, das *Tegmentum* die *Pars dorsalis pedunculi cerebri*.

Das Mittelhirn wird von einem Längskanal, dem *Aquaeductus*

1.2.2 Gehirn

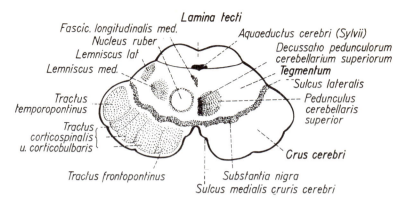

Abb. 32. Querschnitt des Mittelhirns (schematisiert).

mesencephali [*cerebri* (Sylvii)], durchzogen, der den 3. Ventrikel des Zwischenhirns mit dem 4. Ventrikel des Rautenhirns verbindet.

Großhirnschenkel, *Basis pedunculi cerebri [Crura cerebri]*

Die **Hirnschenkel** sind der mächtigste Bestandteil des Mittelhirns. Sie treten aus der Brücke hervor und ziehen wie zwei leicht gespreizte Schenkel nach vorne und oben bis zum Tractus opticus, wo sie sich dem Blick entziehen. Dorsal von ihnen liegt das Tegmentum, welches von ihnen durch eine mit bloßem Auge leicht sichtbare Platte von schwarzbrauner Substanz, der *Substantia nigra*, geschieden ist. Äußerlich wird die Grenze zwischen Hirnschenkeln und Haube durch Furchen angegeben, auf der lateralen Fläche durch den *Sulcus lateralis mesencephali*, medial durch den *Sulcus oculomotorius [medialis cruris cerebri]* — aus letzterem entspringt der N. oculomotorius (III).

Zwischen den beiden Hirnschenkeln liegt eine deutliche Vertiefung, die *Fossa interpeduncularis*, deren Boden zum Teil von Gefäßen durchlöchert ist: *Substantia perforata interpeduncularis [posterior]*.

88   1.2 Zentralnervensystem

Haube, *Tegmentum mesencephali [Pars dorsalis pedunculi cerebri]*

Die **Mittelhirnhaube** wird dorsal von der Vierhügelplatte, ventral von den Hirnschenkeln bis auf die Gegend der Fossa interpeduncularis bedeckt. Nur ihre lateralen Flächen liegen in größerer Ausdehnung frei. Hier liegt zwischen dem Sulcus lateralis, dem Pedunculus cerebellaris cranialis und dem Brachium colliculi caudalis jederseits das Schleifendreieck, *Trigonum lemnisci,* so genannt, weil hier die laterale Schleifenbahn (Lemniscus lateralis – Hörbahn, s. S. 70), der laterale Abschnitt der medialen Schleifenbahn (Lemniscus medialis) und die „Schmerzbahn" (s. S. 46) dicht unter der Oberfläche liegen. Letztere kann hier bei Schmerzen, die kausal nicht beherrscht werden können, neurochirurgisch unterbrochen werden. Die Mittelhirnhaube setzt das Tegmentum rhombencephali fort.

Mittelhirndach, *Tectum mesencephali*

Dieser dorsale Abschnitt des Mittelhirns besteht aus der *Vierhügelplatte (Lamina tecti)* und den Bindearmen der Hügel. Durch eine Längs- und eine Querfurche wird die Lamina tecti in 4 Felder geteilt, von denen jedes eine halbkugelige Erhebung trägt (Lamina quadrigemina). Das obere Hügelpaar, *Colliculi craniales [superiores],* ist flach, aber umfangreicher. Auf und zwischen diesen beiden Hügeln liegt das Corpus pineale des Zwischenhirns. Das untere Hügelpaar, *Colliculi caudales [inferiores],* ist kleiner, aber stärker gewölbt[1]). Von jedem der 4 Hügel geht seitlich ein rundlicher Strang wie ein Arm aus und zieht vor- und seitwärts zu den Kniehöckern im Gebiet des Zwischenhirns (Metathalamus). Der obere Arm, *Brachium colliculi cranialis [superioris (optici)],* ist ein weißer, gegen 2 mm breiter Strang, der in die Gegend des lateralen Kniehöckers (s. S. 108) zieht. Er führt die Bahnen für den Pupillenreflex (s. S. 315).

Der untere Arm, *Brachium colliculi caudalis [inferioris (acustici)],* ist breiter, flacher und kürzer und verschwindet unter dem medialen Kniehöcker, dem er Fasern der Hörbahn zuführt (s. S. 108).

Zwischen dem Colliculus caudalis und dem Velum medullare craniale tritt der N. trochlearis (IV) aus, der als einziger Hirnnerv dor-

---

1) Die alten Anatomen, die offenbar ihre Benennung am Gehirn gern der Sexualsphäre entnahmen (z. B. Corpus pineale = *Penis cerebri*), nannten das vordere Vierhügelpaar die Hinterbacken *(Nates),* das hintere die Hoden *(Testes)* des Gehirns.

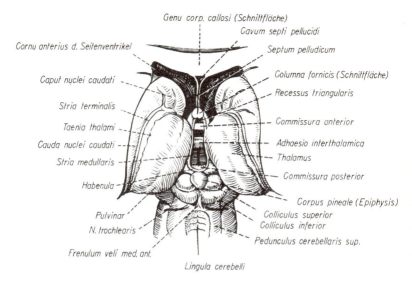

Abb. 33. Mittel- und Zwischenhirn von oben.

sal entspringt und sich bogenförmig um den Hirnstiel herumwindet und oberhalb der Brücke an der Hirnbasis erscheint.

Innere Struktur des Mittelhirns

Auf einem **Querschnitt** deutlich erkennbar, wird durch eine auffällig dunkel pigmentierte Platte, die *Substantia nigra,* jeder Pedunculus cerebri in die Pars ventralis (Crus cerebri) und in die Pars dorsalis (Tegmentum mesencephali) unterteilt. Das *Crus cerebri (Großhirnschenkel, Pars ventralis pedunculi cerebri)* erscheint im Querschnitt halbmondförmig und enthält absteigende mesencephale Bahnen. Sie lassen eine funktionelle und in sich eine somatotopische Gliederung erkennen. Von medial nach lateral finden wir die *Fibrae (Tractus) frontopontinae,* die *Fibrae corticospinales* (Pyramidenbahn) und *corticonucleares* sowie *Fibrae parieto-* und *occipitopontinae.*

Die **Substantia nigra** ist eine halbmondförmige graue Hirnplatte, die zwischen Hirnschenkel und Haube die ganze Mittelhirnlänge einnimmt und kranial bis in das Zwischenhirn reicht. Der kompakte dorsale Abschnitt enthält durch Melanin stark pigmentierte, der ventrale retikuläre Abschnitt teils pigmentierte, teils unpigmentierte multipolare Nervenzellen. Der ventrale Teil reicht in die subthalamische Region und hat Verbindungen zum Globus pallidus. Doppelläufige Kontakte sind zum Großhirn, zu den Basalganglien (Striatum) und zur Formatio reticularis bekannt. Kollateralen aus den aufsteigenden sensiblen Bahnen enden in der Substantia nigra. Sie gibt schließlich efferente Fasern zum Nucleus ruber ab, die sich auch absteigenden Systemen des Hirnstammes anschließen. Diese mannigfachen Beziehungen stehen im Dienste des extrapyramidalen Systems (EPS).

Nachgewiesene Verbindungen zwischen dem Hypothalamus und der Substantia nigra sind im Rahmen der vegetativen Regulation noch wenig erforscht.

Das *Tegmentum mesencephali (Mittelhirnhaube, Pars dorsalis pedunculi cerebri)* setzt ohne innere scharfe Grenze das Tegmentum rhombencephali fort. Es breitet sich zwischen der Substantia nigra und der Ebene durch den Aquaeductus mesencephali aus. Viele bereits beschriebene Elemente des Rautenhirns finden hier ihre Fortsetzung bzw. nehmen hier ihren Anfang oder benutzen den Mittelhirnabschnitt als Transitstrecke. Die graue Substanz formiert die Substantia grisea centralis um den Aquaeductus, die verstreuten Kerne der Formatio reticularis, den Nucleus ruber und Hirnnervenkerne.

Der motorische Ursprungskern des N. trochlearis (IV) *(Nuc. nervi trochlearis)* befindet sich in Höhe des unteren Hügelpaares ventral im zentralen Höhlengrau, nahe der Mittellinie und setzt nach oben den Nucleus abducens (VI) und hypoglossus (XII) fort und liegt dorsal dem Fasciculus longitudinalis medialis auf. Seine efferenten Fasern umschlingen lateral und dorsal den Aquaeductus mesencephali, kreuzen im Tectum und verlassen dorsal das Mittelhirn wie oben beschrieben. Der *Nucleus tractus mesencephalici nervi trigemini (V)* beginnt bereits in der Brücke und reicht bis in die Höhe des oberen Hügelpaares, begleitet vom gleichnamigen *Tractus*. Er gehört zu den sensiblen Endkernen des N. trigeminus (V) und liegt zu beiden Seiten der Substantia grisea centralis.

Das Kerngebiet des N. oculomotorius (III) liegt in Fortsetzung des Nucleus nervi trochlearis im ventralen Bereich des zentralen Höhlengraues in Höhe des oberen Hügelpaares. Der motorische *Nuc. nervi oculomotorii* besteht aus mehreren Kerngruppen mit großzelligen Neuronen. Weit medial in dieser Zellgruppe liegt der *Nucleus oculomotorius accessorius (Westphal-Edingerscher Kern).* Er ist kleinzellig und Ursprung des parasympathischen Anteils des Nerven. Die efferenten Fasern des N. oculomotorius ziehen nach ventral, durchsetzen den Nucleus ruber und die Substantia nigra, um in der Fossa interpeduncularis sichtbar zu werden.

Der größte Kern des Mittelhirns liegt zentral im Tegmentum und wird wegen seines rötlichen Schimmers im Frischzustand (Einlagerung organischer Eisenverbindungen in den Perikarya) als *Nucleus ruber* bezeichnet. Der rote Kern ist walzenförmig, etwa 5 mm im Durchmesser und reicht von der Höhe des unteren Hügelpaares bis in das Zwischenhirn. An ihm lassen sich eine Pars magnocellularis im unteren Abschnitt und eine Pars parvocellularis mit Zellen unterschiedlicher Form und Größe unterscheiden. Die magnozellulären Elemente scheinen phylogenetisch älter zu sein.

Seine Verbindungen sind sehr mannigfaltig. Viele sind doppelläufig, gekreuzt oder ungekreuzt. Afferenzen stammen aus Großhirn (Fibrae corticorubrales), von den Basalganglien, aus dem Zwischenhirn und vom Kleinhirn. Letztere erreichen insbesondere vom Nucleus dentatus das Mittelhirn – in der Regel gekreuzt – über die Pedunculi cerebellares craniales. Schließlich werden Verbindungen direkt oder über Kollateralen aus der Regio vestibularis und den sensiblen Bahnen (z. B. Lemniscus medialis) an den Nucleus ruber herangeführt. Die Efferenzen sind nicht einheitlich, scheinen auch Fasern von Kernen der Formatio reticularis und des Tectum zu übernehmen. Bedeutungsvoll ist der Tractus rubrospinalis (Monakowsches Bündel), dessen Fasern in der ventralen Haubenkreuzung (ventraler Teil der Decussatio tegmenti – Forelsche Kreuzung) zur Gegenseite kreuzen, später im Seitenstrang des Rückenmarkes verlaufen und im Vorderhorn (γ-Motoneurone) enden. Weitere Fasern, die vorwiegend aus dem neueren Kernabschnitt stammen, schließen sich der zentralen Haubenbahn (s. u.) an und erreichen den Nucleus olivaris caudalis. Die Olive wird auch über Fasern, die zur Formatio reticularis (Fasciculi rubroreticulares) ziehen, erreicht, so daß der Nucleus ruber auch über den Tractus olivospinalis und Tractus reticulospinalis mit dem Rückenmark in Verbindung steht. Die genannten Verbindungen weisen den Nucleus ruber als *Koordinationszentrum im extrapyramidal-motorischen System (EPS)* aus. Seine funktionellen doppelläufigen Beziehungen zu subkortikalen Zentren (Basalganglien, Zwischenhirn), Kleinhirn, Vestibularisgebiet und Rückenmark dienen der Regulation motorischer Bewegungsabläufe.

Die Kerne der Formatio reticularis werden gesondert beschrieben (s. S. 93). Die weiße Substanz, vom grauen Kerngebiet reichlich durchsetzt, enthält Faserbündel, die im Bereich des Tegmentum auslaufen oder sich dort formieren.

Der *Lemniscus medialis (Tractus bulbothalamicus)* liegt lateral und dorsal von der Substantia nigra und im kranialen Bereich des Mittelhirns der Oberfläche angelagert. Der *Lemniscus lateralis* (Hörbahn) liegt vom vorherigen noch weiter dorsal unter der Oberfläche (s. Trigonum lemnisci). Seine Fasern ziehen zum Colliculus caudalis und in das Brachium colliculi caudalis, um den medialen Kniehökker zu erreichen.

Dorsolateral zur Substantia nigra verläuft auch der *Tractus spinothalamicus lateralis (Lemniscus spinalis)*.

Die oberen Kleinhirnstiele, die dorsolateral das Tegmentum betreten, ziehen ventromedial zur Raphe medialis. Die unterschiedlichen Fasertypen kreuzen hier zur Gegenseite *(Decussatio pedunculorum cerebellarium cranialium)*. Die Fasern aszendieren zum Thalamus und zum Großhirn bzw. deszendieren in die Formatio reticularis, Pons und Medulla oblongata (s. auch S. 77 – Bestandteile des Pedunculus cerebellaris cranialis), nachdem sie reichlich Kollateralen zum Nucleus ruber abgegeben haben.

Die schon oben erwähnten Tractus tectospinalis und tectobulbaris beteiligen sich durch Kreuzung ihrer Fasern an der Bildung der *Decussatio tegmenti* (speziell des dorsalen Teils – der Meynertschen Kreuzung), die wir schon beim Tractus rubrospinalis erwähnten. Eine wichtige Längsverbindung zwischen den motorischen Hirnnervenkernen und dem Vestibularissystem ist das mediale Längsbündel, *Fasciculus longitudinalis medialis*. Es reicht vom Nucleus interstitialis (Cajal) der Seitenwand des III. Ventrikels bis in den Vorderstrang des Halsmarkes. In der Medulla oblongata liegt es dicht unter dem Boden der Rautengrube und hat wie auch im Mittelhirn topographische Beziehungen zum zentralen Höhlengrau. Der Fasciculus longitudinalis medialis ist eine **Reflexbahn** (z. B. Koordination der Augenmuskelmotorik mit der Funktion des Gleichgewichtsapparates). Der *Fasciculus longitudinalis dorsalis* ist mit dem zentralen Höhlengrau topographisch und funktionell verbunden. Er verbindet den Hypothalamus mit den parasympathischen und sekretorischen Kernen des Hirnstammes.

Die *zentrale Haubenbahn (Tractus tegmentalis centralis)* ist eine extrapyramidal-motorische Bahn, die in mehreren Abschnitten des Hirnstammes nachweisbar ist. Sie führt efferente Fasern vom Pallidum, Nucleus ruber und von der Formatio reticularis zum Nucleus olivaris caudalis.

Tectum mesencephali (Mittelhirndach): Die Colliculi der Lamina tecti sind funktionellen Systemen zugeordnet, wobei zu beachten ist, daß sie als Reflexzentren Beziehungen zu weiteren Systemen besitzen (z. B. zum EPS). Die *Colliculi caudales* sind dem Hörsystem zugeordnet. Ihr Hauptkern empfängt Fasern vom Lemniscus lateralis und schaltet sie auf ein weiteres Neuron um. Viele Fasern der Hörbahn durchsetzen den Kern ohne Unterbrechung. Über das Brachium colliculi caudalis erreichen alle Fasern das Corpus geniculatum mediale des Metathalamus und strahlen von dort zum Großhirn (Hörstrahlung). Verbindungen zum Hirnstamm und Rückenmark sind gering und erreichen den Tractus tectospinalis und Fasciculus longitudinalis medialis über das obere Hügelpaar. Die graue Substanz im oberen Hügelpaar, *Colliculi craniales,* ist nicht zum Kern, sondern schichtenweise angeordnet. Die 7 beschriebenen *Schichten* grauer und weißer Substanz zeigen bei Säugetieren eine der Hirnrinde vergleichbare Struktur: Stratum zonale, cinereum, opticum, lemnisci griseum medium, album medium, griseum profundum, album profundum. Die Neurone der jeweiligen Schichten haben spezifische Funktionen zu erfüllen, die z. T. gut erforscht sind. Die Afferenzen zum Colliculus cranialis kommen nicht nur von der Retina, sondern auch vom Rückenmark (Impulse der Hautsinnesorgane), von der Okzipitalrinde und vom unteren Hügelpaar. Seine Optikusfasern erhält der Colliculus über das Brachium colliculi cranialis vom lateralen Kniehöcker des Metathalamus. Die Efferenzen ziehen zur Retina und zu vielen Kernen des Hirnstammes und des Rückenmarkes (z. B. zum Nuc. n. oculomotorii, zu den Tractus tectospinalis, tectobulbaris, tectotegmentalis) und erreichen auch die übrigen Augenmuskelnervenkerne (weitere Einzelheiten s. Sehbahn, S. 110).

Zarte graue Substanz bildet kranial vom oberen Hügelpaar und dorsolateral von der Commissura epithalamica [posterior] (s. u.), also schon an der Grenze zwischen dem Mittel- und Zwischenhirn, einen Kern, den *Nucleus pretectalis,* der im Dienste des optischen Reflexsystems und der vegetativen Funktion steht.

Formatio reticularis

Dieses mächtige Schalt- und Bahngefüge breitet sich im Tegmentum rhombencephali und mesencephali aus. Die Formatio reticularis liegt den motorischen Hirnnervenkernen basal an und besteht aus einer Vielzahl verstreut liegender kleiner Kerne oder vereinzelter neuronaler Perikarya und deren mannigfachen Faserverbindungen. Die Gesamtheit der Kerne im Mittelhirn wird als *Nuclei tegmenti* bezeichnet (früher Nuc. motorius tegmenti – motorischer Haubenkern). Zu den größten Kernen im weiteren Sinne werden der Nucleus olivaris caudalis, Nucleus vestibularis lateralis und der Nucleus ruber gerechnet.

Funktionell handelt es sich um ein sehr unterschiedliches System. Die Elemente zeigen komplexe, polysynaptische Verbindungen, die afferent und efferent, gekreuzt und ungekreuzt verlaufen und sowohl somatische als auch viszerale Funktionen vermitteln. Es handelt sich um ein ausgedehntes *Reflexsystem*. Die dadurch möglichen assoziativen Verbindungen zwischen den wichtigen Bahnsystemen und Funktionszentren von Rautenhirn, Mittelhirn sowie Großhirn- und Rückenmarkanteilen ermöglichen eine funktionelle Koordination im Sinne der vitalen Funktionen. Verschaltungen in der Formatio reticularis schaffen größere Assoziationsfelder, die im funktionellen Sinne als Atem-, Kreislauf- und andere Zentren zusammengefaßt werden können. Da für die Regulation dieser Organsysteme rezeptive und effektorische Leistungen erforderlich sind, ist es auch verständlich, daß die Verschaltungen der Neurone komplex sind. Die physiologischen Beziehungen zum extrapyramidalen System (EPS) ergeben sich aus der Struktur und den zahlreichen Verbindungen der retikulären Formation im Hirnstamm.

Einige wichtige Afferenzen der Formatio reticularis stammen aus dem Rückenmark (Tractus spinoreticularis) von den Hirnnerven (z.B. vestibuläre, akustische und optische Eingänge), vom Kleinhirn (Fibrae cerebelloreticulares), aus dem Zwischenhirn (Thalamus, Subthalamus und Hypothalamus) und schließlich vom Großhirn (Striatum, sensomotorische Rinde und limbisches System). Efferenzen der Formatio reticularis erreichen autonome und motorische Kontrollzentren im Rückenmark und Hirnstamm, das Kleinhirn, die Kerne (Nucleus ruber, Substantia nigra, im Tectum) des Mittelhirns, Zwischenhirnregionen und direkt oder indirekt Anteile des Großhirns (limbische Rinde, Striatum, Neocortex).

Vorderhirn, *Prosencephalon*

Das Prosencephalon entwickelt sich aus dem Vorderhirnbläschen, das sich in das kaudale Zwischenhirn *(Diencephalon)* mit dem größten Teil des III. Ventrikels und das kraniale End- oder Großhirn *(Telencephalon)*, welches sich wiederum in einen medialen unpaaren Abschnitt – *Telencephalon medium [impar]* mit dem kranialen Abschnitt des III. Ventrikels und die paarigen Großhirnhemisphären, *Hemispheria cerebrales*, mit je einem Seitenventrikel differenziert. Die Ventrikel sind über das Foramen interventriculare untereinander verbunden. Die Großhirnhemisphären überdecken von dorsal das Zwischenhirn, so daß nur dessen ventraler Teil, der Hypothalamus, an der Hirnbasis freiliegt.

1.2.2.3. Zwischenhirn, *Diencephalon*

Im Zwischenhirn nimmt eine große Ganglienmasse, der *Thalamus* (genauer *Thalamus dorsalis),* eine so beherrschende Stellung ein, daß nicht nur dieser Hirnabschnitt nach ihm oft Thalamencephalon genannt wird, sondern auch die ventral von ihm gelegenen Teile als Hypothalamus und Thalamus ventralis und die dorsal bzw. kaudal von ihm gelegenen Abschnitte Epi- bzw. Metathalamus bezeichnet werden.

Die Grenzen sind kaudal durch eine Ebene, die dorsal von der Commissura epithalamica [posterior] und ventral zum unteren Rand der Corpora mamillaria reicht und kranial durch eine Ebene, die vom Foramen interventriculare zum hinteren Rand des Chiasma opticum verläuft, gegeben. Die symmetrischen Hälften des Diencephalon werden auf der Ventrikelfläche durch eine kranio-kaudale Furche, *Sulcus hypothalamicus* (aus dem Sulcus limitans während der Entwicklung hervorgegangen), in eine *Pars dorsalis* und eine *Pars ventralis diencephali* unterteilt. Der Sulcus hypothalamicus reicht vom Aquaeductus mesencephali zum Foramen interventriculare.

Topographisch-anatomisch gehören zur *Pars dorsalis:* Thalamus dorsalis, Metathalamus und Epithalamus, zur *Pars ventralis:* Thalamus ventralis und Hypothalamus.

Das Dach des Diencephalon wird vom Plexus choroideus des III. Ventrikels gebildet, der seinerseits vom Fornix und Balken bogenförmig bedeckt ist. In einem nach dorso-kaudal offenen Spaltraum zwischen dem Balkenwulst (s. S. 147) und Zwischenhirndach tritt ein Ausläufer der Pia mater in die Tiefe (Tela choroidea) und verbindet sich mit der Lamina tectoria, die ventrikelseitig das Ependym trägt.

Thalamus dorsalis[1]) (Sehhügel)

Wie bereits erwähnt, ist die dorsale Fläche des Zwischenhirns von den beiden Hemisphären des Endhirns ganz bedeckt und kann deshalb erst sichtbar gemacht werden, wenn man diese und insbesondere den sie verbindenden Balken (s. S. 147) abträgt. Bei diesem Vorgang wird auch die dünne, epitheliale Decke des Zwischenhirns entfernt und damit der spaltförmige Hohlraum des Zwischenhirns, der III. Ventrikel (s. S. 166) von oben her eröffnet. Dabei bleibt der Abrißrand des epithelialen Zwischenhirndaches als feiner Saum oder Streifen, *Taenia thalami,* an der Stria medullaris thalami erhalten (Abb. 33).

Zu beiden Seiten des 3. Ventrikels erheben sich die beiden Thalami, die den Hauptteil der Pars dorsalis des Zwischenhirns bilden. Seitlich vom Thalamus liegt ein Teil des Endhirnes, der Schweifkern, *Nucleus caudatus* (s. S. 139), der vom Thalamus durch einen schmalen Streifen, *Stria terminalis,* abgegrenzt wird.

Der Thalamus ist ein eiförmiger Körper von ca. 4 cm Länge in kranio-kaudaler Richtung mit einem vorderen und hinteren Pol sowie vier Grenzflächen (mediale, laterale, dorsale und ventrale). Der vordere zugespitzte Pol ist dem Kopf des Schweifkernes (s. S. 139) zugekehrt und zeigt eine rundliche Vorwölbung, *Tuberculum anterius thalami,* die durch den vorderen Hauptkern des Thalamus, *Nucleus anterior thalami,* bedingt ist.

Der stumpfe hintere Pol springt nach hinten unten vor und bildet so das Kissen oder Polster, *Pulvinar thalami.* An seinem lateralen Teil springt als eine flache länglich-rundliche Erhebung der seitliche Kniehöcker, *Corpus geniculatum laterale (opticum),* vor, während der mediale Kniehöcker, *Corpus geniculatum mediale (acusticum),* als eine wesentlich schärfer begrenzte und höhere ovale Erhebung unter der ventralen Kante des Pulvinar zu erkennen ist. Die Kniehöcker gehören schon zum Metathalamus.

Die *laterale* und *ventrale* Fläche des Thalamus ist mit Nachbarteilen verwachsen: die laterale mit der Capsula interna (s. S. 148), die ventrale mit dem Hypothalamus. Die mediale und dorsale Fläche ist dagegen frei. Die *mediale* Fläche steht senkrecht und bildet den

---

1) griech. thalamos = Brautgemach. Diese Bezeichnung bezog sich ursprünglich auf den vor dem Thalamus gelegenen vorderen Abschnitt des Seitenventrikels. Die deutsche Bezeichnung für den Thalamus ist *Sehhügel,* wegen seiner Beziehung zur zentralen Sehbahn.

oberen Abschnitt der Seitenwand des 3. Ventrikels. Gegen den Hypothalamus grenzt sie sich durch eine leicht gebogene Furche, *Sulcus hypothalamicus,* ab. Die medialen Flächen beider Sehhügel stehen bisweilen durch eine quere Brücke von grauer Substanz, die *Adhaesio interthalamica,* in Verbindung miteinander.

Die *dorsale* Fläche ist leicht gewölbt und wird von einer dünnen Lage von weißer Substanz, dem *Stratum zonale,* bedeckt. Ihr lateraler Rand, *Sulcus terminalis,* wird von der Stria terminalis gebildet, durch welche die V. thalamostriata hindurchschimmert. Die diese Vene bedeckende Schicht setzt sich nach medial noch eine kurze Strecke über den Thalamus fort und heißt *Lamina affixa*[1]). An ihrem medialen Rande, der *Taenia choroidea,* ist der Plexus chorioideus des Seitenventrikels angeheftet.

Stria terminalis und Lamina affixa bilden gleichzeitig den Boden des Seitenventrikels, der Sulcus terminalis die Grenze zwischen Thalamus und den Basalganglien des Großhirns.

Dort, wo die dorsale in die mediale Fläche des Thalamus übergeht, ist ein weißer Längsstreifen, *Stria medullaris thalami* vorhanden, an dessen Kante der Plexus choroideus des III. Ventrikels befestigt ist. Die beiden Striae medullares vereinigen sich hinten zu einem nach vorne leicht konkaven Bogen, den Zügeln, *Habenulae* der Zirbeldrüse, *Corpus pineale* (s. u., Epithalamus.)

Innere Struktur des Thalamus

Der Thalamus ist ein zentrales Schalt- und Koordinationszentrum, das im Dienste der auf- (sensiblen) und absteigenden (extrapyramidal-motorischen) Bahnen steht. In ihm müssen also Schaltzentren (Kerne) und Leitungsbahnen vorhanden sein. In der Tat lassen sich graue und weiße Substanzanteile nachweisen. Eine dünne Schicht weißer Substanz umgibt den gesamten Thalamus: *Stratum zonale* an der medialen und dorsalen Seite (s. o.) und *Lamina medullaris externa* an der lateralen und ventralen Seite. Innere Marklamellen, *Laminae medullares internae,* durchsetzen die graue Substanz des gesamten Thalamus und formieren auf diese Weise verschiedene Kerngebiete, die nach Lage und Funktion eingeteilt werden (Territorien). Es werden anteriore, mediane, mediale, posteriore, intralaminäre, retikuläre und ventrolaterale Kerngruppen unterschieden.

---

1) lat. affixus, a, um = angeheftet. Die Lamina affixa ist eigentlich ein dünner Teil der Endhirnwand, die sich auf den Thalamus gelagert und an ihn „angeheftet" hat.

Die doppelläufigen Faserverbindungen zum Großhirn laufen vom Thalamus divergierend durch die Capsula interna zum Cortex: Stabkranz, *Radiatio thalamica.* Diese wird nach topographischen und funktionellen Gesichtspunkten weiter aufgegliedert in *Radiationes thalamicae anteriores* (verbindet vordere und mediale Thalamusabschnitte mit dem Frontalhirn), *Radiationes thalamicae centrales* (ventrale und laterale Thalamusabschnitte mit dem sensomotorischen Cortex), *Radiationes thalamicae posteriores* (hintere Thalamusabschnitte, Pulvinar, Corpus geniculatum laterale zur Okzipital- und hinteren Parietalrinde) und *Pedunculus thalami caudalis* (hinterer Thalamusabschnitt und Corpus geniculatum mediale zum Temporallappen).

Nach phylogenetischen Gesichtspunkten werden die vorderen und medialen Thalamusabschnitte als *Palaeothalamus* und die lateralen Thalamusregionen als *Neothalamus* aufgefaßt. Der Neothalamus ist bei Anthropoiden und dem Menschen besonders gut entfaltet. Wir können hier nur die wichtigsten Kerne und ihre Verbindungen darstellen. Gelegentlich werden die Kerne mit Verbindungen zur Großhirnrinde solchen ohne Großhirnkontakten gegenübergestellt.

Die Beziehungen der Kerne des Thalamus untereinander, mit den benachbarten subkortikalen Zentren, dem Hirnstamm und Rückenmark sowie der Großhirnrinde sind mannigfaltig und auch noch nicht in allen Details erforscht. Die synaptischen Beziehungen zwischen den Neuronen, insbesondere der sensorischen Relaisstrecke sind sehr eng. Neben den üblichen synaptischen Kontakten treten hier synaptische Glomeruli auf, die durch das komplexe Auftreten von Synapsen in einem von Gliazellen abgekapselten Raum ausgezeichnet sind. Die unterschiedlichen Synapsentypen werden zwischen den Axonendigungen verschiedener Fasern und Dendriten der Thalamusneurone ausgebildet (axo-dendritische Synapsen).

Die **vordere Kerngruppe** *(Nucc. anteriores)* besteht aus 3 Kernen *(Nucleus anterodorsalis, anteroventralis und anteromedialis).* Sie steht in funktioneller Verbindung zur lateralen und medialen Kerngruppe des Thalamus. Die Afferenzen zur vorderen Kerngruppe stammen aus dem Fornix (postkommissuraler Anteil, s. u.) und dem Fasciculus mamillothalamicus. Die meisten Fasern erreichen den Thalamus ipsilateral, wenige kontralateral, einige verlaufen auch rückläufig als Fibrae thalamomamillares. Das Ziel der meisten Efferenzen ist jedoch der Gyrus cinguli. Damit ist diese Kerngruppe des Thalamus das *Bindeglied zwischen dem Hypothalamus, dem limbi-*

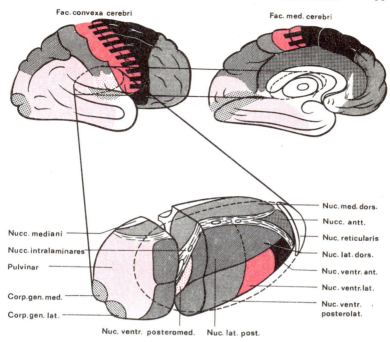

Abb. 34. Thalamus dorsalis, seine Kerne und die somatotopische Gliederung seiner kortikalen Verbindungen.

schen Cortex (s. u.) *und anderen Thalamuskernen.* Diese Verbindungen haben eine besondere Bedeutung in der autonomen Kontrolle viszeraler Funktionen und des Kurzzeitgedächtnisses.

Beim Korsakow-Syndrom (Zerstörung des mamillothalamischen Systems) geht das Kurzzeitgedächtnis verloren.

Die **mediale Kerngruppe** *(Nucc. mediales)* bildet einen langgezogenen *Nucleus medialis dorsalis* aus, der im rostralen Abschnitt große und im kaudalen kleine Nervenzellen enthält. Der Kern empfängt Fasern aus dem Corpus amygdaloideum und steht in bilateraler Verbindung zum Corpus striatum. Weiterhin vermittelt er beidseitige Verbindungen zum Hypothalamus und zum Stirnlappen. Absteigende Bündel haben Kontakt zum vegetativen Fasciculus longitudinalis dorsalis. Das gesamte Kerngebiet steht im Dienste der *Integration viszeraler und somatischer Informationen,* die auf den genannten Wegen den Kern erreichen.

Zerstörung oder Entfernung des Kernes führen zur Persönlichkeitsveränderung und Motivationsstörung (ähnlich den Symptomen bei der präfrontalen Lobotomie).

Die **ventrolaterale Kerngruppe** *(Nucc. ventrolaterales)* besteht wiederum aus mehreren Einzelkernen, die ihrer Lage nach bezeichnet werden: *Nucleus lateralis posterior, lateralis dorsalis, ventralis anterior, ventralis lateralis, ventralis medialis, Nucc. ventrales posteriores (Nucleus ventralis posterolateralis* und *posteromedialis).* Die funktionellen Verbindungen schließen zunächst die Kontakte zu anderen Kernen des Thalamus und zu den benachbarten Kerngebieten des Thalamus ventralis und des Corpus striatum ein. Entscheidend sind jedoch die *Afferenzen des sensiblen Systems.* Hier enden die Fasern der lateralen Schleife (Tractus bulbothalamicus), der spinalen Schleife (Tractus spinothalamicus), der trigeminalen Schleife (Fasern von den Endkernen des N. trigeminus) und die Geschmacksfasern. Es konnte eine sehr genaue somatotopische Zuordnung der aufsteigenden Bahnen zu den Kernen festgestellt werden: So enden der Lemniscus medialis und spinalis im Nucleus lateralis posterior (Afferenzen aus der unteren Körperhälfte in der lateralen Zone und aus der oberen Körperhälfte weiter medial). Die somatosensiblen Impulse aus dem Kopfbereich (Lemniscus trigeminalis) enden im Nucleus ventralis posteromedialis. Hier finden auch die Geschmacksfasern (Fibrae solitario-thalamicae) ihren Anschluß (Abb. 34).

Die thalamo-kortikalen Efferenzen des Kerngebietes ziehen durch den hinteren Schenkel der Capsula interna zum sensiblen Cortex (Gyrus postcentralis und entsprechende Areale des Parietallappens). Eine strenge somatotopische Gliederung ist auffällig. Rückläufige Verbindung (cortico-thalamische Fasern) sind der topographischen Anordnung unterworfen. Die rostral gelegenen Kerne haben weitreichende integrative Beziehungen zum sensomotorischen Cortex. Sie erreichen einerseits Abschnitte des Cortex im Frontallappen (Gyrus precentralis, präfrontaler Cortex) und zum anderen Schaltsysteme im Mittelhirn, z. B. die Formatio reticularis. Das ganze Kerngebiet steht im Dienste der *Vermittlung bewußter Empfindungen* und der *Kontrolle motorischer Bewegungsabläufe.*

1.2.2 Gehirn

Eine Läsion des Kerngebietes würde nicht nur Sensibilitätsstörungen auf der Gegenseite, sondern auch Bewegungsstörungen im Sinne eines Parkinsonsyndroms (s. u.) bedingen.

Die **hintere Kerngruppe** *(Nucc. posteriores)* wird im wesentlichen durch das Pulvinar repräsentiert. Ihre Verbindungen sind einerseits im Thalamus selbst zwischen den Kerngruppen und andererseits mit dem *akustischen* und *optischen System* stark assoziiert. Fasern aus den Corpora geniculata und dem Tractus opticus erreichen die Kerne. Efferenzen (in der Regel auch rückläufig geschaltet) erreichen den Okzipital-, Parietal- und Temporalcortex sowie das Cingulum. Von den übrigen Thalamuskernen nimmt nur noch der **Nucleus reticularis** eine Sonderstellung ein. Er umfaßt wie eine Schale den Thalamus von lateral und liegt so zwischen der Lamina medullaris externa thalami und dem hinteren Schenkel der Capsula interna. Er ist wie andere mit den Thalamuskernen verknüpft und läßt Verbindungen zum Neocortex (insbesondere corticofugal) und zur Formatio reticularis des Hirnstammes erkennen.

Die **Nucc. mediani** und **Nucc. intralaminares** sind in bezug auf ihr Vorkommen, ihre Anordnung und ihre Verbindungen sehr variabel. Sie liegen im Innern des mächtigen Thalamus und stehen untereinander und mit den übrigen Thalamuskernen in vielfacher Beziehung. Sie empfangen Fasern aus dem Hirnstamm, Kleinhirn, Striatum, Hypothalamus und entsenden gleichzeitig Impulse in diese Hirngebiete, offenbar auch in den Palaeo- und Neocortex.

Unsere heutigen Kenntnisse über die funktionelle Bedeutung des Thalamus können wie folgt zusammengefaßt werden:

Der Thalamus erhält eine Vielzahl von Informationen, die er verdichtet und integriert. Dabei handelt es sich nicht nur um die Impulse von allen Sinnesorganen (Riechsystem ausgenommen), sondern auch vom Hypothalamus und limbischen System. Es lassen sich direkte regulative Einflüsse auf das endokrine System und das Verhalten des Individuums ableiten. Die Verbindungen zum Stirnhirn zeigen auch die Beziehungen des großen Kerngebietes im Zwischenhirn zur Persönlichkeitsstruktur und zur Intelligenz. Nicht zu übersehen sind autonome Regulationsmechanismen und kontrollierende Einflüsse auf das extrapyramidale System, die in den Verbindungen zur präfrontalen Rinde, zum Corpus striatum, zur Formatio reticularis und zum Hypothalamus zum Ausdruck kommen.

Störungen führen zum Verlust oder zur Einschränkung sensibler Empfindungen, so auch der thermischen und Schmerzempfindungen; andererseits können umschriebene Erkrankungen des Thalamus Schmerzsensationen („thalamischer Schmerz") induzieren. Auf andere Läsionen wurde schon hingewiesen (s. o.).

Epithalamus

Darunter werden die Strukturen zusammengefaßt, die die kaudalen Abschnitte des Daches vom III. Ventrikel bilden. Dazu gehören die *Habenula,* die als kaudale Fortsetzung der Striae medullares thalami aufgefaßt werden können und durch den Sulcus habenulae vom Thalamus dorsalis abgegrenzt werden. Zwischen den Habenulae und dem Thalamus (Pulvinar) entsteht kranial vom oberen Hügelpaar des Tectum mesencephali ein dreieckiges Feld, *Trigonum habenulae.* Die Habenulae vereinigen sich kaudal zur Commissura habenulae und bilden die Stiele für das *Corpus pineale (Epiphysis cerebri).* Kaudal von der Epiphysenbasis liegt an der Grenze zwischen Di- und Mesencephalon ein Bündel kreuzender Fasern, die *Commissura epithalamica [posterior].* Die innere Struktur ist relativ wenig erforscht. Afferenzen zu den Nuclei habenulae stammen aus dem limbischen Cortex, von den Riechbahnen und dem Hypothalamus. Die Efferenzen ziehen zum Thalamus, zum Tectum und Tegmentum des Mittelhirns, zur Formatio reticularis. Experimentelle Untersuchungen zeigen, daß die epithalamischen Verbindungen den Stoffwechsel, die endokrinologische Regulation und die Thermoregulation beeinflussen können.

In der *Commissura epithalamica* finden wir neben den kreuzenden Fasern viele kleine Kerne, *Nucc. interstitiales* u.a., deren Bedeutung unklar ist. Hier werden zahlreiche Verbindungen vom Mittelhirn zum Zwischenhirn und Endhirn geknüpft. Am kaudalen Rand der Kommissur spezialisieren sich die Ependymzellen und bilden das *Organum subcommissurale,* das zum System der zirkumventrikulären Organe gehört. (s. u.).

Thalamus ventralis — Subthalamus

Dieses Gebiet liegt, wie der Name zeigt, ventral vom Thalamus und von diesem durch den Sulcus hypothalamicus der lateralen Ventrikelwand abgegrenzt. Die Region des Thalamus ventralis grenzt kaudal an das Tegmentum mesencephali, so daß die kranialen Ausläufer des Nucleus ruber, der Substantia nigra und zahlreicher Mittelhirnbahnen hier nachweisbar sind. Dorsal liegt sie den ventralen

Kernen des Thalamus dorsalis benachbart an. Nach kranial und medial geht der Subthalamus in den Hypothalamus über. Lateral hat er Kontakt zur Capsula interna, die ihn vom Nucleus lentiformis (s. u.) trennt. Dieser Zwischenhirnabschnitt steht *im Dienste des extrapyramidal-motorischen Systems (EPS)*.

Seine Kerne wirken nur im Zusammenhang mit anderen Koordinationszentren des EPS. Die wichtigsten sind der *Nucleus subthalamicus*, der *Nucleus reticularis* und die *Zona incerta*. Der **Nucleus subthalamicus** liegt ziemlich weit kaudal und enthält mittelgroße multipolare Neurone. Seine Faserverbindungen sind mannigfaltig: zum Corpus striatum als doppelläufige Beziehungen, weiterhin zum Nucleus ruber, zur Substantia nigra, Formatio reticularis, zu den anderen subthalamischen und thalamischen Kernen. Zu verschiedenen Regionen der Großhirnrinde wurden Projektionsfasern beschrieben.

Eine isolierte Zerstörung des Nucleus subthalamicus führt zur Erscheinung des Hemiballismus, einer Störung der Bewegungsabläufe auf der Gegenseite.

Hypothalamus

Diese Region des Zwischenhirns nimmt den Boden des III. Ventrikels ein und reicht vom kaudalen Rand der Corpora mamillaria (s. u.) zur Lamina terminalis des Telencephalon. Nachbarschaftliche Beziehungen hat der Hypothalamus zu Subthalamus, Capsula interna und Tractus opticus (lateral); zum kaudalen Abschnitt des Subthalamus und Tegmentum mesencephali (kaudal); zum Thalamus dorsalis (dorsal); zum Chiasma opticum, zu Anteilen des Telencephalon impar und benachbarten Anteilen des Riechhirns (kranial).

An der Hirnbasis sind folgende Strukturen des Hypothalamus von kaudal nach rostral zu erkennen: Die paarigen Corpora mamillaria, das Tuber cinereum mit dem Infundibulum und Chiasma opticum mit der Area preoptica.

Die *Corpora mamillaria* sind zwei halbkugelige, weiß leuchtende Wülste (von den alten Anatomen mit weiblichen Brüsten verglichen), die unmittelbar vor der Fossa interpeduncularis liegen. In ihnen ist die graue Substanz in Kerngruppen aufgelockert. Zwei kräftige Faserbündel bilden die Columna fornicis bzw. den Fasciculus mamillothalamicus.

Das *Tuber cinereum* grenzt kranial an die Mamillarkörper. Es wird, wie der Name sagt, durch einen grauen Höcker repräsentiert. Dieser ungleichmäßige Höcker zeigt in der Mitte das *Infundibulum (Hypophysenstiel)*, an dem die Neurohypophyse hängt. Die Region, die die Basis des Infundibulum umgibt, wird als *Eminentia mediana* bezeichnet.

Innere Struktur des Hypothalamus (Abb. 35)
Der Hypothalamus wird nach phylogenetischen, ontogenetischen, myelo- und cytoarchitektonischen sowie histochemischen und topographischen Studien nach verschiedenen Gesichtspunkten eingeteilt. Die graue Substanz ist durch eine Vielzahl von Faserbündeln in differente Kerngebiete aufgeteilt. Die vorderen und mittleren Abschnitte des Hypothalamus führen markarme Fasern *(„markarmer Hypothalamus")*, der hintere Abschnitt führt markreiche Fasern *(„markreicher Hypothalamus")*. Die ersteren Abschnitte sind auch durch neurosekretführende Axone ausgezeichnet, die im Bereich der Neurohypophyse enden (s. S.366).

Folgende Regionen werden unterschieden: **Regio hypothalamica dorsalis**, sie ist dem Subthalamus eng benachbart und steht auch in seiner Funktion (s. o.).

Regio hypothalamica anterior umfaßt die supraoptischen großzelligen Hypothalamuskerne und steht im Dienste der *Neurosekretion*. Im einzelnen enthält sie die *Nucc. preoptici medialis et lateralis*, den *Nucleus supraopticus*, die *Nucc. paraventriculares* und den *Nucleus hypothalamicus anterior*. Die Nucc. preoptici liegen an der Grenze zum Telencephalon, stehen im Dienste des Riechhirns und entsenden zu den „Tuberkernen" (s. u.) Fasern. Der Nucleus supraopticus bildet das *Vasopressin*, die Nucc. paraventriculares das *Oxytocin*, zwei Neurohormone, die auf dem Wege der Neurosekretion über den Hypophysenstiel (Infundibulum) die Neurohypophyse erreichen und von hier aus als „Effektorhormone" die Wasserretention der Niere bzw. die Kontraktion der glatten Muskulatur kontrollieren. Der axonale Transport dieser Hormone erfolgt nach Bindung an ein Trägerprotein *(tracer)*, in diesem Falle das Neurophysin. Die dazugehörige Bahn wird als *Tractus hypothalamohypophysialis* bezeichnet.

Die Kerne der **Regio hypothalamica intermedia** werden nach ihrer Lage und Form bezeichnet: *Nucleus arcuatus, Nucc. tuberales, Area hypothalamica lateralis, Nucleus hypothalamicus ventromedialis, dorsomedialis* und *dorsalis, Nucleus periventricularis posterior* und *Nu-*

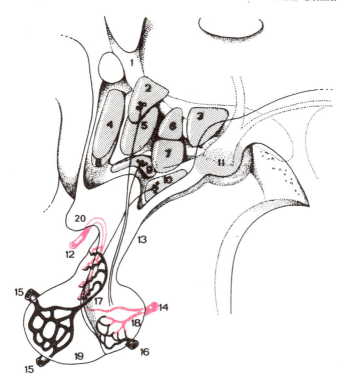

Abb. 35. Kerngebiete des Hypothalamus und ihre Beziehungen zur Neurohypophyse sowie Blutkreislauf der Hypophyse. Ansicht von links.

1 Columna fornicis,
2 Nuc. paraventricularis,
3 Nuc. hypothalamicus post.,
4 Nuc. preopticus,
5 Nuc. hypothalamicus ant.,
6 Nuc. hypothalamicus dorsomedialis,
7 Nuc. hypothalamicus ventromedialis,
8 Nuc. preopticus lat.,
9 Nuc. supraopticus,
10 Nuc. infundibularis,
11 Corpus mamillare,
12 A. superior hypophysis,
13 Infundibulum,
14 A. inferior hypophysis,
15 Venen der Adenohypophyse,
16 Venen der Neurohypophyse,
17 hypophysäres Pfortadergefäß,
18 Neurohypophyse,
19 Adenohypophyse,
20 Chiasma opticum.

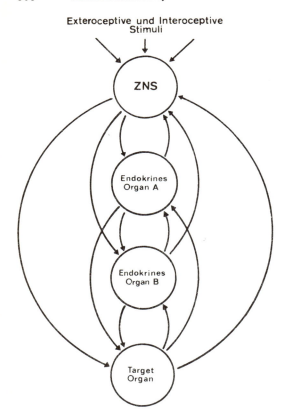

Abb. 36. Schematische Darstellung der Beziehungen des ZNS, der übergeordneten endokrinen Drüsen (A), peripheren endokrinen Drüsen (B) und des endokrin beeinflußten Endorgans.

cleus infundibularis. Sie stehen im Dienste der *Regulation der Hormonsekretion* der Adenohypophyse. Diese „Steuerhormone", *Releasing hormones (Liberine)* und *Release inhibiting hormones (Statine)* werden in neurosekretorisch aktiven Neuronen des Hypothalamus (offenbar aber auch anderer Hirnabschnitte) gebildet und durch axonalen Transport (Neurosekretion) im „Tractus tuberoinfundibularis" zur Eminentia mediana geleitet, von wo aus sie über die Portalgefäße zur Adenohypophyse transportiert werden (Abb. 35, s. auch S. 363 und Lehrbücher Histologie). Ihre Aufgabe ist es, die Bildung und Abgabe der Hypophysenhormone zu regulieren.

Die **Regio hypothalamica posterior** umfaßt die Kerne des Corpus mamillare: *Nucc. corporis mamillaris mediales et laterales* und den *Nucleus hypothalamicus posterior*. Diese Kerne stehen u. a. in Verbindung mit den vegetativen Zentren von Mesencephalon, Rhombencephalon und Medulla spinalis. Die Bahnen sind die Fibrae periventriculares, die Anschluß an den Fasciculus longitudinalis dorsalis und die Formatio reticularis finden. Demnach stehen die mamillären Hypothalamuskerne im *Dienste der vegetativen* („animalen") *Lebensfunktionen*.

Die **Bahnen des Hypothalamus** sind so mannigfaltig, daß sie hier nur angedeutet werden können. Neben der genannten neurosekretorischen Bahn *(Tractus hypothalamohypophysialis)* finden wir Verbindungen zu anderen Hirnregionen. Es bestehen zumeist doppelläufige Kontakte zum Tegmentum und zur Substantia grisea centralis mesencephali („vegetative Bahnen", Fasciculus longitudinalis dorsalis, Fibrae periventriculares), zu subthalamischen Kernen und zum Pallidum, zum Thalamus *(Fasciculus mamillothalamicus* – „Vicq d'Azyrsches Bündel"), zur Hippocampusformation (Fornix), zum Riechhirn, zum Corpus amygdaloideum, zur Area septalis, zum präfrontalen Cortex und möglicherweise zum Kleinhirn. In jüngster Zeit sind die Beziehungen zwischen dem Hypothalamus und dem limbischen Cortex von besonderem Interesse geworden (Hippocampus, Cingulum, Fornix, Corpus amygdaloideum u. a.).

Von einigen der genannten Efferenzen werden Organleistungen und Verhaltensweisen gesteuert, ohne daß eine somatotopische Zuordnung möglich wäre. Werden umschriebene Gebiete gereizt, so werden gleichzeitig mehrere Funktionen ausgelöst.

Die **funktionelle Bedeutung** des Hypothalamus wird zusammenfassend dargestellt: Endokrines Kontroll- und Regulationsorgan auf dem Wege der Beeinflussung der Adenohypophyse durch *Releasing* und *Release inhibiting factors [hormones]*, die Liberine und Statine. Neurosekretion des Vasopressins und Oxytocins. Kontrolle vegetativer (autonomer) Bewegungsabläufe: Atmung, Kreislauf, Darmtätigkeit u. a.; Temperaturregulation, Regulation der Nahrungs- und Flüssigkeitsaufnahme (sog. „Hunger-, Freß- und Durstzentren" wurden experimentell im Hypothalamus nachgewiesen). Kontrolle des Sexualverhaltens und der Fortpflanzung durch Produktion der *Releasing factors* für die gonadotropen Hormone der

Hypophyse. Damit im Zusammenhang stehen auch Aufgaben für die Ausbildung der sekundären Geschlechtsmerkmale und der Geschlechtsreife. Biorhythmische Regulationen (z. B. Schlaf-Wach-Rhythmus); Integration von Gefühlserregungen – hier spielen die Beziehungen zwischen dem Hypothalamus und dem limbischen Cortex eine noch nicht ausreichend erforschte Rolle.

Metathalamus – Corpora geniculata

Die beiden Kniehöcker, Corpus geniculatum mediale resp. laterale liegen als phylogenetisch relativ junge Bildungen am unteren und kaudalen Thalamusabschnitt. Sie stehen im Dienste von Sinnesbahnen: medialer – Hörbahn; lateraler – Sehbahn. Ihre überaus komplexe Struktur ist erst in jüngster Zeit näher erforscht worden. Das **Corpus geniculatum mediale** liegt an der Unterseite des Pulvinar, hat eine eiförmige Gestalt und ist über das Brachium colliculi caudalis mit dem unteren Hügelpaar (Colliculus caudalis) des Tectum mesencephali verbunden. Über diese Verbindung empfängt der mediale Kniehöcker Fasern der lateralen Schleife (Lemniscus lateralis – Hörbahn) und vom Colliculus caudalis (Reflexbahnen).

In seinem Innern enthält der mediale Kniehöcker unvollständig getrennte Kerne. Im dorsalen Abschnitt des knieförmig gebogenen Kerngebietes finden wir kleinzellige Neurone *(Pars parvocellularis)* und im ventromedialen Abschnitt großzellige Neurone *(Pars magnocellularis)*. Zwischen dem Pulvinar und dem Kniehöcker finden wir noch einen „*Nucleus suprageniculatus*". Teile des Kerngebietes reichen in den Subthalamus.

Die Afferenzen erreichen das Corpus geniculatum mediale über den Lemniscus lateralis und das Brachium coll. caud. Die Efferenzen erreichen den temporalen Cortex über den hinteren Schenkel der Capsula interna. Einzelheiten über die Punkt-zu-Punkt-Lokalisation von Arealen oder Frequenzbereichen der Schnecke sind beim Menschen weitestgehend unerforscht.

Das **Corpus geniculatum laterale** erscheint als eine kleine eiförmige Erhebung lateral und ventral vom vorhergehenden. Die Längsachse steht fast sagittal. Das Brachium colliculi cranialis verbindet ihn mit dem oberen Hügelpaar (Colliculus cranialis) des Tectum mesencephali. Im Brachium verlaufen die ununterbrochenen Retinafasern zum Reflexzentrum im Tectum mesencephali (s. u.). Im Corpus geniculatum laterale finden wir den dorsalen Hauptkern und einen ventralen Nebenkern *(Nucleus corporis geniculati lateralis – Pars dorsa-*

lis resp. *Pars ventralis).* Der letztere wird bereits zum Subthalamus gerechnet. Der dorsale oder Hauptkern des Corpus geniculatum laterale läßt eine *laminare Schichtung* erkennen. 6 Zellschichten liegen zwiebelschalenartig übereinander (Numerierung erfolgt von ventromedial nach dorsal), dazwischen befinden sich dünne Zonen von Optikusfasern. Zählungen haben ergeben, daß im Nucleus dorsalis ca. 1 Million Zellen vorhanden sind. Diese Zahl korrespondiert mit der Anzahl der Optikusfasern auf jeder Seite. Damit wird eine Punkt-zu-Punkt-Verbindung von Retina und Corpus geniculatum laterale erreicht. Die gekreuzten, kontralateralen Optikusfasern erreichen die Laminae 1, 4 und 6; die ungekreuzten, ipsilateralen die Schichten 2, 3 und 5. Neben den Afferenzen von der Retina empfängt das Corpus geniculatum laterale Fasern von der Formatio reticularis und rückläufige Fasern von der Area striata des Neocortex. Die efferente *Sehstrahlung* („Tractus geniculocalcarinus", Radiatio optica) zieht zur Area striata, dem primären Rindenzentrum. Interneurone im Corpus geniculatum laterale verbinden die Zellschichten untereinander. Synaptische Komplexe führen auch hier zur Ausbildung von *„Glomeruli".* Kollateralen von Fasern, die von den Schichten 3–6 zur Area striata ziehen, erreichen das Pulvinar tha-

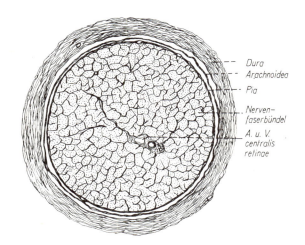

Abb. 37. Querschnitt des Nervus opticus im distalen Abschnitt.

lami, solche der Schichten 1 und 2 die Colliculi craniales des Tectum mesencephali (Übersicht zur Sehbahn s. S. 102 u. 164).

Chiasma opticum und Tractus opticus (Abb. 37)

Das *Chiasma opticum, Sehnervkreuzung,* ist an der basalen Hirnseite deutlich markiert. Es wird nach vorn von der Lamina terminalis und nach hinten durch das Tuber cinereum und das Infundibulum des Hypothalamus begrenzt. Es bildet einen Teil des Bodens des III. Ventrikels und liegt, durch die Hirnhäute getrennt, dem Sulcus prechiasmatis des Os sphenoidale und z. T. dem Diaphragma sellae auf.

Im Chiasma opticum *kreuzen* die Fasern aus den *nasalen (medialen) Retinahälften,* einschließlich der Fasern der nasalen (medialen) Hälften der Maculae, und verlaufen schleifenförmig zur Gegenseite (contralateral) in den Tractus opticus (s. u.). Die Fasern aus der *temporalen (lateralen) Retina-,* einschließlich temporaler (lateraler) Maculahälfte verlaufen *ungekreuzt* (ipsilateral) zum Tractus opticus.

Im dorsalen Abschnitt der Sehnervkreuzung kreuzen weitere Fasersysteme, die nicht zum Sehnerven gehören und fälschlicherweise als *supraoptische Kommissuren* bezeichnet werden. Sie haben offenbar Beziehungen zu den benachbarten Kerngebieten des Hypothalamus.

Der *Tractus opticus* setzt das Chiasma opticum nach hinten und lateral fort und läuft zwischen der Substantia perforata rostralis [anterior] und dem Tuber cinereum nach hinten um die Pedunculi cerebri, wird vom Gyrus parahippocampalis bedeckt und erreicht das Corpus geniculatum laterale. Die Fasern (gekreuzte und ungekreuzte) zeigen eine *somatotopische Gliederung,* wobei die Fasern der oberen Retinaquadranten medial, die der unteren lateral und die der Macula („papillomakuläres Bündel") zentral verlaufen. Die Hauptmasse der Fasern zieht zum Corpus geniculatum laterale, wo sie auf das letzte Neuron der zentralen Sehbahn umgeschaltet werden. Wenige Fasern schwenken vorher nach medial ab und erreichen den *Nucleus pretectalis* und die graue Substanz des Colliculus cranialis (Reflexbahnen [s. S. 315]).

Zirkumventrikuläre Organe

In umschriebenen Bereichen der Ventrikelwände kommt es zu einer besonderen Differenzierung des Ependyms und der Blutkapillaren.

Es handelt sich um sekretorisch tätige Gewebsbezirke, deren Bedeutung zumindest beim Menschen nur z. T. erforscht ist. Zu diesen zirkumventrikulären Organen gehören die *Neurohypophyse* (incl. Eminentia mediana), das *Gefäßorgan der Lamina terminalis (Organum vasculosum laminae terminalis)*, das *Subfornikalorgan (Organum subfornicale)* zwischen Fornix und Foramen interventrikulare, die *Epiphyse (Corpus pineale*, Zirbeldrüse, s. S. 368), das *Subkommissuralorgan (Organum subcommissurale)*, unmittelbar vor dem Tectum mesencephali gelegen, und die *Area postrema* im Bereich des IV. Ventrikels (s. S. 63).

Die Funktion dieser Organe bei der Bildung und Freisetzung von Steuerungshormonen bzw. Hirnpeptiden ist noch unzureichend geklärt.

1.2.2.4 Endhirn, *Telencephalon*

Das **Endhirn** ist der vorderste und größte der fünf Hirnabschnitte, der in der Stammesgeschichte die mächtigste und am meisten fortschreitende Entwicklung aufweist. Dieser Vorgang der „*Telenzephalisation*" hat beim Menschen seinen Höhepunkt erreicht. Das Endhirn ist damit zur höchsten Instanz des ganzen zentralen Nervensystems geworden und beherrscht alle in den übrigen Hirnabschnitten gelegenen Zentren.

Es besteht aus den beiden, nahezu symmetrischen Halbkugeln, *Hemispheria cerebrales,* die durch die *Fissura longitudinalis cerebri* voneinander getrennt werden und den sie verbindenden unpaaren Anteilen *(Telencephalon medium [impar])*: Kommissurensysteme (Commissura rostralis [anterior], Corpus callosum), Fornix, Septum pellucidum, Lamina terminalis. Weiterhin werden der rostrale Anteil des III. Ventrikels (zum medialen, unpaaren Anteil) und die beiden Seitenventrikel (zu den Hemisphären) zum Endhirn gerechnet.

In jeder Hemisphäre sind die Perikarya der Neurone an der Oberfläche – graue Substanz, Hirnrinde, Cortex cerebri – und im Innern zu Kernen – Basalkerne = Basalganglien, Nuclei basales – konzentriert. Die markhaltigen Nervenfasern bilden eine mächtige zentrale Masse, das *Centrum semiovale.*

Die Hemisphären bilden den *Hirnmantel (Pallium),* der nach phylogenetischen Gesichtspunkten unterteilt wird: Das *Palaeopallium* ist der älteste Anteil des Hirnmantels und liefert das bei niederen Wirbeltieren mächtig ausgebildete Riechhirn. Das menschliche

Riechhirn (Rhinencephalon, s. u.) ist unterentwickelt, seine Rinde bildet den *Palaeocortex*.

Das *Archaeopallium* ist ein jüngerer Hirnanteil und umfaßt die nach medial verlagerten Abschnitte der Hippocampusformation (s. u.). Der neueste Endhirnabschnitt ist das *Neopallium*, beim Menschen der mächtigste. Er umfaßt die dorso-laterale, basale (inferiore) und teilweise auch mediale Wand der Hemisphären. Seine Rindenareale bilden den *Neocortex*. Übergangsgebiete zwischen dem Archaeo- und Neopallium bilden eine funktionell bedeutende Mischzone, das limbische System (limbischer Cortex).

Hemisphären, *Hemispheria cerebri*

Die beiden Hemisphären sind durch eine tiefe, mediane Furche, *Fissura longitudinalis cerebri*, bis auf den Balken, *Corpus callosum*, voneinander getrennt. Eine große, horizontale Spalte, *Fissura transversa*, dringt von hinten zwischen Hemisphären und Kleinhirn ein.

In die Fissura longitudinalis cerebri ragt die Großhirnsichel, *Falx cerebri*, und in die Fissura transversa cerebri das Kleinhirnzelt, *Tentorium cerebelli*, der Dura mater (s. S. 181) hinein.

An jeder Hemisphäre sind drei Flächen zu unterscheiden: eine quergewölbte dorsolaterale Fläche, *Facies convexa [superolateralis]*, eine basale Fläche, *Facies basalis [inferior]*, und eine vertikale, ebene und der anderen Hemisphäre zugewandte Fläche, *Facies medialis [hemispherii]*. Dorsale und mediale Fläche gehen in einer deutlichen Kante, der *Mantelkante, Margo superior*, ineinander über.

Die beiden anderen Kanten, *Margo inferior* (laterale zur basalen Fläche) und *Margo medialis* (basale zur medialen Fläche) sind stumpf.

Die Oberfläche der Hemisphären ist durch das Vorhandensein von unregelmäßig gestalteten Windungen, *Gyri cerebri*, gekennzeichnet, die durch Furchen, *Sulci cerebri*, voneinander getrennt werden. Trotz ihrer Variabilität gibt es charakteristische Gyri und Sulci, die für die Topographie und Funktion des Großhirns von großer Bedeutung sind.

Jede Großhirnhemisphäre besitzt einen vorderen Pol, den Stirnpol, *Polus frontalis*, einen hinteren Pol, den Hinterhauptpol, *Polus occipitalis*, und einen nach vorn gerichteten Pol am Schläfenlappen (s. u.), *Polus temporalis*. Sie wird in vier große Lappen, *Lobi cerebri*,

1.2.2 Gehirn

unterteilt, die nach ihren Lagebeziehungen zu den Schädelknochen benannt werden:
1. Stirnlappen, Lobus frontalis,
2. Scheitellappen, Lobus parietalis,
3. Hinterhauptlappen, Lobus occipitalis,
4. Schläfenlappen, Lobus temporalis.

An der Abgrenzung dieser Lappen, die nur teilweise durch natürliche Grenzen gegeben ist, beteiligen sich folgende markante Furchen: Sulci (cerebri) lateralis, centralis, occipitalis transversus und parieto-occipitalis.

Der **Sulcus lateralis** oder die **Sylvische Furche** (Abb. 39), die sich in der Tiefe zur **Fossa lateralis cerebri** erweitert, beginnt an der Hirnbasis und steigt eine kurze Strecke weit nach lateral-aufwärts, um sich dann in drei Äste zu spalten: 1. Der *Ramus posterior* ist am längsten und verläuft fast horizontal nach hinten, nur an seinem Ende dorsal aufsteigend. Um sein Ende biegt sich der Gyrus supramarginalis (s. S. 116). 2. Der kurze *Ramus ascendens* steigt fast senkrecht auf. 3. Der *Ramus anterior* zieht horizontal nach vorne. Ramus ascendens und anterior dringen in die untere Stirnwindung ein und schneiden aus ihr ein keilförmiges oder dreieckiges Stück, *Pars triangularis*, heraus.

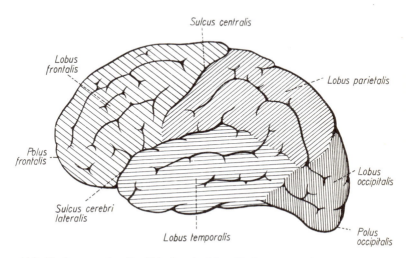

Abb. 38. Lappen der Großhirnhemisphäre (Facies convexa).

Der Sulcus cerebri lateralis bildet die Grenzfurche zwischen Stirn- und Scheitellappen auf der einen und dem Schläfenlappen auf der anderen Seite (s. Abb. 39).

Die **Zentralfurche, Sulcus centralis** (Abb. 39), beginnt an der medialen Hemisphärenfläche, schneidet etwa in der Mitte die Mantelkante und zieht nach abwärts gegen den Sulcus cerebri lateralis, ohne ihn aber ganz zu erreichen. Sie bildet die Grenze zwischen Stirn- und Scheitellappen.

Der **Sulcus occipitalis transversus** (Abb. 39) zieht im hinteren Drittel quer über die Facies convexa der Hemisphäre, ohne die Mantelkante zu kreuzen. Er ist sehr wechselvoll ausgebildet und soll die Grenze zwischen Scheitel- und Hinterhauptlappen an der Facies convexa angeben.

Furchen und Windungen der Hemisphären

Außer den erwähnten zeigt jeder Lappen noch eine ganze Reihe von Furchen, die die Hirnwindungen begrenzen. Diese weisen in ihrem Verlauf bedeutende individuelle Schwankungen auf, so daß keine Hirnoberfläche einer anderen völlig gleicht, ja sogar die

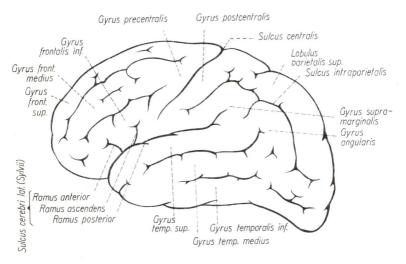

Abb. 39. Furchen und Windungen der Großhirnhemisphären (Facies convexa).

rechte und linke Hemisphäre desselben Gehirns sind in dieser Hinsicht durchaus nicht spiegelbildlich gleich.

Konvexe Fläche (Abb. 39):
Der *Stirnlappen, Lobus frontalis*, wird durch zwei Furchen, *Sulcus frontalis superior* und *inferior*, in drei Windungen (Gyrus frontalis superior, medius und inferior) aufgeteilt. Dazu kommt noch die sehr wichtige **vordere Zentralwindung**, *Gyrus precentralis*, die auf der einen Seite vom Sulcus centralis, auf der anderen Seite von dem ihm annähernd gleichlaufenden *Sulcus precentralis* begrenzt wird.

Am *Gyrus frontalis inferior* können wir unterhalb des Ramus anterior des Sulcus lateralis die *Pars orbitalis*, zwischen den Rami anterior und ascendens die dreieckige *Pars triangularis* und zwischen dem Ramus ascendens und einer gedachten Verlängerung des Sulcus precentralis die *Pars opercularis* unterscheiden. Wegen ihrer funktionellen Bedeutung als motorisches Sprachzentrum sind die genannten Abschnitte der unteren Stirnwindung besonders erwähnenswert.

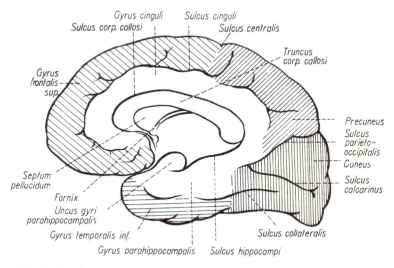

Abb. 40. Furchen und Windungen der Großhirnhemisphäre (Facies medialis). Die Lappen sind durch gleiche Schraffierung wie in Abb. 38 gekennzeichnet.

Der *Scheitellappen* breitet sich hinter dem Sulcus centralis und über dem Ramus posterior des Sulcus lateralis aus. Gegen den Schläfen- und oft auch gegen den Hinterhauptlappen läßt er sich nicht genau abgrenzen. In ihm verläuft ungefähr parallel zum Sulcus centralis der *Sulcus postcentralis,* der die hintere Zentralwindung, *Gyrus postcentralis,* begrenzt. Etwa in der Mitte des Sulcus postcentralis beginnt eine Furche, *Sulcus intraparietalis,* die senkrecht zum Sulcus postcentralis nach hinten verläuft und oft in den Sulcus occipitalis transversus mündet. Durch diese Furche wird der Scheitellappen in ein oberes und unteres Läppchen, *Lobulus parietalis superior* und *inferior,* geteilt.

Der Lobulus parietalis inferior besteht aus zwei Windungen, dem *Gyrus supramarginalis,* der um das aufsteigende Ende des Ramus posterior des Sulcus cerebri lateralis herumläuft und dadurch leicht aufzufinden ist, und dem *Gyrus angularis,* der um das Ende der oberen Schläfenfurche stark abgewinkelt oder abgeknickt läuft und als Sitz eines Rindenzentrums (s. S. 137) wichtig ist.

Der *Schläfenlappen, Lobus temporalis,* liegt unterhalb des Sulcus cerebri lateralis und wird durch zwei ungefähr horizontal verlaufende Furchen, *Sulcus temporalis superior* und *inferior,* in drei Windungen (Gyrus temporalis superior, medius und inferior) zerlegt. Die obere Schläfenwindung hat an ihrer Innen-, d.h. der dem Sulcus lateralis zugekehrten Fläche, im hinteren Abschnitt 2–4 deutliche Querwindungen, *Gyri temporales transversi,* von denen die vorderste *(Heschlsche Windung)* als Sitz des Hörzentrums besonders wichtig ist.

Der *Hinterhauptlappen, Lobus occipitalis,* ist hinsichtlich seiner Furchen und Windungen am unruhigsten und wechselvollsten von allen Hirnlappen. Durch das Vorhandensein der Sehrinde hat er jedoch eine sehr wichtige funktionelle und klinische Bedeutung.

Insel, *Insula:*
Die Insel war ursprünglich freie Oberfläche des Endhirns, denn sie besitzt Furchen und Windungen wie diese. Sie wurden dann von dem sich bildenden Mantelteil, Neopallium, völlig überlagert und zugedeckt. Will man die Insel sichtbar machen, so muß man vom Sulcus cerebri lateralis aus die sie bedeckenden Teile des Stirn-, Scheitel- und Schläfenlappens, die Deckel *(Operculum frontale, frontoparietale* und *temporale)* genannt werden, zurückbiegen oder abtragen. Dann sieht man in der Tiefe des Sulcus lateralis cerebri 5–9 Inselwindungen, *Gyri breves insulae* und in der Regel einen *Gy-*

rus longus insulae, die vom sogenannten *Inselpol,* der am stärksten vorspringenden Stelle der Insel, fächerförmig ausstrahlen. Das Inselmassiv ist von einer Ringfurche, *Sulcus circularis insulae,* umgeben, die nur an einer schmalen Stelle, dort wo die Insel in die basale Fläche des Großhirns (Palaeocortex) übergeht (Inselschwelle, *Limen insulae),* unterbrochen ist.

Mediale Fläche (Abb. 40):
Die mediale Fläche der Großhirnhemisphäre, die erst nach Halbierung des Gehirns völlig zu übersehen ist, zeigt als am meisten auffallendes Gebilde den **Balken, Corpus callosum,** die große Verbindungsbrücke der beiden Hemisphären. Sein mittlerer Teil ist der Balkenstamm, *Truncus,* der sich an seinem kaudalen Ende zum Balkenwulst, *Splenium corporis callosi,* verdickt, während sein kraniales Ende nach unten und vorne umbiegt und so das Balkenknie, *Genu,* und den Balkenschnabel, *Rostrum corporis callosi,* bildet. Das Rostrum geht in eine dünne Marklamelle, *Lamina rostralis,* über, an welche sich die *Lamina terminalis* anschließt.

Am median-sagittalen Schnitt erscheinen in der Konkavität des vorderen Balkenabschnittes das *Septum pellucidum,* die *Commissura rostralis [anterior]* und der *Fornix* (s. u.). Unmittelbar vor der *Lamina terminalis* befindet sich ein dreieckiges Feld, *Gyrus paraterminalis,* das nach vorn durch einen kurzen *Sulcus parolfactorius posterior* abgegrenzt wird. Zwischen diesem und dem noch weiter vorn gelegenen *Sulcus parolfactorius anterior* befindet sich die *Area subcallosa.*

Unter dem Knie und dem Schnabel beginnt die Balkenfurche, *Sulcus corporis callosi,* die um den ganzen Balken herumzieht und unter dem Splenium in den *Sulcus hippocampi* übergeht, der tief eindringend von hinten oben nach vorne unten verläuft (s. Abb. 40). Fast parallel zum Sulcus corporis callosi verläuft der *Sulcus cinguli,* der ungefähr in Höhe des Splenium nach oben zur Mantelkante aufsteigt. Zwischen diesen beiden Furchen liegt der *Gyrus cinguli,* der sich unterhalb des Splenium corporis callosi zum *Isthmus gyri cinguli* verjüngt und in den *Gyrus parahippocampalis* übergeht.

Der **Sulcus parieto-occipitalis** (Abb. 41) grenzt an der medialen Hemisphärenfläche den Scheitel- gegen den Hinterhauptlappen ab. Er fließt mit dem vorderen Ende des horizontalen **Sulcus calcarinus** zusammen. Beide Furchen schneiden aus dem Hinterhauptlappen den *Keil, Cuneus,* heraus.

Zwischen dem Sulcus parieto-occipitalis und dem aufsteigenden

Sulcus cinguli wird noch der *Precuneus* abgegrenzt. Der Bereich der Windungen zwischen dem Sulcus cinguli und der Mantelkante wird im Bereich des Stirnlappens als *Gyrus frontalis medialis* und im Bereich des Scheitellappens als *Lobulus paracentralis* bezeichnet.

Basale (inferiore) Fläche (s. Abb. 16):
An dem Aufbau der basalen Fläche des Großhirnmantels beteiligen sich die Stirn-, Schläfen- und Hinterhauptlappen. Die basale Fläche der letzteren ist vom Kleinhirn zugedeckt und erst nach dessen Entfernung ganz zu übersehen.

An der orbitalen Fläche des Stirnlappens sind mehrere unregelmäßig verlaufende Windungen, *Gyri orbitales,* vorhanden sowie ein *Gyrus rectus,* der zwischen dem Sulcus olfactorius und der Fissura longitudinalis cerebri liegt. Schläfen- und Hinterhauptlappen gehen an der basalen Fläche ohne scharfe Grenzen ineinander über. Infolgedessen sind hier zwei langgestreckte Windungen vorhanden, die *beiden* Lappen angehören: der *Gyrus occipitotemporalis medialis* und *Gyrus lingualis,* die durch den Sulcus collateralis voneinander getrennt werden. Die untere Schläfenwindung geht an der Hirnbasis in den *Gyrus occipitotemporalis lateralis* über und wird von dem o. g. medialen durch den *Sulcus occipitotemporalis* abgegrenzt. Dem

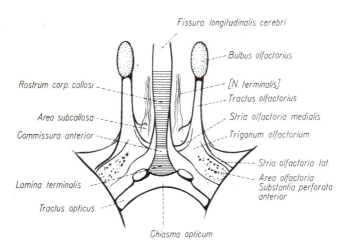

Abb. 41. Riechhirn.

Schläfenlappen allein gehört der wichtige **Gyrus parahippocampalis** an, der den im Inneren des Seitenventrikelunterhorns gelegenen Hippocampus trägt. Der Gyrus parahippocampalis umzieht bogenförmig das Crus cerebri und ist an seinem vorderen Ende hakenförmig umgebogen und bildet den *Uncus.*

Durch einen *Sulcus rhinalis,* der den Verlauf des Sulcus collateralis nach vorn fortsetzt, wird der Uncus von der medialen occipitotemporalen Windung abgegrenzt.

Die funktionelle Zuordnung der oberflächlichen Hirnstrukturen wird später (s. S. 134 ff.) näher erläutert.

Riechhirn und limbisches System

Zwischen dem Diencephalon und den mächtigen Strukturen des Neopalliums, bogenförmig um Hirnstamm und Balken angeordnet, befinden sich Hirnareale, die phylogenetisch älter sind und ein einheitliches funktionelles System, das *limbische System*[1]), ausbilden. Sie umfassen das Palaeopallium, Archaeopallium und die dem Archaeopallium benachbarten Strukturen des Neopalliums (Mischzonen), wie Gyrus cinguli und Gyrus parahippocampalis. Die funktionelle Bedeutung des limbischen Systems ist gegenwärtig Gegenstand intensivster Forschung in der Neurobiologie. Die ursprüngliche Zuordnung des gesamten Systems zum Riechhirn kann nicht mehr aufrechterhalten werden. Als *Riechhirn, Rhinencephalon,* bezeichnen wir heute nur solche Strukturen, die nachgewiesenermaßen ausschließlich mit dem Riechsystem zusammenhängen, an der vorderen Hirnbasis liegen und phylogenetisch dem Palaeopallium zugerechnet werden.

Die zum Archaeo- und Neopallium gehörenden Abschnitte des limbischen Systems bilden die „Hippocampusformation", da der Hippocampus (s. u.) als deren Zentrum angenommen wird. Die zentrale Bedeutung des Systems für die Regulation von Emotionen (Gefühle), Motivationen (gezielte Handlungen und Triebe) und des Verhaltens des Individuums ist erst in jüngster Zeit festgestellt worden. Es ist deshalb verständlich, daß zum jetzigen Zeitraum die Klassifizierung des Systems noch uneinheitlich ist und hier nur eine allgemeine Übersicht vorgestellt werden kann.

---

1) lat. limbus = Rand – Randlappen („Lobus limbicus"), da er am Rande des Balkens und der Stammhirnganglien liegt.

Riechhirn, *Rhinencephalon*

Dazu zählen wir den *Bulbus olfactorius,* den *Tractus olfactorius, das Trigonum olfactorium,* die *Striae olfactoriae* und die Bestandteile des *Palaeocortex* (Riechrinde, Lobus piriformis) im engeren Sinne.

Der **Bulbus olfactorius** (Riechkolben) liegt der Lamina cribrosa des Siebbeines (s. Bd. 1) auf und in bezug auf das Gehirn im Sulcus olfactorius der Facies orbitalis des Lobus frontalis (s. o.) und wird nach hinten über den **Tractus olfactorius** mit dem Trigonum olfactorium verbunden. Embryonal aus einem hohlen Divertikel hervorgegangen und beim Menschen, der über einen schwachen Geruchssinn verfügt (Mikrosmatiker) zu einem soliden Strang geworden, zeigt der Bulbus olfactorius als primäres Riechzentrum eine *zirkulär-laminare Struktur.* In den Lamellen befinden sich die Zellen und ihre Verbindungen. Die Fasern verlaufen hingegen radiär und bilden im Zentrum des Bulbus und im Tractus olfactorius die Riechbahn. Schalenartig angeordnet lassen die Lamellen des Bulbus von außen nach innen folgende Schichten erkennen: 1. Faserschicht der Nn. olfactorii, 2. Schicht der synaptischen Glomeruli, 3. Molekulare und äußere Körnerschicht, 4. Mitralzellschicht, 5. Innere Körnerschicht und 6. Fasern der zentralen Riechbahn.

Die Verschaltung der Riechhirnneurone ist außerordentlich kompliziert. Die aufsteigenden Neuriten der bipolaren Riechzellen der Pars olfactoria der Nasenschleimhaut erreichen die *synaptischen Glomeruli* und werden hier mit den Dendriten der großen pyramidenförmigen *Mitralzellen* der 4. Schicht synaptisch verschaltet. Durch periglomeruläre Zellen (Hauptteil der äußeren Körnerschicht) werden die Glomeruli untereinander funktionell verbunden (Konvergenz der Impulse). Die Mitralzellen und ihnen verwandte „Tuftzellen" der 3. Schicht empfangen die Erregungen aus mehreren benachbarten Glomeruli über ihre apikalen Dendriten und leiten die Impulse über ihren basalen Neuriten zum Tractus olfactorius. Zahlreiche *amakrine Körnerzellen* der inneren Körnerschicht (5) erreichen mit ihren Dendriten sowohl die Glomeruli als auch die basalen Dendriten der Mitralzellen. Vermittels dendro-dendritischer Synapsen wirken diese amakrinen Körnerzellen und auch die o. g. periglomerulären Zellen als *inhibitorische Interneurone.* Schließlich werden die Glomeruli noch von rückläufigen, zentrofugalen (efferenten) Axonen des kontralateralen Bulbus olfactorius und *Nucleus olfactorius anterior,* der im hinteren Abschnitt des Bulbus sitzt und aus multipolaren Neuronen besteht, reguliert. Im letztgenannten

1.2.2 Gehirn

Nucleus werden verschiedene Fasern oder Kollateralen der Riechbahnen umgeschaltet.

An seinem Ende verbreitet sich der Tractus olfactorius zum flachen *Trigonum olfactorium*. Hier spalten sich die Fasern des Tractus und bilden die *Stria olfactoria medialis* und *lateralis*. Die Stria olfactoria lateralis begrenzt als weißes Bündel lateral die *Substantia perforata rostralis*, erreicht das Limen insulae und biegt nach hinten um. Hier erreicht sie eine kleine Windung, den *Gyrus semilunaris*, der dem Uncus rostral vorgelagert ist. Diese bildet schon einen Teil des Mandelkernkomplexes *(Corpus amygdaloideum)*. Lateral von der Stria olfactoria lateralis wird noch der Gyrus *ambiens* ausgebildet, der mit dem Limen insulae rostral und lateral in Verbindung steht und selbst nach lateral vom vorderen Abschnitt des Gyrus parahippocampalis, dem menschlichen Homologon der Area entorhinalis, getrennt wird. Die laterale Grenze zum Gyrus temporo-occipitalis medialis bildet hier der *Sulcus rhinalis* (eine Fortsetzung des Sulcus collateralis nach vorn, s. o.). Die *Area entorhinalis*, der *Gyrus ambiens* und der *Gyrus semilunaris* bilden zusammen den *Lobus piriformis*.

Die *Stria medullaris medialis* läuft nach medial, begrenzt rostral und medial die Substantia perforata rostralis, läuft auf die mediale Seite der Hemisphäre und erreicht die Gyri paraterminalis und parolfactorius vor der Lamina terminalis.

Die *Substantia perforata rostralis* liegt kaudal vom Trigonum olfactorium und wird medial vom Chiasma und Tractus opticus und lateral vom Uncus begrenzt. Sie liegt der Aufzweigungsstelle der A. carotis interna in die Aa. cerebri anterior und media auf. Von der letzteren treten zahlreiche Äste in das Innere des Gehirns, die nach der Präparation abgerissen werden und diese siebartige Gestaltung der Fläche ergeben. Von Bedeutung ist hier noch ein Faserband, das von kaudal und lateral nach kranial und medial zur Substantia perforata rostralis verläuft (zunächst parallel zum Tractus opticus, danach parallel zur Stria olfactoria medialis) und den Komplex des Corpus amygdaloideum mit dem Gyrus paraterminalis verbindet. Diese *Bandaletta diagonalis (Broca)* läuft mit der Stria olfactoria medialis um die Margo medialis.

Die inneren Strukturen der soeben genannten Abschnitte des Riechhirns sind sehr komplex gebaut und teilweise noch unerforscht. Da sie beim Menschen offenbar eine untergeordnete Rolle spielen, wollen wir uns ausschließlich auf eine übersichtliche Darstellung der Endigung der **Riechbahn** konzentrieren:

Die Afferenzen aus dem Bulbus olfactorius erreichen über die Stria olfactoria lateralis Kerngebiete bzw. Rindenbereiche im lateralen Abschnitt der Substantia perforata rostralis, im Gyrus ambiens, im Gyrus semilunaris und im corticomedialen Anteil des Corpus amygdaloideum. Diese Regionen werden als *primäre Riechrinde* bezeichnet. Bemerkenswert ist, daß im Gegensatz zu allen anderen sensorischen Bahnen alle Fasern ohne Umschaltung im Thalamus den Cortex erreichen. Die Area entorhinalis empfängt zwar wenige direkte Riechfasern, aber dafür eine Vielzahl von Afferenzen aus der primären Riechrinde und wird als *sekundäres Riechfeld* (Erinnerungsfeld) angesprochen. Weitere Verbindungen über die Stria olfactoria medialis und vom primären Riechfeld erreichen auch andere benachbarte Hirnzentren (Thalamus, Hypothalamus, Hippocampusformation) und dienen der Regulation.

Mandelkerngebiet, *Corpus amygdaloideum*

Der „*Mandelkern*" ist ein Komplex phylogenetisch unterschiedlich alter Neurone. Der Mandelkernkomplex liegt im Bereich des Polus temporalis vor dem Unterhorn des Seitenventrikels und hat topographische Beziehungen zu den Basalganglien. Die *Area amygdaloidea anterior* und die *Pars corticomedialis* sind die ältesten Teile, enthalten Pyramiden- und Körnerzellen und stehen im Dienste der Riechfunktion. Beim Menschen sind diese Teile wenig entwickelt.

Die *Pars basolateralis* des Corpus amygdaloideum ist beim Menschen stärker entfaltet, stammesgeschichtlich jünger und steht mit dem Claustrum und der Rinde des Gyrus parahippocampalis in Verbindung. Man kann hier noch einen medialen kleinzelligen und einen lateralen großzelligen Abschnitt unterscheiden. Die Verbindung zum Corpus amygdaloideum sind sehr zahlreich und wurden und werden im Zusammenhang mit anderen Bahnsystemen erwähnt.

Zur interneuronalen Verbindung im Bereich des limbischen Systems sind einige zentrale Strukturen von Bedeutung, die hier benannt werden.

Die *Stria terminalis* stellt ein wichtiges Faserbündel dar, das im Corpus amygdaloideum beginnt, am medialen Rand des Nucleus caudatus (zunächst am Dach des Unterhorns nach hinten, dann am Boden der Pars centralis des Seitenventrikels zwischen Nucleus caudatus und Thalamus in Nachbarschaft zur Vena thalamostriata) im Bogen zur Commissura rostralis [anterior] zieht und sich hier aufsplittert und auch verstreute Kerne enthält. Die supra- und subkommissuralen Anteile sind amygdalofugal und erreichen die Area septalis, den Hypothalamus und den „Lobus piriformis" des Riechhirns. Die kommissuralen Anteile verbinden die kontralateralen Corpora amygdaloidea untereinander.

Die *Commissura rostralis [anterior]* besteht aus einem kräftigen Bündel (2,5 mm im Durchmesser) von kreuzenden markhaltigen Fasern und liegt ca. 2 cm oberhalb des Chiasma opticum zwischen Fornix und Lamina terminalis eingebettet. Sie ist an der Bildung eines Teils der Vorderwand des III. Ventrikels beteiligt. Wir unterscheiden an ihr eine *Pars anterior* und eine größere *Pars posterior*. In der Commissura rostralis kreuzen Fasern des Riechhirns, des Corpus amygdaloideum, neokortikale Anteile vom Schläfen- und Stirnlappen des Großhirns.

Die *Area septalis* repräsentiert ein wichtiges Schalt- und Leitzentrum der Hippocampusformation, ist beim Menschen auf die Bereiche der benachbarten Abschnitte der Lamina terminalis beschränkt und enthält zahlreiche disperse Kerngebiete, die Afferenzen von den Corpora amygdaloidea, von der Riechhirnrinde, vom Hippocampus und der Formatio reticularis des Mittelhirns empfangen. Efferente Fasern ziehen zum Hippocampus, zum Stirnhirn, zur Formatio reticularis mesencephali und zu den Habenula.

Hippocampusformation

Die morphologische Grundlage für die Hippocampusformation bildet das phylogenetisch ältere Archaeopallium, das sich an der medialen Hemisphärenfläche entlang der Fissura choroidea des Seitenventrikels, auf und unter dem Balken, dem Corpus callosum, ausbreitet. Er ist das *Kernstück des limbischen Systems*. Wir rechnen dazu das *Indusium griseum* und die *Striae longitudinales*, den *Gyrus fasciolaris*, den *Hippocampus* im engeren Sinne mit dem *Alveus* und den *Fimbria hippocampi*, das *Subiculum*, den *Gyrus dentatus*, Teile des *Uncus* und des *Fornix*.

Das *Indusium griseum* ist eine zarte Schicht grauer Substanz, die dem Balken aufliegt und lateral im Sulcus corporis callosi Anschluß an den Gyrus cinguli findet. Vorne endet es im Gyrus paraterminalis und hat so Anschluß über die Bandaletta diagonalis (Broca) mit der Substantia perforata rostralis und der Pars corticomedialis der Corpus amygdaloideum. Hinten erreicht das Indusium griseum über das Splenium corporis callosi den Gyrus fasciolaris, um im Gyrus

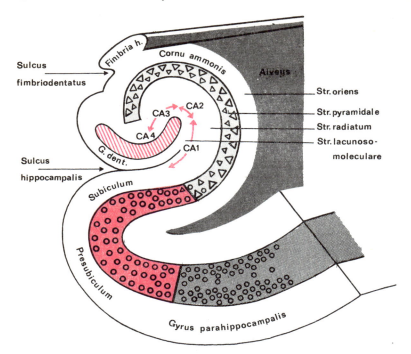

Abb. 42. Frontalschnitt durch den linken Hippocampus.

dentatus zu enden. In das Indusium eingebettet finden wir in der Mitte und an der Seite je ein weißes Faserband, die *Striae longitudinales medialis* et *lateralis*. Sie reichen vom Gyrus paraterminalis über den Gyrus fasciolaris zur Fimbria hippocampi und zum Fornix.

Der **Hippocampus** im engeren Sinne ist eine längliche Vorwölbung in der medialen Wand des Unterhorns vom Seitenventrikel und stellt eine Einrollung des Gyrus parahippocampalis von lateralmedial nach dorsal und lateral dar. Den Übergang bildet das Subiculum. Der Hippocampus ist ca. 5 cm lang, verbreitert sich nach vorn ein wenig und zeigt 2 bis 6 Einkerbungen *(Digitationes),* so daß das Ganze wie ein Fuß, eine Tatze aussieht („Pes hippocampi"). Die

Oberfläche des Hippocampus ist von Ependym bedeckt und von tangential verlaufenden markhaltigen Fasern überzogen – *Alveus hippocampi*. Am medialen oberen Rand gehen die Fasern in ein longitudinales Bündel, die *Fimbria hippocampi,* über. Letztere geht nach kranial und dorsal in den Fornix über. Durch einen *Sulcus fimbriodentatus* wird medial noch der einwärts gerollte und äußer-

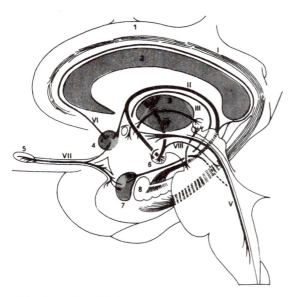

Abb. 43. Die wichtigsten Bahnen des Rhinencephalon und limbischen Systems (in Anlehnung an **Nieuwenhuys** et al.)

1 Cingulum
2 Corpus callosum
3 Thalamus
4 Septumkerne
5 Bulbus und Tractus olfactorius
6 Corpus mamillare
7 Corpus amygdaloideum
8 Pes hippocampi und Gyrus dentatus

I „äußerer limbischer Bogen" (Cingulum – Gyrus parahippocampalis)
II Fornix – „innerer limbischer Bogen"
III Stria terminalis
IV Fasciculus mamillothalamicus
V Fasciculus longitudinalis dorsalis
VI Indusium griseum (sog. „mittlerer limbischer Bogen")
VII Tractus olfactorius und Stria olfactoria lat.
VIII Fasciculus mamillotegmentalis

lich stark gekerbte *Gyrus dentatus* abgegrenzt, der nach basal (inferior) durch den *Sulcus hippocampi* vom *Subiculum* des Gyrus parahippocampalis abgesetzt wird. Häufig ist der Gyrus dentatus von der Fimbria hippocampalis überdeckt. Nach hinten ist der Gyrus dentatus über den Gyrus fasciolaris mit dem Indusium griseum verbunden. Am vorderen Ende geht er vermittels eines *Uncusbändchens* in den Uncus über.

Die **innere Struktur des Hippocampus** ist Gegenstand einer zunehmenden Forschung, so daß eine Vielzahl von Literatur darüber publiziert wurde. Hier einige zusammenfassende Bemerkungen: Der Hippocampus und der Gyrus dentatus besitzen als Abkömmlinge des Archaeopalliums eine *3schichtige* Anordnung der Neuronen. Das Subiculum stellt eine Übergangszone dar, trägt 4–6 Schichten, und der Gyrus parahippocampalis, der zum Neopallium gehört, zeigt die typische 6schichtung des Neocortex (Abb. 42).

Durch die Einrollung der Hirnrinde im Bereich des Hippocampus entsteht auf Frontalschnitten eine widder- oder ammonshornartige Anordnung der grauen Rindensubstanz. Aus diesem Grunde wird der Hippocampus häufig auch *Ammonshorn, Cornu ammonis,* genannt. Vom Ventrikel aus gesehen finden wir am Hippocampus („Ammonshornformation") folgende *Schichtenfolge:* 1. Ependym, 2. Alveus, 3. Stratum oriens, 4. Stratum pyramidalis, 5. Stratum radiatum, 6. Stratum lacunosum, 7. Stratum moleculare. Die Schichten 6 und 7 werden häufig zum Stratum lacunoso-moleculare zusammengefaßt. Der *Alveus hippocampi* führt afferente und efferente Fasern. Die Efferenzen stammen von den großen Pyramidenzellen und wenigen Neuronen des Stratum oriens und dem Gyrus dentatus. Bevor die Fasern die Fimbria erreichen, geben sie noch Kollateralen an den Hippocampus zurück. Afferenzen kommen u. a. von der kontralateralen Seite über die Commissura rostralis. Im *Stratum oriens* finden wir neben verschiedenen efferenten und afferenten Fasern die Dendriten der Pyramidenzellen der Nachbarschicht und zahlreiche kleinere Neurone, z. B. Korbzellen – es scheinen inhibitorische Interneurone zu sein. Sie bilden reichlich axo-somatische Synapsen mit den Pyramidenzellen.

Das *Stratum pyramidale* ist durch das Vorhandensein zweier Schichten von kleinen und großen Pyramidenzellen gekennzeichnet. Die Basis ist zum Alveus gerichtet und entsendet auch dorthin den Neuriten. Die basalen Dendriten verzweigen sich in der Pyramidenzellschicht selbst und erreichen auch das Stratum oriens. Die apikalen Dendriten sind reichlich verzweigt, lassen *Spines* erkennen und erreichen das Stratum lacunosum und moleculare. Sie empfangen Afferenzen von der Gegenseite des Hippocampus, von der Area entorhinalis und die Kollateralen der eigenen Neuriten. Moosfasern aus den Zellen des Gyrus dentatus bilden Synapsen mit den apikalen Dendriten im *Stratum radiatum*.

Der *Gyrus dentatus* enthält in der Reihenfolge von unten (vom Sulcus hippocampi) nach oben folgende 3 Zellschichten: 1. Molekulare Schicht, 2. Körnerschicht und 3. polymorphe Zellschicht. Die Zellen besitzen alle *spine*haltige Dendriten und empfangen Afferenzen aus der Nachbarschaft. Die wichtigsten Efferenzen sind die *Moosfasern*, die von den Körnerzellen zu den Pyramidenzelldendriten des Hippocampus reichen.

Die Verbindung der Hippocampusformationen sind vielfältig. Die Afferenzen, die den Hippocampus erreichen, kommen aus dem Gyrus cinguli, den Nucc. septales der Area septalis, dem entorhinalen Cortex, dem Indusium griseum, vom Hippocampus der Gegenseite. Die Efferenzen verlassen den Hippocampus über die Fimbria hippocampi zum Fornix. Daraus ergeben sich folgende Verbindungen: zum Gyrus fasciolaris, Indusium griseum, Gyrus cinguli, zu den vorderen Hypothalamuskernen, zum Thalamus, zu den Corpora mamillaria und schließlich zur Formation reticularis des Mittelhirns.

Fornix

Der *Fornix (Gewölbe)* ist ein mächtiger Faserzug der medialen Hemisphärenwand und verbindet in der Hauptsache die Corpora mamillaria mit dem Hippocampus doppelläufig (Tractus hippocampomamillaris und mamillohippocampalis). Seine Fasern sammeln sich zunächst in der *Fimbria hippocampi* auf dem Hippocampus. Der freie, laterale Rand der Fimbria ist ventrikelwärts gerichtet und dient als Ansatzstelle für den Plexus choroideus des Seitenventrikels – Abrißstelle ist die *Taenia fornicis*. Unter dem Splenium corporis callosi laufen die Fimbriae in die *Crura fornicis* (Gewölbeschenkel). Die Schenkel nähern sich unter dem Balkenkörper und werden durch eine *Commissura fornicis* miteinander verbunden. Es entsteht das *Corpus fornicis*, das sich am vorderen Ende des III. Ventrikels wieder in die *Columnae fornicis* (Fornixsäulen) aufteilt. Die Fornixsäulen liegen zunächst frei (*Pars libera* columnae fornicis) und werden danach von der Wand des III. Ventrikels bedeckt *(Pars tecta)*. Sie erreichen die Corpora mamillaria. Es ist bekannt, daß zahlreiche afferente und efferente Fasern des Fornix ausbrechen und Nachbargebilde erreichen.

Funktionelle Bedeutung des limbischen Systems

Das limbische System faßt funktionell abhängige Rindenbezirke an der medialen Hemisphärenwand zusammen. Nach Kenntnis der einzelnen Strukturen kann man zusammenfassend feststellen, daß diese in 2 Bögen angeordnet sind. Der „äußere Bogen" gehört eigentlich schon zum Neocortex und erfaßt Übergangsgebiete: Gyrus parahippocampalis, Gyrus cinguli. Der „innere Bogen" (häufig auch in einen mittleren und inneren unterteilt) ist aus palaeo- und archaeokortikalen Regionen aufgebaut: Hippocampus, Gyrus dentatus, Gyrus fasciolaris, Indusium griseum, Gyrus paraterminalis, Area septalis, Fornix u.a. Weiterhin gehören dazu der Mandelkernkomplex, der Nucleus anterior thalami, Habenula und Kerne der Formatio reticularis des Mittelhirns. Durch die Vielzahl der Verbindungen können in sich rückläufige Neuronenkreise geschaltet und damit vielseitige vitale Reaktionen ausgelöst werden (Abb. 43).

Zu seinen bisher erkannten Funktionen gehören die Wahrnehmung des Geruchssinns im *primären Riechhirnfeld*. Auch die Erinnerungsfelder *(sekundäre Riechhirnrinde)* befinden sich im limbischen System.

Seine größte Bedeutung liegt jedoch in der *Regulierung unbewußter Verhaltensweisen und vitaler Reaktionen* zur Erhaltung des Individuums. Emotionen (Gefühle), Motive (Handlungsziele) werden hier koordiniert und effektiv beantwortet. Das emotionale Verhalten (Wut, Angst, Hemmung, Freude und Lust) ist eine Leistung des limbischen Systems. Es hat Einfluß auf das Sexualverhalten, die Fortpflanzung und die vegetativen Funktionen des Organismus. Neuere Untersuchungen lassen darauf schließen, daß hier wesentliche Funktionszentren für das Gedächtnis und das Lernverhalten zu suchen sind.

Großhirnrinde

Wie schon einleitend angeführt, ist die graue Substanz des Endhirns auf die Rinde *(Cortex cerebri)* und die sog. *subkortikalen Basalkerne* konzentriert. Das gesamte „Leitwerk", die weiße Substanz *(Medulla cerebri)* ist in das Innere verlagert. Der größte Teil (etwa 90 %) des Hirnmantels (Pallium) ist beim Menschen vom Neocortex, dem phylogenetisch jungen Teil, bedeckt. Obwohl lokale Unterschiede beim mikroskopischen Aufbau auftreten, läßt die 6schichtige Rindenstruktur eine gewisse Gleichförmigkeit erkennen. So werden diese Rindenabschnitte als *Isocortex* bezeichnet und dem primitiven *Allocortex* (3schichtiger Aufbau, Rinde des Palaeo- und Archaeopallium; s. Rhinencephalon und Hippocampusformation) gegenübergestellt.

Die Großhirnrinde läßt eine Gliederung nach der Tiefe *(mikroskopischer Schichtenbau)* und Fläche *(funktionelle Rindenfelder)* erkennen. Durch vertikale und horizontale neuronale (synaptische) Verknüpfung stehen die Strukturelemente zwischen den Schichten und Rindenfeldern der gleichen und Gegenseite sowie den subkortikalen Zentren in direkter oder indirekter Verbindung. Das Ausmaß der Komplexität kann an wenigen Zahlen angedeutet werden:
Gesamtoberfläche der Hirnrinde: 220 000 bis 250 000 mm^2,
Volumen: 300 cm^3,
Masse: 450 g,
Rindendicke: 1,5–4,5 mm.
Anzahl der Nervenzellen in der Rinde: gesamt ca. 10–16 Milliarden; eine Zellsäule von 1 mm^2 und 2,5 mm Tiefe enthält mehr als 60 000 Neurone.

Eine Pyramidenzelle des Gyrus precentralis (motorisch) besitzt synaptische Verbindungen zu etwa 600 anderen Nervenzellen, in der Area striata (Sehrinde) gar 2000–4000 Verbindungen zu anderen Zellen. Die synaptischen Kontakte zwischen den Nervenzellen haben beim Menschen zugenommen und einen Höhepunkt erreicht.

Rindenschichten und ihre mikroskopische Struktur
Die Großhirnrinde besteht aus den Perikarya und Fortsätzen (Fasern) der Neurone, Gliazellen und Blutgefäßen. Die schichtenweise Anordnung der Perikarya der Nervenzellen verleiht der Rinde ein besonderes Aussehen. An manchen Rindenbezirken (z. B. Area striata) kann man mit dem bloßen Auge eine verstärkte Tangentialfaserschicht (Gennarischer oder Vicq d'Azyrscher Streifen) erkennen. Mit geringen Vergrößerungen lassen sich die Pyramidenzellen nachweisen, die zwei deutliche Schichten ausbilden. Mit Hilfe von Imprägnationstechniken und der Elektronenmikroskopie können wir dann die Vielfalt der neuronalen Strukturen und deren Verbindung beobachten, auszählen und vermessen. Unter Verwendung histochemischer Verfahren lassen sich die synaptischen Verbindungen funktionell charakterisieren und nach elektrophysiologischer Stimu-

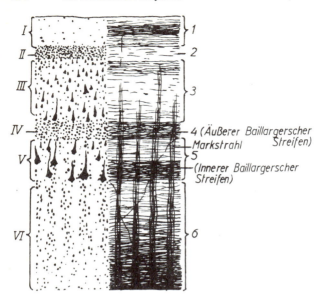

Abb. 44. Mikroskopisches Bild der Großhirnrinde (Schema). Links Zellbild (Zytoarchitektonik), rechts Faserbild (Myeloarchitektonik).

lierung der Einzelzelle oder von Zellgruppen der Wirkungs- und Funktionsbereich ermitteln.

Die mehr oder weniger deutlich repräsentierte *6schichtige Rindenstruktur* des Neocortex war und ist erneut Gegenstand neurobiologischer Untersuchungen mit dem Ziel, Struktur-Funktions-Beziehungen aufzuklären. Von den sich daraus ergebenden vielfältigen Vorschlägen zur Klassifizierung der Schichten soll trotz mancher Unzulänglichkeiten die klassische Einteilung vorgenommen werden, um die neuronalen Verbindungen in ihrem groben Zusammenhang darzustellen (Abb. 44, 45).

I. *Lamina molecularis (plexiformis):* Sie enthält wenige *Horizontalzellen* (Cajal). Es sind kleine fusiforme Zellen, deren kurze Dendriten an gegenüberliegenden Seiten des Somas abgehen und sich in der horizontalen Ebene ausbreiten. Das T-förmig aufgespaltene Axon breitet sich gleichfalls in dieser Schicht aus. Neben den genannten Fortsätzen finden wir tangential orientierte Fasern von den apikalen Dendriten der Pyramidenzellen, die vertikalen Axone der Sternzellen und der Zellen von Martinotti sowie afferente kortikale Fasern u.a. Elemente. Alle Fasern spalten sich in der Regel auf und verlaufen tangential (oberflächliche Tangentialfaserschicht).

II. *Lamina granularis externa:* Sie enthält die Somata der *Körnerzellen,* der *kleinen Pyramidenzellen* und vertikal ausgerichtete Dendriten und Axone der benachbarten Rindenschichten. In ihrer Form ähneln die kleinen Pyramidenzellen den mittelgroßen und großen der Schichten III und V, jedoch sind ihre Axone einschließlich der Kollateralen auf die Rinde beschränkt – sie dienen der intrakortikalen Verbindung. Die vielgestaltigen Körnerzellen kommen in allen Schichten vor, sind aber besonders in den Schichten II und IV konzentriert. Sie sind klein, 6–10 µm im Durchmesser mit einem kugelförmigen Soma. Sie gehören zu Neuronen des Golgi-Typ II, besitzen reichlich verzweigte Dendriten mit *Spines* und ein relativ kurzes Axon, das vertikal orientiert ist. Sternzellen mit einem horizontal verlaufenden und reichlich verzweigten Axon bilden die Population der *Korbzellen.* Zwischen den vorbeiziehenden Fasersystemen, den Neuriten, Dendriten und Somata der verschiedensten Zelltypen gibt es reichlich synaptische Verbindungen.

III. *Lamina pyramidalis externa:* Sie enthält vor allem die *mittelgroßen Pyramidenzellen,* daneben *Stern-, Korb-* und *Spindelzellen.* Die Korbzellen lassen eine horizontale Orientierung ihrer Fortsätze erkennen. Zahlreiche Stern- und Spindelzellen (fusiforme Zellen) zeigen hier eine vertikale Anordnung, ihre Fasern erreichen die benachbarten Schichten. Die Spindelzellen gehören zum Typ der Sternzellen, besitzen zwei kräftige entgegengesetzt gerichtete Dendriten, die synaptische Kontakte zu den afferenten Fasersystemen und Kollateralen der Axone von kleinen und mittelgroßen Pyramidenzellen der benachbarten Schichten haben. Ihre Axone ziehen horizontal, häufig verzweigt, zu den apikalen Dendriten der Nachbarschaft, die von den Pyramidenzellen der verschiedenen Schichten stammen.

IV. *Lamina granularis interna:* Hier finden wir vornehmlich die verschiedenen Typen der *Körnerzellen* (Korb-, Spindel- u.a. Sternzellen) mit ihren vielen Fortsätzen, die eine horizontale Orientierung erfahren – innere Tangentialfaserschicht (s. auch

Gennarischer Streifen der Area striata). Afferente Fasersysteme, apikale Dendriten der großen Pyramidenzellen u.a. Fasern durchflechten vertikal diese Schicht.

V. *Lamina pyramidalis interna:* Sie ist die Schicht der *großen Pyramidenzellen* (s. auch Betzsche Riesenpyramidenzellen des Gyrus precentralis). Daneben finden wir wenige Sternzellen. Die Somata der Zellen sind in ein dichtes Faserwerk des Neuropil eingebettet, das von den Dendriten und Axonen der Zellen der gleichen Schicht oder von den benachbarten Schichten und den durchziehenden afferenten Fasersystemen gebildet wird. Die Pyramidenzellen sind durch ihre typische Form gekennzeichnet und können unterschiedlich groß sein (basaler Durchmesser schwankt von 10 bis 70 µm und mehr). Sie besitzen einen kräftigen apikalen Dendriten, der sich reichlich aufzweigt und vertikal zur Lamina molecularis zieht, wo er horizontale Äste abgibt. Die basalen Dendriten sind kürzer, verzweigt und in der Regel horizontal ausgerichtet. Die Dendriten sind mit zahlreichen *Spines* für die Ausbildung axo-dendritischer Synapsen besetzt. Die Anzahl der axo-dendritischen und axo-somatischen Synapsen an den Lamina-V-Pyramidenzellen wird mit ca. 10000/Zelle angegeben. Daraus ergibt sich die Vielfalt der funktionellen Verbindungen. Die Axone der Pyramidenzellen entspringen etwa aus dem Mittelpunkt der Zellbasis und verlaufen intrakortikal (s. auch Lamina II und III) oder kortikofugal (Lamina V) und bilden die mächtigen efferenten Fasersysteme (Assoziations-, Kommissuren- und Projektionssysteme) des Endhirns. Alle Axone geben intra- und extrakortikale Kollateralen ab, von denen die intrakortikalen synaptische Kontakte zu den *Stern-, Korb-* und *Spindelzellen* sowie zu den *Zellen von Martinotti* der Lamina VI ausbilden.

VI. *Lamina multiformis:* Diese Schicht der vielgestaltigen Zellen ist sehr bunt und von zahlreichen kleinen Neuronen durchsetzt.

Neben dieser Gliederung der Rinde vornehmlich nach den vorherrschenden Zelltypen in den Schichten *(Zytoarchitektonik)* kann die Großhirnrinde auch nach dem Verlauf und der Zuordnung der Fasersysteme in den Schichten eingeteilt werden *(Myeloarchitektonik)* (Abb. 44). Nach dem mehr oder weniger stark ausgeprägten System von Tangentialfasern *(Neurofibrae tangentiales)* lassen sich in Analogie zu den o.g. Zellschichten folgende Faserschichten differenzieren: *Stria laminae molecularis – Stria laminae granularis ex-*

1.2.2 Gehirn 133

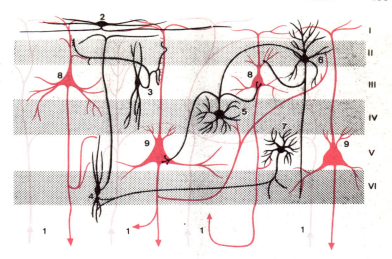

Abb. 45. Schematische Darstellung der wichtigsten Verschaltungen des Neocortex.

Die Afferenzen (1) erreichen die Rinde und werden direkt oder über Interneurone (2 Horizontalzelle, 3 Spindelzelle, 4 Martinottizelle, 5 und 7 Korbzelle, 6 Sternzelle) auf die Pyramidenzellen der Lamina III (8) und der Lamina V (9) übertragen. Die Neuriten der kleinen und großen Pyramidenzellen stellen die Efferenzen dar. I–VI Laminae des Neocortex. Die Neurone sind z. T. auch untereinander verschaltet.

terna – *Stria laminae granularis interna* (äußerer Baillargerscher Streifen) und *Stria laminae pyramidalis interna* (innerer Baillargerscher Streifen). Das Verschaltungsprinzip der neokortikalen Verbindungen soll nachfolgend nur übersichtlich dargestellt werden, da Einzelheiten noch weitestgehend unerforscht sind. Die afferenten Fasern strahlen vertikal in die Rinde ein, verzweigen sich besonders in den Laminae granulares (II und IV) und bilden mit den Sternzellen reichlich axo-dendritische Synapsen. Wenige Axonkollateralen erreichen offenbar auch direkt die Dendriten der Pyramidenzellen. Die Axone der Sternzellen erreichen, reichlich verzweigt, die Dendritendorne *(Spines)* der Pyramidenzellen. Die Korbzellen (Schichten III und IV), die ebenfalls afferente Impulse empfangen, erreichen mit ihren horizontal verlaufenden Axonen die Somata der

Pyramidenzellen und sollen inhibitorische Funktionen übernehmen *(Hemmneurone).* Durch die Sternzellen werden die umgebenden Pyramidenzellen zu einer *vertikalen Einheit, den Rindensäulen* zusammengefaßt (Abb. 44, 45).

In Abhängigkeit von ihrer Funktion sind die Schichten in verschiedenen Rindenabschnitten unterschiedlich ausgeprägt. Wir finden Rindenbezirke, in denen die Körnerschichten II und IV fehlen und deshalb die Pyramidenzellen überwiegen *(agranulärer Rindentyp* – z. B. Gyrus precentralis): Überwiegen der efferenten Projektionen. Demgegenüber gibt es Rindenareale, in denen die Körnerschichten überwiegen und Pyramidenzellschichten (insbesondere die III) reduziert sind *(granulärer Rindentyp* – z. B. Area striata): Überwiegen der afferenten Projektionen.

Rindenfelder
Experimentelle und klinische (neuropathologische) Untersuchungen haben schon frühzeitig den Nachweis erbracht, daß die Großhirnrinde in funktionell unterschiedliche Areale gegliedert werden kann. Subtile neurophysiologische Untersuchungen haben jedoch ergeben, daß eine umschriebene funktionelle Zuordnung nur für die Primärfelder zutrifft (somatomotorische Ursprungsgebiete, somatosensible Endigungsgebiete). Hinzu kommen jedoch noch Sekundärfelder – Supplement- oder Assoziationsfelder –, die nicht deutlich abgegrenzt werden können und eine integrative Bedeutung haben. Eine höhere Nerventätigkeit, insbesondere die geistig-kulturellen und psychischen Leistungen, kann nicht auf bestimmte Bezirke der Rinde lokalisiert werden. An dieser Leistung sind viele Regionen des Iso- und Allocortex sowie auch subkortikale Zentren beteiligt.

Jedem Großhirnlappen ist ein primäres Rindenareal zugewiesen, das allerdings nur einen bescheidenen Anteil davon ausmacht. Die übrigen Regionen werden von Sekundärzentren eingenommen, die die Lappengrenzen auch übertreten: Stirnlappen – Körpermotorik; Scheitellappen – „Körperfühlsphäre"; Schläfenlappen – Gehör; Hinterhauptlappen – Gesicht.

Aus didaktischen Gründen soll hier zur Gliederung der Großhirnrinde das Brodmannsche Prinzip („Rindenkarte") benutzt werden.

Lobus frontalis:
An ihm werden mehrere Areale unterschieden: präzentrale, prämotorische, polare und orbitale Region. Die *präzentrale Region* (Gyrus

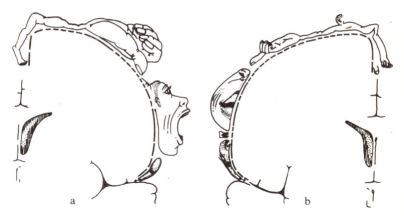

Abb. 46. Die proportionale somatotopische Gliederung der motorischen Präzentralregion – „motorischer Homunculus" (a) und der sensiblen Postzentralregion – „sensibler Homunculus" (b).

precentralis und die angrenzenden hinteren Abschnitte des Gyrus frontalis superior und medius, Areae 4 und 6) entspricht dem *primären motorischen Zentrum*. Mikroskopisch ist dieses Rindenareal durch den agranulären Typ gekennzeichnet und enthält in der Lamina pyramidalis interna (V) die Betzschen Riesenpyramidenzellen. An diesen Zellen beginnt die Pyramidenbahn (Tractus corticospinalis) und der Tractus corticonuclearis – die Bahnen für die Willkürmotorik. Wegen der Kreuzung der Bahnen (s. Pyramidenkreuzung) reagieren bei Reizung der Area precentralis die Muskelgruppen der Gegenseite. Eine *somatotopische Gliederung* ist ausgeprägt und so verwirklicht, daß die Zentren für Pharynx, Zunge, Kopfmuskulatur am weitesten unten, die Hand im mittleren Bereich, Rumpf und Hüfte im oberen Abschnitt und Bein und Fuß letztlich an der medialen Hemisphärenseite des Gyrus precentralis lokalisiert sind. Entsprechend den Bewegungsumfängen und ihrer Präzision sind die Steuerzentren unterschiedlich groß. Für die feineren Bewegungen des Mundes, der Zunge und der Hand sind größere Areale reserviert als für die Massenbewegung von Rumpf und Bein (Abb. 46).

Ein weiteres primäres Rindenfeld ist das *motorische Sprachzentrum* (Broca), das im unteren Frontallappen dem Gyrus precentralis vorgelagert ist (Pars opercularis und triangularis des Gyrus inferior,

Areae 44, 45). Es ist einseitig in der dominanten Hemisphäre ausgebildet. Es spielt eine wichtige, aber nicht alleinige Rolle bei der Sprachfunktion. Sein funktioneller Ausfall bedingt eine Sprachunfähigkeit bei Intaktheit des Sprachverständnisses und Erhaltung der Innervation der beim Sprechen beteiligten Muskeln *(motorische Aphasie)*. Die Fähigkeit zur Koordination der funktionellen Muskelgruppen ist verlorengegangen. Schließlich können wir in die primären motorischen Rindenzentren das sogenannte *frontale Blickzentrum* einordnen (mittlerer Abschnitt des Gyrus frontalis medius, Area 8). Es dient zur Sicherung kontralateraler, konjugierter Augenbewegungen. *Supplementäre motorische Rindenfelder* sind den primären im Frontallappen vorgelagert (Areae 6, 8) bzw. im Bereich des Gyrus cinguli und im vorderen Abschnitt des Gyrus temporalis superior zu suchen. Ihre Bedeutung ist noch unklar, bei Reizung verursachen sie Muskelkontraktionen ipsi- und bilateral. Sie haben offenbar eine integrierende Aufgabe bei den Bewegungsabläufen. Eine somatotopische Gliederung konnte bislang nicht ermittelt werden.

Bei Ausfall des sekundären motorischen Rindenfeldes kann kein Bewegungsentwurf gebildet und infolgedessen auch kein geordneter Bewegungsablauf vollzogen werden *("Apraxie")*. Ein Sonderfall der Apraxie ist z. B. die Agraphie (= Unfähigkeit zu schreiben), bei welcher die zum Schreiben nötigen Hand- und Armmuskeln weder gelähmt noch für andere Bewegungsabläufe unbrauchbar sind.

Die vorderen Abschnitte des Stirnlappens werden gelegentlich als „Area prefrontalis" bezeichnet. Diese läßt sich in eine prämotorische (vordere Anteile der Stirnwindungen und des Cingulum), orbitale und polare Region gliedern. Es konnten bisher keine detaillierten Funktionsbeziehungen zu anderen Hirnarealen beobachtet werden, so daß auch definierte Einzelfunktionen nicht bekannt sind. Aus den z. T. schon genannten Verbindungen zum Thalamus, zum Corpus striatum, zum Hypothalamus, zum limbischen Cortex sowie den motorischen Hirnkernen und über Assoziationssysteme (s. u.) zu den anderen Rindenbezirken kommt dem „*Stirnhirn*" eine wichtige Bedeutung bei der *komplexen Integration somatischer und viszeraler Aktivitäten* zu. Aus klinischen und experimentellen Erfahrungen ist jedoch anzunehmen, daß hier der Sitz für die Formung und Erhaltung der Persönlichkeitsstruktur, die intellektuelle Leistung und die Ausprägung von Emotionen, Motivationen und Verhalten ist. Läsionen im präfrontalen Cortex *(Stirnhirnsyndrom)* führen zu schweren Persönlichkeitsveränderungen und zu Verhaltensstörungen.

Lobus parietalis:
Er enthält die *somatosensiblen Rindenfelder*. Im Gyrus postcentralis (Areae 3, 1, 2) befindet sich die *primäre sensible Region* mit den kortikalen Afferenzen der Tast-, Druck-, Schmerz- und Temperatursinne *(„Körperfühlsphäre")* (Abb. 46). Dieser Rindenbezirk gehört im wesentlichen zum granulären Typ. Die *somatotopische Gliederung* der Körperregionen entspricht der im motorischen Rindenfeld. Die Punkt-zu-Punkt-Verbindung zwischen dem Nucleus ventrolateralis des Thalamus und dem Gyrus postcentralis wurde schon erwähnt (s. S. 100), auch rückläufige Verbindungen sind bekannt. Es sind auch zahlreiche Verbindungen zwischen den Gyri pre- und postcentrales nachgewiesen worden (kurze Assoziationsfasern), die beide Primärgebiete funktionell miteinander verbinden *(„sensomotorischer Cortex")*. Experimentelle Untersuchungen haben auch gezeigt, daß sensible Fasern aus den Muskelspindeln im Bereich des Gyrus precentralis enden.

Für die qualitative und quantitative Differenzierung der Empfindungen sind weitere somatosensible Zentren notwendig, die jedoch wenig erforscht sind. *Sekundäre Rindenregionen* werden im unteren Scheitelläppchen angenommen. Weitere Supplementärfelder sind im Bereich des motorischen Cortex nachgewiesen worden. Läsionen der „Körperfühlsphäre" führen zum Ausfall der Sensibilität auf der Gegenseite – *Hemianästhesie*. Supplementärfelder können den Funktionsausfall z. T. reparieren.

Das *sensorische (sekundäre) Sprachzentrum* von Wernicke befindet sich im unteren Bereich des Scheitellappens (Gyrus supramarginalis, Area 40) und im hinteren Abschnitt der oberen Schläfenwindung (Gyrus angularis, Area 39). Es ist als akustisches Erinnerungsfeld aufzufassen, das mit der primären Hörrinde im Zusammenhang steht und für die Sprachdifferenzierung und -interpretation von Bedeutung ist (Analyse und Speicherung von Wortklangbildern). Sie ist einseitig in der dominanten Hemisphäre ausgebildet. Seine Zerstörung führt zur Unfähigkeit, das gehörte Wort zu verstehen. Für ihn klingt die Muttersprache wie für den Gesunden eine Fremdsprache *(sensorische Aphasie)*. Der Kranke kann dann auch nicht mehr sprechen, da ihm die Erinnerung an die Wortklangbilder fehlt.

Ein *primäres Geschmackszentrum* wird im unteren Abschnitt des Gyrus postcentralis angenommen.

Lobus occipitalis:
Er enthält die *Sehrinde, Area striata.*

Sie gehört zum granulären Rindentyp und enthält im Bereich der Lamina granularis interna (IV) den makroskopisch sichtbaren Faserstreifen (Gennarischer oder Vicq d'Azyrscher Streifen). Neben diesem primären Rindenfeld im Bereich des Sulcus calcarinus (Area 17) gibt es noch weitere Supplementfelder (Erinnerungsfelder) im Bereich des Hinterhauptlappens (Areae 18, 19).

Die primäre Sehrinde empfängt die Impulse von den ipsilateralen Retinahälften bzw. den kontralateralen Gesichtsfeldern, die über die „Sehstrahlung" vom Corpus geniculatum laterale kommen – *Wahrnehmungsfeld*. Eine Punkt-zu-Punkt-Verbindung von der Retina zur Area striata ist nachweisbar, wobei die relativ kleine Fovea centralis der Netzhaut den größten Anteil der Rindenfläche einnimmt.

In der Umgebung der Area striata befinden sich die *optischen Erinnerungsfelder*, die für die Erkennung des Gesehenen verantwortlich sind.

Bei Ausfall der Wahrnehmungsfelder tritt echte Blindheit *(„Rindenblindheit")* ein; die optischen Reflexe funktionieren noch. Ausfall der übergeordneten Erinnerungsfelder führt zur *„Seelenblindheit".* Der Kranke sieht wohl die Dinge, erkennt sie aber nicht und kann sie infolgedessen auch nicht benennen.

Ein weiteres Zentrum wird im Bereich des Gyrus angularis als *„Lesezentrum"* angenommen, bei dessen Zerstörung Wortblindheit *(Alexie)* auftritt – Unfähigkeit zu lesen. Der Kranke sieht die gedruckten oder geschriebenen Worte, erfaßt aber ihre Bedeutung nicht. Es ergeht ihm mit seiner Muttersprache so wie dem Gesunden mit einer ihm unbekannten Fremdsprache, die er in bekannten Schriftzeichen gedruckt sieht.

Schließlich finden wir noch ein *okzipitales Blickzentrum* im Hinterhauptlappen, das über Assoziationssysteme mit dem Frontalhirn in Verbindung steht. Dieses sensomotorische Reflexzentrum ist wenig erforscht.

Lobus temporalis:
In ihm liegt das *primäre Hörfeld*. Es ist von der Oberfläche abgewandt im Inneren des Sulcus lateralis, wo die Schläfenwindung schräg gegen die Insel gerichtete Wülste ausbildet *(Heschlsche Querwindung,* Areae 41, 42).

Dieses *Wahrnehmungszentrum* erhält seine Afferenzen über die Hörstrahlung vom Corpus geniculatum mediale. Dieses Rindenfeld zeigt eine tonotopische Gliederung, d.h., die Tonfrequenzen sind topographisch unterschiedlich angeordnet. Neben dem Wahrnehmungszentrum gibt es auch beim Gehör ein *Erinnerungsfeld,* das dem primären vor- und nach unten gelagert ist.

Zerstörung des primären Zentrums – *„Rindentaubheit";* Zerstörung des sekundären – *„Seelentaubheit".* Der Kranke kann wohl hören, aber das Gehörte nicht verstehen und deuten. Über efferente Fasern und Assoziationssysteme ist das Hörzentrum mit anderen Rindenfeldern und subkortikalen Zentren verbunden.

Die Zuordnung eines einheitlichen Vestibularisfeldes ist bisher nicht gelungen. Offenbar sind mehrere sensorische Felder daran beteiligt.

Zur Bedeutung des Temporallappens für Lernen und Gedächtnis ist im Zusammenhang mit der Funktion der Hippocampusformation etwas gesagt worden.

Die Insel und das Cingulum liegen im Übergangsgebiet Allo- zu Neocortex. Ihre funktionellen Bedeutungen sind noch nicht erforscht, scheinen aber mit sensomotorischen Effekten des Eingeweidesystems eine Beziehung zu haben. Funktionsausfälle nach Läsionen sind nicht bekannt.

Basalganglien: Innere Kerne des Großhirns

Dichte Ansammlungen von Perikarya verschiedener Neurone bilden im Inneren einer jeden Hemisphäre infero-lateral zu den Seitenventrikeln graue Substanzanteile – Kerne, die nach ihrer stammesgeschichtlichen Entwicklung, Funktion und Struktur sehr unterschiedlich sind. Wir zählen dazu: *Corpus striatum, Claustrum* und *Corpus amygdaloideum.* Durch diese und zwischen ihren Kernen verlaufen mächtige Faserbündel, die Projektionssysteme enthalten (Capsula interna, externa, extrema).

Das *Corpus striatum* läßt sich noch weiter differenzieren: *Nucleus caudatus* und *Nucleus lentiformis.* Nucleus caudatus und Putamen (= äußerer Abschnitt des Nucleus lentiformis bilden das *Neostriatum* (= Striatum i. e. S.), und der mehrteilige Globus pallidus bildet das *Palaeostriatum* (= Pallidum).

Der *Nucleus caudatus (Schweifkern)* ist kommaförmig gestaltet und befindet sich im Bereich des Cornu frontale [anterius] und der Pars centralis am Boden und im Cornu temporale [inferius] am

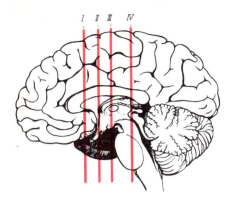

Abb. 47. Medianschnitt des Gehirns. Die Lage der in den folgenden Abbildungen 48–51 dargestellten Frontalschnitte ist durch rote Linien angegeben.

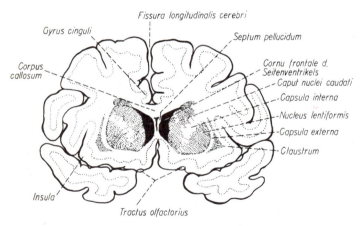

Abb. 48. Gehirn. Frontalschnitt I.

Dach des Seitenventrikels. Er ist äußerlich am Boden des Seitenventrikels durch die Stria terminalis mit der V. thalamostriata vom Thalamus abgetrennt. Sein oberer und vorderer Abschnitt ist verdickt, *Caput,* und läuft als *Corpus* in den Schwanz, *Cauda,* über und be-

1.2.2 Gehirn 141

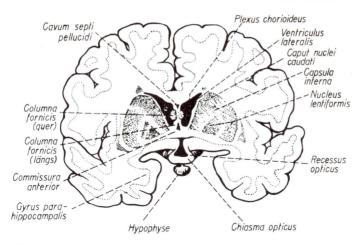

Abb. 49. Gehirn. Forntalschnitt II.

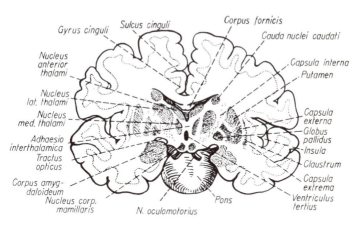

Abb. 50. Gehirn. Frontalschnitt III.

rührt fast das Corpus amygdaloideum im Polabschnitt des Schläfenlappens. Die dem Seitenventrikel zugewandte Fläche ist vom Ependym bedeckt, sein supero-lateraler Rand steht im Bereich des Caput und des Corpus mit der Radiatio corporis callosi in Beziehung, sein

142   1.2 Zentralnervensystem

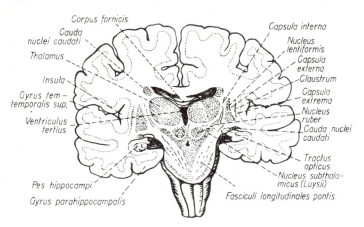

Abb. 51. Gehirn. Frontalschnitt IV.

infero-lateraler Rand begrenzt die Capsula interna. Im Bereich des Kopfes steht er über graue Substanzbrücken („Streifen") mit dem Putamen in Verbindung. Diese „Streifen" durchsetzen den vorderen Schenkel der Capsula interna (s. u.).

Der *Nucleus lentiformis (Linsenkern)* ist bikonvex wie eine Linse gestaltet, jedoch am medialen Rand stärker gewölbt, so daß er im Frontal- und Horizontalschnitt keilförmig wirkt. Am Schnitt ist zu erkennen, daß er in zwei Teile zerfällt, die durch eine Marklamelle, *Lamina medullaris lateralis,* voneinander getrennt sind: lateral der dunklere *Schalenkern, Putamen,* und medial der *blasse* („bleiche") *Kern, Globus pallidus.* Der letztere ist durch eine *Lamina medullaris medialis* noch einmal unterteilt. Lateral wird der Nucleus lentiformis durch die Capsula externa vom Claustrum getrennt. Nach medial und oben wird er durch die Capsula interna vom Nucleus caudatus und vom Thalamus abgegrenzt. Nach unten wird er durch Fasern der Commissura rostralis und nach vorn durch den Kopf des Schweifkernes bedeckt.

Die innere Struktur von Nucleus caudatus und Putamen ist ähnlich. Sie enthalten neben Faserbündeln eine Vielzahl kleinerer multipolarer Zelltypen und wenige großzellige Neurone. Von den vielen Synapsen sind auch solche mit dopaminergem Charakter nachgewiesen worden. Der Globus pallidus ist ontogenetisch aus dem Zwischen-

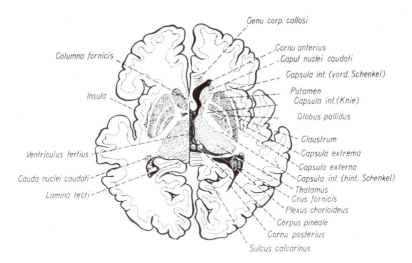

Abb. 52. Horizontalschnitt durch das Gehirn. I. Der Schnitt durch die linke Hemisphäre liegt etwas tiefer (basalwärts).

hirn hervorgegangen, aber durch die Capsula interna an das Putamen gedrängt worden. Er enthält großzellige Neurone.

Das *Claustrum* besteht aus einer schmalen Schicht grauer Substanz, die durch die Capsula externa vom Nucleus lentiformis und durch die Capsula extrema von der Insel abgedrängt wird. Er steht vorne in nachbarlicher Beziehung zum Corpus amygdaloideum (s. S. 122).

Die **Verbindungen der Basalganglien** untereinander und mit anderen Hirnregionen sind sehr mannigfaltig, jedoch stark differenziert. Die Afferenzen des Neostriatum (Nucleus caudatus und Putamen) kommen in der Hauptsache von der Großhirnrinde, dem Thalamus und der Substantia nigra. Die Fibrae corticostriatales kommen von allen ipsilateralen Rindenbezirken und konvergieren nach strenger somatotopischer Gliederung zum Striatum hin. Vom sensomotorischen Cortex – Umgebung des Sulcus centralis – erreichen auch kontralaterale Fasern über das Corpus callosum das Kerngebiet. Die Afferenzen von Thalamus, Fibrae thalamostriatales bzw. „centrostriatales" kommen vom Nucleus centromedianus des Thalamus. Schließlich kommen die *Fibrae nigrostriatales* aus der Substantia ni-

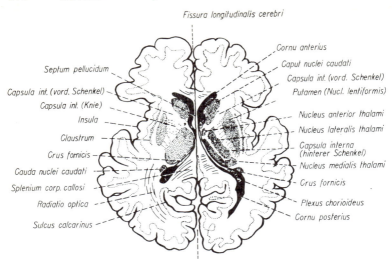

Abb. 53. Horizontalschnitt durch das Gehirn. II. Der Schnitt durch die linke Hemisphäre liegt etwas tiefer (basalwärts) als rechts, wo er durch das Foramen interventriculare geht.

gra und erreichen über *dopaminerge Synapsen* die Striatumneurone. Zum Pallidum (Palaeostriatum) ziehen vorwiegend Fasern aus dem übergeordneten Neostriatum in somatotopischer Anordnung. Weiterhin sind Fasern aus dem Subthalamus, dem Thalamus und der Substantia nigra nachgewiesen worden.

Die Efferenzen des Neostriatum erreichen in der Regel das Pallidum und die Substantia nigra oder den Thalamus. Solche des Palaeostriatum bilden eine Serie von divergenten Verbindungen: zum Thalamus (Nucleus ventralis anterior), zu den subthalamischen Kernen, zur Substantia nigra, zum Nucleus ruber, zur Formatio reticularis (Ansa lenticularis) mit Anschluß an die zentrale Haubenbahn und den Fasciculus longitudinalis medialis bis hin zur Olive (Nucleus olivaris caudalis). Bedeutungsvoll scheint auch die Verbindung zum Hypothalamus zu sein (Fasciculus pallidohypothalamicus). Hinsichtlich seiner Funktion ist es zunächst bedeutungsvoll festzustellen, daß die Erregungen vom Cortex, Thalamus, Subthalamus und von den Stammhirnnerven im Striatum gebündelt, zu Funktionseinheiten integriert (Konvergenz) und danach im Verlauf zu anderen definierten Stammhirnzentren erneut „getrennt" werden (Divergenz). Das Striatum nimmt aufgrund dieser funktionellen Verbindung eine zentrale Stellung im *extrapyramidalen System (EPS)* ein (Abb. 61). Es gehört neben dem Nucleus subthalamicus, dem Nucleus ruber und der Substantia nigra zu den Steuerungszentren der unwillkürlichen Muskelbewegung (motorisches Kontrollzentrum). Die o. g. dopaminergen Fibrae nigrostriatales haben offenbar eine inhibitorische Funktion.

Ausfälle des Striatum oder seiner Teile führen zu Störungen des Bewegungsablaufes: Zerstörung der kleinen Zellen im Neostriatum führt zu Unruheerscheinungen, Zittern, Wegfall von Hemmungen, Auftreten von unkontrollierten und unregelmäßigen Bewegungen – *Chorea*.

Ausfall des gesamten Striatum zeigt jedoch keine Hyperkinesen.

Zerstörung des Palaeostriatum (Pallidum) einseitig – keine groben Bewegungsstörungen, doppelseitig – schwere psychische Störungen. Stärkere Ausfälle resultieren aus der Zerstörung mehrerer Kerne des EPS, so des Pallidum, der Substantia nigra und des Nucleus ruber. Es kann das akinetisch-(hypokinetisch-)rigide Syndrom auftreten: normale Mitbewegungen eingeschränkt, Tonussteigerung der Muskulatur, Auftreten von Tremor – *Parkinson-Syndrom (Paralysis agitans)*.

Großhirnmark: Fasersysteme des Großhirns

Die zentrale weiße Masse des Pallium *(Centrum semiovale)* enthält Fasersysteme:

Assoziationsfasern (Neurofibrae associationes), die benachbarte und weiter entfernte Rindengebiete einer Hemisphäre miteinander verbinden (Abb. 54).

Kommissurenfasern (Neurofibrae commissurales) verbinden die korrespondierenden Regionen der Rinde der rechten und linken Hemisphäre miteinander (Abb. 55).

Projektionsfasern (Neurofibrae projectiones) vermitteln die Erregungen zwischen der Großhirnrinde und den subkortikalen Kerngebieten (Basalganglien, Stammhirnkerne, Kleinhirnrinde und Rückenmarksgrau).

Über die Verlaufsrichtung der Erregung sagt diese Einteilung nichts aus, sie kann doppelläufig sein. Bei den **Assoziationsfasern** unterscheiden wir kurze und lange Verbindungen, die zumeist bogenförmig verlaufen: *Fibrae arcuatae breves* et *longi*. Die kurzen verbinden die Neurone benachbarter (manchmal auch unter Überspringen von einer oder zwei) Windungen und verlaufen unmittel-

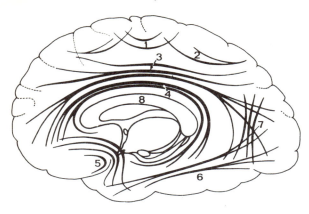

Abb. 54. Assoziationsfasersysteme im Telencephalon. Medianschnitt – Ansicht von links.

1 Fibrae arcuatae breves,
2 Fibrae arcuatae longae,
3 Fasciculus longitudinalis superior,
4 Cingulum,
5 Fasciculus uncinatus,
6 Fasciculus longitudinalis inferior,
7 Fasciculus occipitalis [perpendicularis],
8 Corpus callosum.

bar unter dem Cortex. Die langen Fasern verbinden die Rinde verschiedener Hirnlappen miteinander. Ihre Bündel lassen sich präparieren und tragen Namen:

Der *Fasciculus uncinatus* verbindet bogenförmig die Pars opercularis und Pars orbitalis des Frontallappens mit der Rinde des Temporalpols (Hippocampusformation, Area entorhinalis).

Das *Cingulum* verläuft an der medialen Hemisphärenseite kurvenförmig um den Balken (im Gyrus cinguli) in den Gyrus parahippocampalis – verbindet Frontalhirn mit dem Occipital- und Temporalhirn.

Der *Fasciculus longitudinalis (Fasciculus fronto-occipitalis) superior* läuft im flachen Bogen über der Insel und den Basalganglien vom Frontalpol zum Okzipitalpol und den benachbarten Rindenbezirken. Er bildet das mächtigste Assoziationssystem. Im hinteren Abschnitt gibt er Fasern in den hinteren Schläfenlappen ab.

Der *Fasciculus longitudinalis inferior (Fasc. temporo-occipitalis)* verbindet die Regionen der Schläfen- und Hinterhauptpole miteinander.

1.2.2 Gehirn 147

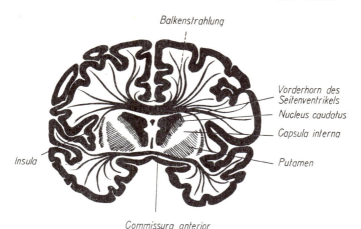

Abb. 55. Frontalschnitt des Großhirns in der Höhe der vorderen Kommissur. Halbschematische Darstellung der Balkenstrahlung und des Faserverlaufes in der Commissura rostralis [anterior].

Der *Fasciculus arcuatus* verbindet obere Frontalbezirke mit mittleren Temporalregionen und schließt an den Fasciculus uncinatus an. Schließlich verläuft der *Fasciculus occipitalis verticalis* vom Hinterhaupt- zum Scheitellappen.

Die **Kommissurensysteme** überschreiten die Mittellinie zwischen den Hemisphären und verbinden identische Rindenbezirke miteinander. Die Kommissurenfasern bilden deutlich abgegrenzte Hirnregionen, in denen die Fasern sich auch reichlich verflechten können. Die größten Kommissuren sind der Balken, *Corpus callosum* und die vordere Kommissur, *Commissura rostralis [anterior]*.

Im Medianschnitt erscheint der Balken bogenförmig ca. 10 cm lang und ist von den Stirnpolen etwa 4 cm und von den Hinterhauptspolen etwa 6 cm nach innen verlagert. Von der Lamina terminalis ausgehend unterscheiden wir an ihm das *Rostrum corporis callosi* (Balkenschnabel), *Genu corporis callosi* (Balkenknie), *Truncus corporis callosi* (Balkenstamm) und das *Splenium* (Balkenwulst).

Überzogen ist der Balken von zarter grauer Substanz, dem *Indusium griseum* (s. S. 123), das zur Hippocampusformation gerechnet wird. Seine Unterfläche bildet das Dach der Seitenventrikel und des

III. Ventrikels. Vom letzteren wird er durch die Lamina tectoria und den Fornix getrennt. Die Anzahl der kreuzenden Fasern ist sehr groß, bei der Katze wurden 700 000 Fasern je mm² gezählt.

Die Gesamtmasse der kreuzenden Fasern bezeichnen wir als *Radiatio corporis callosi*. Die Verbindungen der überstehenden Frontal- und Okzipitalpole verlaufen U-förmig und werden als „Zange", *Forceps minor* (frontal) und *Forceps major* (occipital) bezeichnet.

Die *Commissura rostralis* [anterior] verbindet mit ihrer *Pars anterior* das limbische System (s. S. 126) und mit ihrer *Pars posterior* die Schläfenlappen miteinander.

Zwischen Commissura rostralis, Fornixsäulen und der Innenseite des Balkenknies ist vertikal eine dünne paarige Markfaserplatte, das *Septum pellucidum*, aufgestellt. Zwischen den zwei Lamellen, *Laminae septi pellucidi*, befindet sich ein Spaltraum, *Cavum septi pellucidi*, der keine Verbindung zum Ventrikelsystem zeigt. Es handelt sich um einen zurückgebliebenen Rest der embryonalen Kommissurenplatte. Seine Fasern verlaufen jedoch vertikal und bilden ein Assoziationssystem im limbischen Cortex. Das Septum pellucidum bildet die mediale Wand der Vorderhörner der Seitenventrikel.

Die **Projektionsfasern** verbinden die Großhirnrinde mit den subkortikalen Zentren des Stammhirns und des Rückenmarks. Sie verlaufen sowohl auf- als auch absteigend. Sie projizieren gleichsam die Eindrücke aus der Umwelt und der Innenwelt des Organismus auf die Großhirnrinde und umgekehrt. Wegen der Lage der Basalganglien sind sie gezwungen, einen Engpaß zwischen Groß- und Zwischenhirn zu passieren, um an ihre Zielorte zu gelangen. Die aufsteigenden Fasern entfalten sich nach Durchtritt durch die Enge, Capsula interna, fächerförmig zur Großhirnrinde, und umgekehrt laufen alle absteigenden Fasern von der Rinde zum „Fächerstiel" in der Capsula interna zusammen. Insgesamt wird das gefächerte Projektionssystem als *Corona radiata* bezeichnet.

Dieser Engpaß, die **Capsula interna,** liegt zwischen dem Thalamus und Nucleus caudatus einerseits und dem Nucleus lentiformis und dem Thalamus andererseits. Sie ist winklig abgeknickt und läßt am Horizontalschnitt zwischen dem Caput nuc. caudati und dem Nucleus lentiformis das *Crus anterius capsulae internae* und zwischen dem Thalamus und dem Nucleus lentiformis das *Crus posterius capsulae internae* erkennen. Der Scheitelpunkt des nach lateral offenen stumpfen Winkels zwischen den Crura bildet das Knie, *Genu capsulae internae*. Den jeweiligen Bahnen ist in der Capsula interna ein bestimmter Platz zugewiesen. Sie liegen teils hinter- und teils nebeneinander in der abgeplatteten Faserstrecke. Der *vordere Schenkel* enthält nebeneinander den Tractus frontopontinus und die Radiationes thalamicae anteriores (vorderer Thalamusstiel) — Verbindung vom Thalamus zum Stirnhirn. Im Bereich des *Knies* liegt in einem System von kortikofugalen Fasern eingebettet der Tractus corticonuclearis, der die motorischen (willkürlichen) Efferenzen vom Gyrus precentralis zu den motorischen Ursprungskernen der Hirnnerven im Stammhirn führt.

Der *hintere Schenkel* kann noch weiter differenziert werden. Die *Pars thalamolenticularis* (zwischen Thalamus und Nucleus lentiformis) führt von vorn nach hinten die Teile der Pyramidenbahn, Fibrae corticospinales für Hals und Nacken, obere Extremität, Rumpf

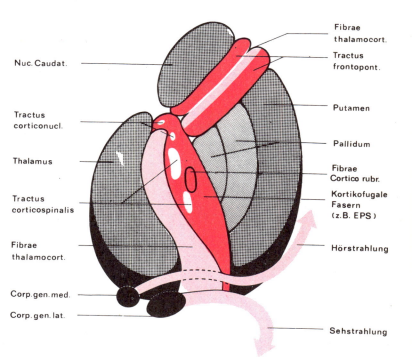

Abb. 56. Topographie der Capsula interna (Horizontalschnitt). Rot: absteigende Bahnen, hellrot: aufsteigende Bahnen, weiß: Pyramidenbahn.

und untere Extremität. Größtenteils ist die Pyramidenbahn in andere kortikofugale Fasersysteme, die zumeist dem extrapyramidalen System zugeordnet sind (s. Fibrae corticorubrales, corticoreticulares, corticothalamicae), eingebettet. Neben den absteigenden Fasern finden wir medial (dem Thalamus benachbart) die *Radiationes thalamicae centrales*.

In diesem mittleren Thalamusstiel laufen die sensiblen Impulse

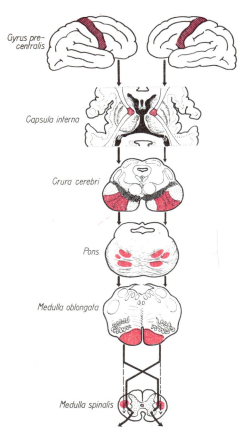

Abb. 57. Die wichtigsten Stationen der Pyramidenbahn (rot).

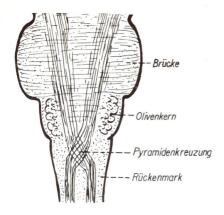

Abb. 58. Halbschematische Darstellung der Pyramidenbahnfaserzüge in Brücke und verlängertem Mark (nach einem makroskopischen Flachschnitt durch die ventrale Seite von Pons und Medulla oblongata).

von den Nucc. ventrales thalami zum Gyrus postcentralis (Fibrae thalamoparietales). Unter und hinter dem Nucleus lentiformis *(Pars sublenticularis* des hinteren Schenkels) befinden sich die Fasern der *Radiatio optica,* die im kräftigen Bogen zum Okzipitallappen und die der *Radiatio acustica,* die in einer flachen S-förmigen Kurve zum Temporallappen aufsteigen. Daneben verlaufen die Fibrae corticotectales und temporopontinae. Schließlich ziehen hinter dem Nucleus lentiformis, *Pars retrolenticularis* des Crus posterius noch Fasern in den *Radiationes thalamicae posteriores,* die den Fasciculus parieto-occipitopontinus führen. Die Radiatio optica wird eigentlich zum hinteren Thalamusstiel gerechnet.

Eine Zerstörung im Bereich der Capsula interna führt aufgrund der engen Lage der Fasern zueinander zu verheerenden Folgen. Eine Blutung *(hämorrhagischer Insult)* oder ein Gefäßverschluß *(Hirninfarkt)* können Ursache für einen Schlaganfall *(Apoplexie)* sein und im Bereich des Genu und des Crus posterius eine Lähmung großer Körperteile der Gegenseite verursachen — Halbseitenlähmung, *Hemiplegie.* Sensibilitätsausfälle sind gleichfalls durch die enge Nachbarschaft erklärbar.

152 1.2 Zentralnervensystem

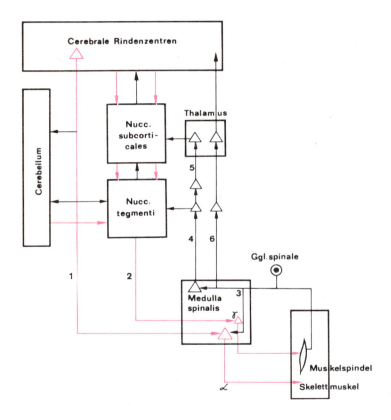

Abb. 59

Abb. 59. Schematische Darstellung der wichtigen Bahnsysteme: absteigende (efferente): rot; aufsteigende (afferente): schwarz.

1 Tractus corticospinalis,
2 extrapyramidalmotorisches System,
3 erstes afferentes Neuron der sensiblen Bahnen,
4 Tractus spinobulbaris,
5 Tractus bulbothalamicus (Lemniscus med.),
6 Tractus spinothalamicus (Lemniscus spinalis).

Beachte die Rückmeldung und cerebellare Kontrolle (nach FORSSMANN und HEYM).

Tabelle 8a. Übersicht einiger wichtiger efferenter Bahnsysteme

Bahn	Ursprung und Verlauf des 1. Neuron	Kreuzung	Umschaltung	Erfolgsneuron (2. Neuron)	Funktion
Tractus corticospinalis (Pyramidenbahn)	Gyrus precentralis (Betzsche Riesenpyramidenzellen): Crus posterior capsulae int. – Crus cerebri – Pars ventr. pontis – Pyramis – Funiculus ventr.: Tr. corticospinalis (pyr.) ventr. und Funiculus lat.: Tr. corticospinalis (pyr.) lat.	Tr. corticospin. lat. in der Decussatio pyramidum, Tr. corticospin. ventr. im RM bzw. ungekreuzt	Columna ventr. des RM	α-Motoneurone, Radix ventr. des Spinalnerven, motorische Endplatten	willkürliche Motorik von Rumpf und Extremitäten
Tractus corticonuclearis	Gyrus precentralis (Betzsche Riesenpyramidenzellen): Genu capsulae int. – Crus cerebri	größtenteils im Hirnstamm	motorische Ursprungskerne im Hirnstamm	α-Motoneurone der motorischen Hirnnervenkerne (N. III–VII, IX–XII), Radix motorica der gen. Hirnnerven, motorische Endplatten	Willkürmotorik von Kopf und Hals

Fortsetzung Tab. 8a

Bahn	Ursprung und Verlauf des 1. Neuron	Kreuzung	Umschaltung	Erfolgsneuron (2. Neuron)	Funktion
Tractus corticopontocerebellaris (Hauptbestandteil: Fibrae corticopontinae)	Neocortex: Capsula int. – Crus cerebri – Pars ventr. pontis	größtenteils im Pons	Nucc. pontis	Moosfasersystem über den Pedunculus cerebelli medius zum Cerebellum (Stratum granulosum)	motorische Koordination zwischen pyramidalen u. extrapyramidalen Systemen
Tractus vestibulospinalis, Tr. rubrospin., Tr. tectospin., Tr. reticulospin. ventr., Tr. olivospin.	Nuc. vest. lat. Nuc. ruber Lamina tecti Formatio retic. Nuc. olivaris caud. Verlauf im Fasciculus ventr. oder lat. des RM	kreuzen häufig im Hirnstamm bzw. der Commissura alba des RM	Schaltzellen im RM	γ-Motoneurone der Columna ventr. des RM Radix. ventr. des Spinalnerven, motorische Endplatten der Muskelspindeln	extrapyramidale (unwillkürliche) Motorik, Muskeltonus, Stellreflexe, rhythmische Motorik, Gleichgewichtsregulation

156 1.2 Zentralnervensystem

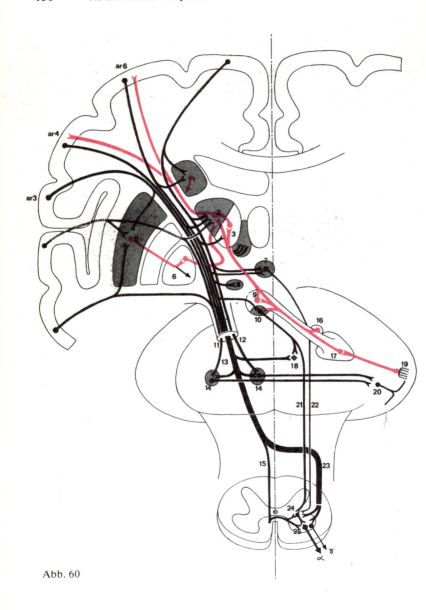

Abb. 60

Abb. 60. Die neuronale Verschaltung der Pyramidenbahn. Hellrot: *Feedback*.

1 Nuc. caudatus
2 Thalamus: Nuc. ventr. lat.
3 Thalamus: Nuc. ventr. ant.
4 Nucc. intralaminares thalami
5 Putamen
6 Globus pallidus
7 Colliculi sup.
8 Nuc. subthalamicus
9 Nuc. ruber, Pars parvocell.
10 Nuc. ruber, Pars magnovell.
11 Tractus parieto-occipito-temporo-pontinus (Großhirnbrückenbahnen)
12 Tr. frontopontinus
13 Tr. corticospinalis/corticonuclearis (Pyramidenbahn)
14 Nucc. pontis
15 Tr. corticospinalis ventr.
16, 17 Nucc. cerebelli (dentatus et al.)
18 Formatio reticularis pontis
19 Purkinjezellen
20 Körnerzellen
21 Tractus rubrospinalis
22 Tractus tectospinalis
23 Tractus corticospinalis lat.
24 Columna intermedia
25 α- und γ-Motoneurone.

158 1.2 Zentralnervensystem

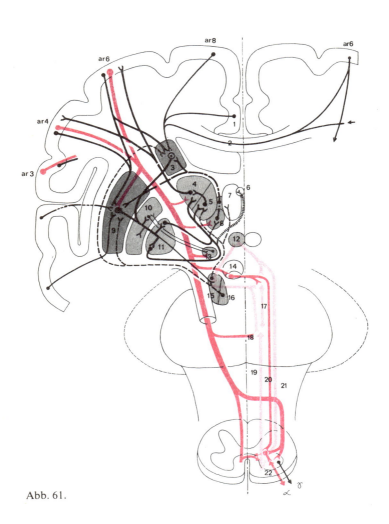

Abb. 61.

Tabelle 8b.

Extrapyramidale Schaltkreise (Abb. 61); Neuronenschleifen des Striatum.	
Hauptkreis:	Neocortex–Striatum–Globus pallidus–Thalamus–Neocortex
1. Nebenkreis:	Striatum–Globus pallidus–Thalamus–Striatum
2. Nebenkreis:	Globus pallidus–Corpus subthalamicus–Globus pallidus
3. Nebenkreis:	Striatum–Substantia nigra–Striatum
Input-Systeme:	Von Formatio reticularis, Cerebellum, Nucc. pontis, Thalamus, Neocortex; Nuc. raphes dors.
Output-Systeme:	Fibrae pallido-habenulares (zum Limbischen System); Fibrae nigro-thalamicae; Fibrae pallido-tegmentales – weiter als Tractus rubro-spinalis; Fibrae nigro-tectales – weiter als Fibrae tecto-reticulares und tecto-spinales; Fibrae nigro-spinales.

Abb. 61. Die wichtigsten Regelkreise des extrapyramidalen Systems (schwarz und rot). Pyramidensystem (hellrot).

1 Gyrus cinguli
2 Corpus callosum
3 Nuc. caudatus
4 Thalamus: Nuc. ventr. lat.
5 Thalamus: Nuc. ventr. ant.
6 Nuc. habenularis
7 Thalamus: Nuc. med.
8 Thalamus: Nucc. intralaminares
9 Putamen
10 Globus pallidus, Pars lat.
11 Globus pallidus, Pars med.
12 Colliculus superior
13 Nuc. subthalamicus
14 Nuc. ruber
15, 16 Subst. nigra
17 Formatio reticularis mesenceph.
18 Formatio reticularis pontis
19 Tractus reticulospinalis
20 Tractus rubrospinalis
21 Tractus tectospinalis
22 α- und γ-Motoneurone.

Tabelle 9. Übersicht einiger wichtiger afferenter Bahnsysteme

Bahn	Rezeptor	1. Neuron	2. Neuron	3. Neuron (Endigung)	Kreuzung	Funktion
Tractus spinothalamicus ventr. und lat.	Haut- (Eingeweide-) Rezeptoren	Spinalganglienzellen (Dendrit vom Rezeptor, Neurit zur Columna dors. des RM)	Nuc. proprius (Strangzellen) – Funiculus ventr. bzw. Funiculus lat. – Lemniscus spinalis	Thalamus (Nucc. ventr. post.) (→ Gyrus postcentralis)	Commissura alba des RM	Tr. spinothal. ventr.: protopathische Presso- u. Mechanorezeption, Tr. spinothal. lat.: Schmerz- u. Temperaturempfindung
Tractus-spinocerebellaris ventr. [Gowers] u. dorsalis (Flechsig)	Muskel- u. Sehnenspindeln; Hautrezeptoren	Spinalganglienzellen	Nuc. proprius [Gowers]: – Ped. cerebellaris sup. – Cerebellum Nuc. thoracicus [Flechsig]: – Ped. cerebellaris inf. – Cerebellum	nicht vorhanden	– fast vollständig in der Commissura alba – nur wenige Fasern	Kontrolle des Muskeltonus und des synergistischen Bewegungsablaufs. Tiefensensibilität

Bahn	Rezeptor	1. Neuron	2. Neuron	3. Neuron (Endigung)	Kreuzung	Funktion
Tractus spinobulbaris med. = Fasciculus gracilis [Goll] und lat. = Fasciculus cuneatus [Burdach]	Hautrezeptoren, Muskel- und Sehnenspindeln	Spinalganglienzellen – Neurit läuft über Radix dorsalis des Spinalnerven zum Funiculus dors. und „Bulbus"	Nuc. gracilis bzw. cuneatus der Med. obl. – Lemniscus medialis	Thalamus (Nucc. ventr. post.) (– Gyrus postcentralis)	im Hirnstamm als mediale Schleifenkreuzung	epikritische Sensibilität. Druck, Berührung, Vibration, Raumsinn; Empfindung des Bewegungsablaufes

162   1.2 Zentralnervensystem

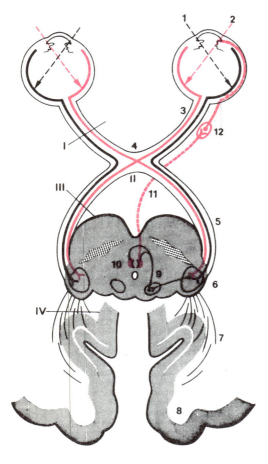

Abb. 62

Abb. 62. Schematische Darstellung der Sehbahn.

1 nasales Gesichtsfeld, wird auf der temporalen Retinahälfte abgebildet (schwarz);
2 temporales Gesichtsfeld, wird auf der nasalen Retinahälfte abgebildet (rot);
3 N. opticus;
4 Chiasma opticum (nur die nasalen, -rot-, Optikusfasern kreuzen);
5 Tractus opticus;
6 Corpus geniculatum laterale;
7 Radiatio optica;
8 Area striata im Okzipitallappen;
9 Colliculus cranialis (sup.) mit Fasern der Pupillenreflexbahn [1]);
10 Nuc. oculomotorius accessorius (parasympathischer Kern);
11 parasympathischer Anteil des N. oculomotorius (rot gestrichelt);
12 Ggl. ciliare. Endigung der Reflexbahn am M. sphincter pupillae.

Schädigung der Sehbahn in verschiedener Höhe und ihre Ausfälle:

I ipsilaterale Blindheit;
II bitemporale Hemianopsie;
III homonyme Hemianopsie;
IV Fehlen des bewußten Sehens, obwohl alle optischen Reflexe normal ablaufen.

---

[1]) Die Fasern für die Pupillenreflexbahn verlaufen ohne Umschaltung vom Tectum opticum über den Nuc. pretectalis zum Nuc. acc. n. oculomot.

1.2 Zentralnervensystem

Tabelle 10. Zentrale Sinnesbahnen (Sehen und Hören)

	Rezeptoren	1. Neuron	2. Neuron	3. Neuron	4. Neuron	Endigung	Funktion
Sehbahn	Stäbchen- u. Zapfensehzellen (Photorezeptoren d. Retina)	entspricht d. Rezeptorzelle	Bipolare d. Ggl. retinae Verschaltung durch zahlreiche Interneurone (amakrine Zellen, Horizontalzellen)	Multipolare des Ggl. optici Interneurone – N. opticus – Chiasma n. optici (nasale Retinahälften kreuzen) – Tractus n. optici	Corpus geniculatum lat. – Gratioletsche Sehstrahlung	Area striata: Area 17 (Fissura calcarina)	bewußte optische Wahrnehmung
Hörbahn	Haarzellen im Organum spirale (Corti)	Ggl. cochleare im Modiolus der Cochlea – Pars cochlearis [acustica] des N. VIII	Nuc. cochl. ventr.: Corpus trapezoideum – Kreuzung – Lemniscus lateralis Nuc. cochl. dors.: Striae acustici dorsales – Kreuzung – Lemniscus lateralis	Corpus geniculatum mediale – Hörstrahlung	Reflexbahnen besitzen zahlreiche Kollateralen und Interneurone	Area acustica (Gyri temp. transversi, Heschl): Area 41	bewußte akustische Wahrnehmung

1.2.2.5 Hirnkammern und Adergeflechte

Hirnkammern, *Ventriculi cerebri*

Die ursprünglich weite Lichtung des embryonalen Nervenrohres erfährt durch zunehmende Verdickung seiner Wände an manchen Stellen eine Einengung (Rückenmark und Mittelhirn), an anderen Stellen eine starke Auftreibung und Erweiterung zu den **Hirnkammern, Ventriculi cerebri.**

Man unterscheidet vier Hirnkammern:
- I. Ventrikel ⎫
- II. Ventrikel ⎬ = Seitenventrikel im Endhirn.
- III. Ventrikel im unpaaren mittleren Endhirnabschnitt und im Zwischenhirn.
- IV. Ventrikel im Rautenhirn.

Diese vier Hirnkammern stehen in Verbindung miteinander und bilden so ein zusammenhängendes Hohlraumsystem, das mit einer Flüssigkeit, dem *Liquor cerebrospinalis*, angefüllt ist, die in ihnen gebildet wird (Abb. 153, 154).

Der I. und II. Ventrikel oder die Seitenventrikel stehen jederseits durch ein *Foramen interventriculare* mit dem III. Ventrikel in Verbindung und dieser wieder durch den *Aquaeductus mesencephali [cerebri (Sylvii)]* mit dem IV. Ventrikel.

I. und II. Ventrikel oder die Seitenventrikel, *Ventriculi laterales telencephali* (Abb. 52, 53):

Die **Seitenventrikel** liegen in den beiden Großhirnhemisphären und werden allseits vom Endhirn umschlossen, auch dort, wo scheinbar der Thalamus die Wand des Ventrikelraumes bildet, denn er ist von der Lamina affixa, einem telencephalen Gebilde überzogen.

Die Seitenventrikel sind völlig geschlossene Hohlräume, die nur durch das *Foramen interventriculare* mit dem unpaaren Abschnitt des Endhirnventrikels *(Pars mediana [impar] ventriculi telencephali)* und dadurch auch miteinander in Verbindung stehen.

Jeder Lappen der Großhirnhemisphäre enthält einen Abschnitt oder „Horn" des Seitenventrikels. Im Stirnlappen liegt das Vorderhorn, *Cornu frontale [anterius]*, im Scheitellappen der zentrale Teil, *Pars centralis*, im Hinterhauptlappen das Hinterhorn, *Cornu occipitale [posterius]*, und im Schläfenlappen das Unterhorn, *Cornu temporale [inferius]*.

Das **Vorderhorn, Cornu frontale,** ist der größte und weiteste Abschnitt des Seitenventrikels. Die Vorderhörner beider Seitenventrikel sind durch eine dünne mediane Scheidewand, *Septum pellucidum[1]),* voneinander getrennt, die aus zwei Blättern, Laminae septi pellucidi, besteht.

Die laterale Wand des Vorderhorns wird vom Kopf des Nucleus caudatus, die obere Wand vom Truncus corporis callosi gebildet. Das Vorderhorn enthält kein Adergeflecht.

Der auf das Vorderhorn folgende *zentrale Teil* des Seitenventrikels, **Pars centralis,** ist eine niedrige Spalte, die vom Foramen interventriculare bis zur Verbindungsstelle des Unter- und Hinterhorns reicht. Das Dach wird vom Balken gebildet, der Boden (von lateral nach medial) vom Nucleus caudatus, von der Stria terminalis, der Lamina affixa, welche die dorsale Fläche des Thalamus bedeckt, und vom Adergeflecht des Seitenventrikels. Die mediale Wand liefert das Gewölbe, Fornix.

Das **Hinterhorn, Cornu occipitale,** ist sehr verschieden ausgebildet. Es beginnt etwa in der Höhe des Balkenwulstes und kann mit seinem zugespitzten Ende beinahe an den Hinterhauptpol reichen. Die laterale Wand ist konvex, die mediale konkav und zeigt einen Längswulst, den Vogelsporn, *Calcar avis,* der durch das tiefe Eindringen des Sulcus calcarinus (s. S. 117) bedingt ist. Das Hinterhorn ist ebenso wie das Vorderhorn frei von Adergeflecht.

Das **Unterhorn, Cornu temporale,** zieht vom zentralen Teil des Seitenventrikels in den Schläfenlappen nach unten und vorn und endet etwa 12 mm vor dem Schläfenpol.

Der Boden des Unterhorns beginnt an der Abzweigungsstelle des Hinterhorns mit einem dreieckigen, leicht vorgewölbten Feld, *Trigonum collaterale.* Lateral davon liegt ein Längswulst, *Eminentia collateralis,* der durch das tiefe Eindringen des Sulcus collateralis erzeugt wird.

Das Dach des Unter- wie des Hinterhorns wird von der Balken- oder Tapetumstrahlung gebildet.

Die mediale Wand des Unterhorns weist einen halbmondförmig gekrümmten Wulst, den *Hippocampus* (s. S. 124) *(Ammonshorn, Cornu, Ammonis)* auf, der in der Gegend des Trigonum collaterale beginnt und an Breite und Höhe zunehmend nach unten und vorn verläuft. Er ist durch das tiefe Einschneiden des Sulcus hippocampi hervorgerufen und besitzt an seinem dicken vorderen Ende 2–4 seichte Eindrücke, *Digitationes hippocampi.*

Das Unterhorn enthält einen Teil des Adergeflechtes vom Seitenventrikel.

III. Ventrikel, *Ventriculus tertius* (Abb. 51, 63):
Die **dritte Hirnkammer** gehört zum größten Teil dem Zwischenhirn (s. S. 95) an und ist ein schmaler, sagittal gestellter Spalt, der zum Teil zwischen den beiden Thalami liegt, zum Teil sich basalwärts mit mehreren Ausbuchtungen, *Recessus,* in den Hypothalamus fort-

---

1) lat. pellucidus = durchscheinend (s. S. 148).

setzt. Vorne wird er durch die Lamina terminalis und durch Teile des Endhirns (Columnae fornicis, Commissura rostralis) abgeschlossen. Hinten geht er in den Aquaeductus mesencephali über. Seitlich steht er durch das Foramen interventriculare (zwischen Columna fornicis und Thalamus) mit den Seitenventrikeln in Verbindung.

Die schon erwähnten Ausbuchtungen des III. Ventrikels sind: Recessus triangularis, opticus, infundibuli, pinealis und suprapinealis. Mit Ausnahme des Recessus triangularis kann man sie an einem Medianschnitt des Gehirns (s. Abb. 5, 17) und einem Ausguß des Ventrikelsystems (s. Abb. 63) leicht erkennen. Der *Recessus triangularis* ist die dreieckige Bucht zwischen Commissura anterior und den beiden Columnae fornicis.

Das Dach oder die Deckplatte des III. Ventrikels ist die dünne *Tela choroidea ventriculi tertii* mit den beiden Adergeflechten des III. Ventrikels. Sie wird vom Balken und Gewölbe bedeckt.

Der vordere, im Bereich der Foramina interventricularia gelegene Abschnitt des III. Ventrikels ist der unpaare Teil des Endhirnventrikels *(Pars mediana [impar] ventriculi telencephali = Pars telencephalica ventriculi tertii).*

IV. Ventrikel, *Ventriculus quartus* (Abb. 28, 63):
Die **vierte Hirnkammer** gehört dem Rautenhirn an. Man unterscheidet an ihr einen Boden, ein Dach sowie zwei seitliche Ausbuchtungen, *Recessus laterales.*

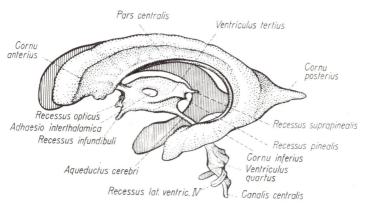

Abb. 63. Ausguß des Ventrikelsystems von links gesehen.

Der Boden des IV. Ventrikels ist die Rautengrube (s. S. 61).

Das Dach ist zeltartig gestaltet mit einer gegen das Kleinhirn gerichteten Giebelkante, *Fastigium*. Die vordere Dachfläche wird in der Mitte vom vorderen Marksegel, *Velum medullare craniale [superius, anterius]*, an beiden Seiten von den oberen Kleinhirnstielen gebildet. Die hintere Dachfläche setzt sich in der Mitte aus dem Kleinhirn, in den seitlichen Teilen aus dem zarten hinteren Marksegel, *Velum medullare caudale [inferius, posterius]*, sowie der Tela choroidea zusammen.

Die Recessus laterales sind paarige, handschuhfingerförmige seitliche Ausbuchtungen, die sich am Flockenstiel entlang, um den unteren Kleinhirnstiel herumwinden und an der Hirnbasis sichtbar werden, wenn man die Wurzelfäden des 9. und 10. Hirnnerven aufhebt und beiseite legt.

Am basalen Ende des Recessus lateralis ist eine wechselnd ausgebildete Öffnung, *Apertura lateralis ventriculi quarti (Foramen Luschkae)*, vorhanden, die den IV. Ventrikel mit der Cisterna pontis verbindet.

Eine ähnliche, aber unpaare Verbindungsöffnung liegt in der Medianebene am unteren Rand der Deckplatte und heißt *Apertura mediana ventriculi quarti (Foramen Magendii)*. Sie führt in die Cisterna cerebellomedullaris. Durch diese drei Öffnungen kann die Ventrikelflüssigkeit als Liquor cerebrospinalis in das Cavum subarachnoidale abfließen.

Sind diese Öffnungen nicht ausgebildet oder verstopft, so muß eine krankhafte Erweiterung des Ventrikelsystems verbunden mit anomaler Vergrößerung des Gehirns und Schädels *(„Wasserkopf", Hydrocephalus internus)* auftreten.

Die Innenfläche aller Ventrikel ist von einer Schicht kubischer bis prismatischer Epithelzellen, den sogenannten Ependymzellen bedeckt, die auch noch beim Erwachsenen lange Flimmerhaare tragen.

Adergeflechte, *Plexus choroidei*

Die **Adergeflechte** sind in den Hirnkammern liegende Gebilde, die in ihrem Aufbau und ihrem Aussehen den Chorionzotten ähneln und daher ihre wissenschaftliche Bezeichnung erhalten haben.

Sie entstehen dadurch, daß an bestimmten Stellen, den Deckplatten, *Laminae tectoriae,* im Bereich der Ventrikelanlagen die Wand

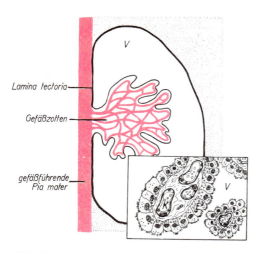

Abb. 64. Schema eines Adergeflechts. Inset: Mikroskopische Darstellung der Gefäßzotten. V Ventrikelraum, K Kapillare im bindegewebigen Zottenstroma, E Plexusepithel (spezialisierte Ependymzellen).

des Nervenrohres ganz dünn bleibt. An diesen Stellen verbindet sich die weiche Hirnhaut, Pia mater, als *Tela choroidea* mit der Lamina tectoria zu einer untrennbaren Einheit, bildet Gefäßzotten aus, und diese wachsen unter Einstülpung der Lamina tectoria in den Ventrikelhohlraum hinein (s. Abb. 64).

Beim Ablösen der Leptomeninx am fertig ausgebildeten Gehirn wird die dünne Lamina tectoria (= Hirnwand) mit abgerissen, so entstehen feine leicht gezackte Rißränder, die *Taeniae,* z. B. Taenia thalami u. a., die natürlich im unversehrten Gehirn nicht vorhanden, sondern Kunstprodukte sind.

MIKRO

Die Adergeflechte bestehen aus Bindegewebe, in dem vielfach gewundene Kapillaren liegen. Sie sind von einer Schicht von kubischen Epithelzellen überzogen, die stellenweise an ihrer freien Fläche einen Bürstensaum (Mikrovilli), vereinzelt auch lange Flimmerhaare wie die Ependymzellen tragen. Sie enthalten reichlich Mitochondrien, granuläres endoplasmatisches Retikulum und basale Plasmalemmeinfaltungen (basale Streifung). Diese Epithelzellen sind zur Sekretion und Phagozytose befähigt. Eingestreute Zellen, die *Tanycyten,* haben Beziehungen zur Neurosekretion.

Es steht heute fest, daß die Adergeflechte die Ventrikelflüssigkeit, den *Liquor cerebrospinalis,* bilden (s. S. 178).

Adergeflechte kommen in allen Ventrikeln vor. Das Adergeflecht der Seitenventrikel ist nur in der Pars centralis und im Cornu temporale zu finden. Die Adergeflechte des III. und IV. Ventrikels sind paarig.

Der laterale Teil des Plexus choroideus ventriculi IV folgt dem Recessus lateralis und quillt mit seinem verdickten Ende aus der Apertura lateralis ventriculi quarti wie ein Blumenstrauß aus seiner Umhüllung hervor *(„Bochdaleksches Blumenkörbchen").*

1.2.3 Blutversorgung des Gehirns und Rückenmarkes

1.2.3.1 Gehirnversorgung

Die *arterielle* Versorgung des gesamten Gehirns erfolgt über 2 kräftige Arterienpaare, die im Bereich der Schädelbasis ringartig anastomosieren. Es handelt sich um die *A. carotis interna* und die *A. vertebralis.* Beide können zu diagnostischen Zwecken arteriographisch (röntgenologisch) dargestellt werden, so daß ihr normales Versorgungsgebiet jedem Arzt bekannt sein muß (Abb. 160–164).

Die **A. carotis interna** ist ein Ast der A. carotis communis und steigt senkrecht, die Richtung ihrer Stammarterie fortsetzend, zur Schädelbasis auf, die sie durch den Canalis caroticus des Os temporale betritt. Sie durchsetzt den Sinus cavernosus und teilt sich in der Schädelhöhle in ihre 2 Endäste auf. Topographisch wird sie in 4 Abschnitte gegliedert (Abb. 160, 161).

1. *Pars cervicalis,* ist astlos.

2. *Pars petrosa* gibt zarte Aa. caroticotympanicae zur Paukenhöhle und die variable zarte A. canalis pterygoidei in den gleichnamigen Kanal als Begleiterin des gleichnamigen Nerven (s. S. 208) ab.

3. *Pars cavernosa* verläuft S-förmig *(„Carotissiphon")* durch den Sinus cavernosus (s. u.) und gibt zahlreiche kleine Äste zur Umgebung ab, so zum Ganglion trigeminale, zur Wand des Sinus cavernosus selbst, zu den Meningen (anastomosiert mit Ästen der A. meningea media) und zur Hypophyse *(A. inferior hypophysis).*

4. Die *Pars cerebralis* entsendet gleich nach Durchtritt durch den Sinus cavernosus nach vorn die *A. ophthalmica,* die inferolateral

1.2.3 Blutversorgung des Gehirns und Rückenmarkes

vom N. opticus den Canalis opticus betritt und das Auge versorgt. Nach hinten läuft eine kurze und wichtige *A. superior hypophysis,* die mit der o. g. (inferioren) anastomosiert. Es folgt eine zarte, aber konstante *A. choroidea anterior,* die zwischen dem Hirnstamm und dem Gyrus parahippocampalis bogenförmig nach hinten läuft und gleichnamige Äste zu folgenden benachbarten Regionen und Gebilden abgibt: Substantia perforata rostralis, Tractus opticus, Corpus geniculatum laterale, hinterer Schenkel der Capsula interna, Globus pallidus, Cauda nuc. caudati, Großhirnschenkel, Substantia nigra, Nucleus ruber, Kerne des Hypothalamus, Corpus amygdaloideum und schließlich Plexus choroideus der Seiten- und des III. Ventrikels. Nach lateral gibt die Carotis interna den kräftigen Endast, die *A. cerebri media* ab, der von medial in den Sulcus lateralis cerebri eintritt und auf der Insel nach hinten und oben zieht. Ihre Äste werden in 3 Gruppen gegliedert: *Pars sphenoidalis* zur Versorgung des Striatum und von Teilen des Thalamus sowie der Capsula interna *(Aa. centrales anterolaterales).* Die Gefäße durchsetzen die Substantia perforata rostralis. Blutungen in diesem Versorgungsbereich können zum Schlaganfall führen. *Pars insularis* zur Versorgung der Insel *(Aa. insulares),* der frontobasalen Hirnregion *(Aa. frontobasales lat.),* und des Schläfenlappens *(Aa. temporales ant., intermedullaris, posterior). Pars terminalis [corticalis]* versorgt große Teile der lateralen Großhirnfläche mit ihren Ästen, die nach topographischen Gesichtspunkten bezeichnet werden: *Aa. sulci centralis, precentralis, postcentralis, Aa. parietales anterior et posterior, A. gyri angularis.*

Der zweite, schwächere Endast der A. carotis interna, die *A. cerebri anterior,* läuft zunächst zwischen dem Trigonum olfactorium und dem N. opticus nach vorn und medial, um an der unteren Mantelkante nach vorn in die Fissura longitudinalis cerebri einzutreten. Hier liegen die beiderseitigen Gefäße eng beieinander und werden durch die *A. [Ramus] communicans anterior* (ca. 4 mm lang) verbunden. An der Hirnbasis (Pars precommunicalis) gibt die A. cerebri anterior zentrale Äste zur Versorgung der vorderen Anteile des Thalamus und Striatum *(Aa. centrales anteromediales* [thalamostriatae anteromediales]), Lamina terminalis, Rostrum corporis callosi, Septum pellucidum ab. Auch diese durchbrechen die Substantia perforata rostralis. Die *Pars postcommunicalis* [A. pericallosa] läuft auf dem Corpus callosum zwischen den Hemisphären und anastomosiert mit entsprechenden Ästen der A. cerebri posterior (s. u.). Ihre kortikalen Äste versorgen die medialen und kranialen Hirnregionen des Lobus frontalis, parietalis und Abschnitte des Lobus occipitalis: *A. frontobasalis medialis, A.* callosomarginalis (zur medialen Fläche des Stirnlappens, zum Gyrus cinguli, zum Corpus callosum), *A. paracentralis, A. precunealis* und *A. parieto-ooccipitalis.* Das Versorgungsgebiet überschreitet die mediale Mantelkante, so daß Teile der dorso-lateralen Hemisphärenfläche erreicht werden (Gyrus frontalis superior, oberer Anteil – „Beinregion" des Gyrus pre- und postcentralis usw.).

Ein weiterer wichtiger Ast der A. carotis interna ist die *A. communicans posterior.* Sie verläuft nach hinten und verbindet sich mit der A. cerebri posterior aus der A. basilaris (s. u.). Mit diesem relativ dünnen Gefäß wird der arterielle Ring an der Hirnbasis geschlossen *(Circulus arteriosus cerebri [Willisi]).* Auch die A. communicans posterior gibt einige zentrale Äste in die Substantia perforata rostralis ab.

Die ebenfalls paarige **A. vertebralis** ist ein Ast der A. subclavia. Beide Gefäße verlaufen durch die Foramina processus transversi der Wirbel C 6 bis C 1 aufwärts, bilden auf den Massae laterales des Atlas eine nach vorn offene Schleife und treten durch das Foramen magnum in das Schädelinnere, legen sich den Pyramiden der Medulla oblongata seitlich an und verbinden sich am kaudalen Brückenrand zur *A. basilaris,* die im Sulcus basilaris der Brücke nach vorn zieht und sich in die beiden Endäste, *Aa. cerebri posteriores,* aufzweigt. Die A. vertebralis läßt verschiedene Abschnitte erkennen: *Pars prevertebralis* ist astlos und dient zum Einstich für die Vertebralisangiographie (Abb. 164). Die *Pars transversaria* [cervicalis] verläuft durch die Foramina processus transversi (s. Bd. 1). Von ihr gehen Ästchen zur Versorgung der Wirbelkörper und zu den Wurzeln der Spinalnerven. Zwischen dem Atlas und dem Occiput *[Pars atlantis a. vertebralis)* treten Zweige an die tiefen Nackenmuskeln.

Abb. 65. Arterielle Blutversorgung des Gehirns.

Aa. c. a.	= Aa. cerebri antt.,	R. p.	= Aa. pontis [Rami ad pontem],
R. co. a.	= Ramus communicans ant.,	A. c. p.	= A. cerebri post.,
A. c. m.	= A. cerebri media,	A. b.	= A. basilaris,
R. c.	= Rami centrales,	A. l.	= A. labyrinthi,
A. c.	= A. carotis interna,	a. cbl. a. i.	= A. cerebellaris ant. inf.,
R. co. p.	= Ramus [A.] communicans post.,	A. v.	= A. vertebralis,
		A. cbl. a. i.	= A. cerebellaris post. inf.,
A. cbl. s.	= A. cerebellaris superior,	A. sp. a.	= A. spinalis ant.

1.2.3. Blutversorgung des Gehirns und Rückenmarkes

Die *Pars intracranialis* gibt zunächst Äste zu den Hirnhäuten ab. *Ramus meningeus anterior* und *posterior*. Sie verlaufen in der Fossa cerebelli zwischen dem Knochen und der Dura mater und versorgen die entsprechenden Anteile der Dura mater, des Knochens und die

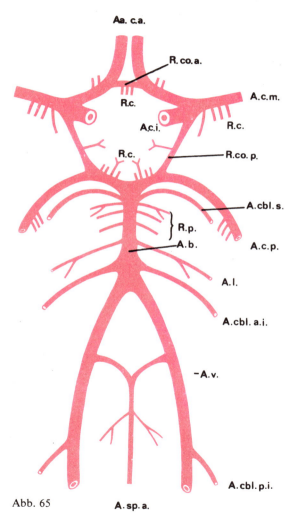

Abb. 65

Falx cerebelli. Mediale Äste zum Rückenmark steigen abwärts und vereinigen sich zur *A. spinalis anterior* im Sulcus ventralis. Sie anastomosiert mit entsprechenden Ästen der tieferen Wirbelabschnitte des Rückenmarks (s. u.). Der kräftige Ast der A. vertebralis ist die *A. cerebelli inferior posterior.* Sie windet sich um die Medulla oblongata, hat Beziehung zu den Wurzeln des IX. und X. Hirnnerven, zur Olive, zu den lateralen Bereichen der Medulla oblongata und zum IV. Ventrikel, bis sie in die Vallecula cerebelli eindringt, sich dort verzweigt und die unteren (kaudalen) Abschnitte von Wurm und Kleinhirnhemisphären versorgt. Ein *Ramus choroideus* für den IV. Ventrikel und eine absteigende *A. spinalis posterior* zur Versorgung des Halsmarkes sind noch erwähnenswert.

Nach Vereinigung der Aa. vertebrales auf dem Pons treten an der *A. basilaris* jederseits eine *A. cerebellaris inferior anterior* aus, die nach rückwärts und lateral läuft, sich auf der unteren Fläche des Kleinhirns ausbreitet und diese entsprechend versorgt; sie gibt häufig die *A. labyrinthi* ab, die im Meatus acusticus internus mit den Nn. facialis und vertibulocochlearis verschwindet. Anastomosen zu den Nachbararterien sind reichlich vorhanden. Die *A. labyrinthi* kann auch selbständig von der A. basilaris abgehen. Zahlreiche *Aa. pontis* treten beiderseits aus der A. basilaris aus und versorgen die Brücke und die Nachbarschaft. Am rostralen Ende der A. basilaris treten nach dorsal noch kleine Äste zum Mittelhirn aus (A. mesencephalicae) und schließlich noch die paarige *A. cerebelli superior,* die sich um den Pedunculus cerebri nach hinten windet und die dorsale Kleinhirnoberfläche erreicht. Sie verzweigt sich dort in der Pia mater, anastomosiert mit den anderen Kleinhirnarterien und gibt zarte Äste zur Epiphyse und zum Plexus choroideus des III. Ventrikels ab.

Die beiden symmetrischen Endäste der A. basilaris sind die *Aa. cerebri posteriores.* Eine jede biegt scharf nach lateral und dorsal um den Pedunculus cerebri, nimmt die A. communicans posterior der A. carotis interna auf und erreicht auf dem Tentorium cerebelli liegend die temporo-occipitalen Flächen des Großhirns. Sie läßt sich topographisch gliedern. *Pars precommunicalis* mit Ästen für den vorderen Thalamusabschnitt und für das Pallidum *(Aa. centrales posteromediales),* die durch die Substantia perforata posterior hindurchtreten. Die *Pars postcommunicalis* gibt ebenfalls zentrale Äste zum Thalamus, zum Plexus choroideus der Seiten- und des III. Ventrikels *(Aa. centralis posterolaterales),* zum Pedunculus cerebri, zum Tectum mesencephali ab. Die kortikalen Äste der *Pars terminalis* der

A. cerebri posterior bilden die A. occipitalis lateralis mit den Rr. temporales anteriores, intermedii medullares und posteriores und die A. occipitalis medialis mit den Rr. corporis callosi dorsalis, parietalis, parieto-occipitalis, calcarinus und occipitotemporalis. Die topographische Lage bestimmt die Bezeichnung der Äste. Anastomosen zu den benachbart liegenden Endästen der A. cerebri anterior und media sind vorhanden.

Circulus arteriosus cerebri (Willisi)
Der arterielle Gefäßring, *Circulus arteriosus cerebri (Willisi)*, wird durch die o. g. kommunizierenden Arterien zwischen den Endästen der A. carotis interna und der A. vertebralis an der Hirnbasis gebildet. Er liegt in der Cisterna pontis um den Hypophysenstiel. Er selbst gibt noch zahlreiche zentrale Äste zum Chiasma opticum, zum Hypothalamus und anderen benachbarten Regionen ab (Abb. 65).

Zusammenfassend kann festgestellt werden, daß die arteriellen Versorgungsgebiete zwar abgegrenzt werden können, jedoch die Endgebiete sich überlappen und durch Anastomosen in Verbindung stehen. Besonders die zentralen Hirnabschnitte (Basalganglien, Zwischenhirnregionen, Hippocampusformation) besitzen eine reichliche Blutzufuhr aus allen Hauptästen des Circulus arteriosus. Trotzdem sind aufgrund des hohen Blutbedarfs zerebrale Ausfälle relativ häufig, wenn kleine Endäste durch Gefäßverschluß (Embolie, Arteriosklerose) ihre Bezirke nicht mehr versorgen können. Zahlreiche Variationen der zerebralen Blutgefäße sind bekannt, können hier aber nicht abgehandelt werden.

1.2.3.2 Rückenmarkversorgung

Das Rückenmark wird arteriell von einem stark verzweigten oberflächlichen Gefäßnetz versorgt, das von einer *A. spinalis anterior* und in der Regel von zwei *Aa. spinales posteriores* (s. o.) gebildet wird. Diese vertikalen Stammarterien laufen entlang der Fissura mediana ventralis bzw. zu beiden Seiten des Sulcus medianus dorsalis bis zum Conus medullaris und erhalten segmentale Zuflüsse aus den tiefen Hals-, Interkostal- und Lumbalarterien, die entlang der Wurzeln der Spinalnerven in die Pia mater spinalis eindringen und mit den längsverlaufenden Aa. spinales anastomosieren. Die weiße und graue Substanz wird von oberflächlichen und tiefen Ästen der

A. spinalis anterior, die in der Fissura mediana ventralis liegt, versorgt.

1.2.3.3 Venöser Abfluß, *Sinus durae matris*

Der venöse Blutabfluß ist nur im Endstromgebiet dem arteriellen System angeglichen. Weiterhin sind die oberflächlichen Hirnvenen in die Pia mater eingebettet und verlaufen z. T. mit den Arterien in den Sulci oder anastomosieren untereinander und münden alle in die *Sinus durae matris* (s. u.) Diese *Venae cerebri superficiales* lassen in den Hirnbereichen die *Vv. cerebri superiores, inferiores* und die kräftigere *V. cerebri media superficialis* unterscheiden (Abb. 162).

Die tiefen Hirnvenen formieren sich unter dem Balken und auf dem Dach des III. Ventrikels und münden alle in die *V. cerebri magna,* die unter dem Balkenwulst präpariert werden kann und schließlich auch in einen Sinus durae matris, den Sinus rectus, einmündet. Ihre wesentlichen Zuflüsse sind die Vv. thalamostriatae, die Vv. choroideae und die Vv. septi pellucidi, die sich zu den Vv. cerebri internae (paarig) vereinigen. Nach deren Vereinigung zur *V. cerebri magna* nimmt diese weiterhin die Vv. basales von der Hirnbasis und die Vv. vermis superiores auf. Die Venen vom Hirnstamm (z. B. Vv. mesencephalicae) und Kleinhirn (V. vermis inferior, Vv. hemispherii) bilden Venenplexus, die in die basalen Sinus einmünden.

Die **Blutleiter, Sinus durae matris,** leiten das venöse Blut aus dem Schädelinneren ab und stehen über *Diploe-* und *Emissarienvenen* mit oberflächlichen Kopfvenen in Verbindung (s. Bd. II). Ihr Blut geben sie hauptsächlich in die *V. jugularis interna* ab. Es handelt sich um Spalträume in der Dura mater, die mit Endothel ausgekleidet sind. Wir kennen folgende wichtige Sinus, die durch Impressionen auch am mazerierten Schädelknochen erkennbar sind: *Sinus sagittalis superior* läuft von der Crista galli bis zur Protuberantia occipitalis interna an der Basis der Falx cerebri. Zu beiden Seiten bildet dieser Sinus Ausbuchtungen, *Lacunae laterales,* in die die *Granulationes arachnoidales* (s. S. 184) warzenartig eingestülpt sind, die dem Liquorabfluß dienen.

Parallel zu diesem läuft am freien Ende der Falx cerebri auf dem Balken der *Sinus sagittalis inferior.* Er mündet in den *Sinus rectus,* der an der Spitze des Tentoriums cerebelli nach hinten zur Protuberantia occipitalis interna läuft. Die Vereinigung des Sinus rectus und Sinus sagittalis superior führen an der Protuberanz zu einer

1.2.3 Blutversorgung des Gehirns und Rückenmarkes

sackartigen Erweiterung, dem *Confluens sinuum,* von der nach beiden Seiten der *Sinus transversus* abgeht. Der Sinus transversus verläuft in der Basis des Tentorium cerebelli bis an die Felsenbeinpyramide, von wo aus er S-förmig zum Foramen jugulare verläuft und den Namen *Sinus sigmoideus* führt. Letzterer hat engste topographische Beziehungen zu den Cellulae mastoideae (Gefahr des Durchbruchs eitriger Entzündungen aus dem Mittelohr!). Der Sinus sigmoideus nimmt an seinem kranialen Ende den *Sinus petrosus superior* (vom Sinus cavernosus auf dem Grat der Felsenbeinpyramide verlaufend) und kurz vor seiner Einmündung in den *Bulbus venae jugularis* den *Sinus petrosus inferior* (vom Sinus cavernosus und Plexus basilaris an der Basis der Felsenbeinpyramide verlaufend) auf.

Der *Sinus occipitalis* läuft in Verlängerung des Sinus sagittalis superior als kleinster Blutleiter an der Basis der Falx cerebelli nach abwärts, umgibt das Foramen magnum, hat Kontakte zum Plexus venosus vertebralis internus und mündet in den Sinus sigmoideus. Der kürzeste und topographisch am kompliziertesten gebaute *Sinus cavernosus* ist paarig angelegt und bildet mit seinen Querverbindungen, den *Sinus intercavernosi,* einen kompletten Ring um die Sella turcica. Er erfüllt neben der Aufgabe als Blutsammler noch eine „Wasserkissenfunktion" für Hypophyse und Infundibulum, die er umgibt. In seiner seitlichen Wand verlaufen die Nn. oculomotorius (III), trochlearis (IV) und ophthalmicus (V/1). Den Sinus cavernosus durchqueren der N. abducens (VI) und schleifenförmig die A. carotis interna. Er empfängt von vorn die *V. ophthalmica* (Anastomose über V. angularis zur V. facialis; aufsteigende Infektionen aus dem oberen Gesichtsbereich zu den Meningen möglich!). Der Hohlraum ist von Trabekeln durchzogen, die, wie auch die eingeschlossenen Gefäße und Nerven, vom Endothel überzogen sind.

Jederseits erreicht ein *Sinus sphenoparietalis* an der freien Kante der Ala minor des Keilbeins die vorderen Bereiche des Sinus cavernosus. Wie schon oben dargelegt, wird das Blut über die Sinus petrosi superiores und inferiores zum Sinus sigmoideus geleitet.

Der Abfluß des venösen Blutes aus dem **Rückenmark** erfolgt über venöse Plexus. Zunächst verlaufen vertikal ausgerichtete Venen in der Pia mater, die aus dem Inneren der Medulla spinalis das Blut aufnehmen. Die oberflächlichen Venen verlaufen in der Regel paarig in den Furchen: In der Fissura mediana ventralis *(Vv. spinales anteriores),* im Sulcus medianus dorsalis *(Vv. spinales posteriores)* und weitere 2 bis 4 am lateralen Umfang. Alle Venen anastomosieren reichlich untereinander und kranial auch mit den benachbarten

Sinus. Äste aus diesem oberflächlichen Venengeflecht durchbrechen die Arachnoidea und die Dura mater und münden in den stark ausgebildeten *Plexus venosus vertebralis internus*. Dieser hat über Vv. intervertebrales und andere Kurzschlüsse Verbindungen zum äußeren Venenplexus der Wirbelsäule und zu den territorialen Venen der Leibeswand.

1.2.4 Hüllen des Rückenmarkes und Gehirns

Rückenmark und Gehirn liegen nicht nackt im Wirbelkanal oder der Schädelhöhle, sondern sind von drei **Hüllen, Meninges**[1]), umgeben. Die äußere Hülle ist derb, fest und dick und heißt deshalb die harte Haut, *Dura mater*[2]), auch *Pachymeninx*[3]) genannt.

Die beiden inneren Hüllen sind zart und dünn und bilden zusammen die weiche Hirn- bzw. Rückenmarkshaut, *Leptomeninx*[4]). Sie besteht aus zwei Schichten, einer äußeren, der *Spinnwebenhaut, Arachnoidea,* und einer inneren, der *Pia mater*.

Alle diese Hüllen sind bindegewebiger Natur und entstammen der zunächst einheitlichen Mesenchymhülle des embryonalen Gehirn-Rückenmarkes.

Zwischen diesen drei Hüllen liegen zwei Spalträume.

Dura mater und Leptomeninx werden durch einen kapillaren Spalt, das *Cavum subdurale,* voneinander getrennt.

Arachnoidea und Pia mater sind durch zarte bindegewebige Stränge miteinander verbunden, in denen Blutgefäße verlaufen. Zwischen diesen Bindegewebssträngen bleiben zahlreiche Gewebsspalten frei, die mit einer Flüssigkeit, dem **Liquor cerebrospinalis,** angefüllt sind. Die Gesamtheit der miteinander in Verbindung stehenden Gewebsspalten nennt man Subarachnoidalraum, *Cavum subarachnoidale*.

Gehirn und Rückenmark sind also von einem Flüssigkeitsmantel umgeben, der nicht nur eine mechanische, sondern auch bei ihrer großen Temperaturempfindlichkeit eine wichtige Wärmeschutzvorrichtung ist.

---

1) griech. meninx = Hülle.
2) lat. = harte Mutter, Mutter hier im Sinne von Hülle gebraucht wie in den Wörtern Schraubenmutter, Perlmutter, Gebärmutter.
3) griech. pachys = dick.
4) griech. leptos = zart, weich, fein.

Tabelle 11. Normalwerte des Liquor cerebrospinalis

Menge:	100–150 ml
spezif. Gewicht:	1005–1009
Druck (im Liegen):	75–200 mm H_2O [4,5–15 Torr]
pH-Wert:	7,14–7,50
Gefrierpunktserniedrigung:	0,56–0,60 °C
Gesamtzellzahl:	0–5 Zellen/µl
Protein (gesamt):	20–40 mg/100 ml
NaCl	680–760 mg/100 ml
Calcium	4,1–5,9 mg/100 ml
Chloride	410–470 mg/100 ml
Kupfer	1,4–11 µg/100 ml
Eisen	23–52 µg/100 ml
Kalium	8,05–15,09 mg/100 ml
Natrium	297,0–352,2 mg/100 ml

Der Liquor cerebrospinalis wird von den Adergeflechten in den Hirnventrikeln gebildet und gelangt im Bereich des IV. Ventrikels durch drei Öffnungen (Apertura mediana [Foramen Magendii] und zwei Aperturae laterales [Foramina Luschkae]) in das Cavum subarachnoidale.

Die Normalwerte des Liquor cerebrospinalis sind in Tabelle 11 enthalten.

Bei Erkrankungen des Zentralnervensystems kann die Anzahl der Zellen deutlich vermehrt und auch der Eiweißgehalt in bestimmter Weise verändert sein, weswegen die Untersuchung des Liquors von großer diagnostischer Bedeutung ist. Man gewinnt ihn durch Lumbal- und Suboccipitalpunktion (s. Bd. 1).

1.2.4.1 Harte Hirnhaut, *Dura mater*

Die **harte Rückenmarkhaut, Dura mater spinalis,** besteht aus einem äußeren Blatt *(Lamina externa, Endorhachis)*, welches den Wirbelkanal austapeziert, und einem inneren Blatt *(Lamina interna)*, der eigentlichen Hülle des Rückenmarkes, in der es wie in einem Sack *(„Durasack")* darinsteckt. Zwischen diesen beiden Blättern der Dura mater spinalis ist ein am Foramen magnum beginnender Spaltraum *(Cavitas epiduralis)* vorhanden, der lockeres Bindegewebe, Fett und Venengeflechte enthält. Durch diesen Extraduralraum ist das Rük-

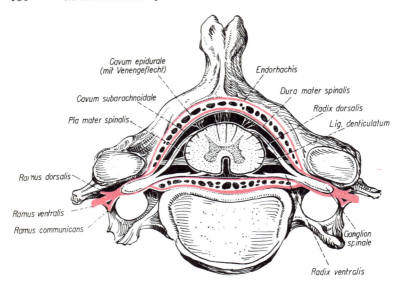

Abb. 66. Hüllen des Rückenmarkes im Bereich eines Halswirbels. Dura rot, Arachnoidea weiß, Pia schwarz, dem Rückenmark anliegend.

kenmark gegen jede Art von Zerrung bei Bewegungen der Wirbelsäule geschützt (klinische Bedeutung bei der Epiduralanästhesie).

Die eigentliche Dura mater spinalis ist ein aus straffem Bindegewebe aufgebauter Sack, der am Foramen magnum beginnt und nach abwärts unter allmählicher Verjüngung bis in den Canalis sacralis (2. Sakralwirbel) reicht. Von hier an setzt er sich, mit dem Filum terminale internum (s. S. 31) verwachsen, als *Filum durae matris spinale* bis zum Steißbein fort, in dessen Periost ausstrahlend.

Der Durasack umhüllt nicht nur das Rückenmark, sein Filum terminale und die Cauda equina, sondern auch mit stummelförmigen seitlichen Aussackungen die beiden Wurzeln des Spinalnerven sowie das Spinalganglion (Abb. 158, 159).

Die **harte Hirnhaut, Dura mater encephali** (Abb. 67), besteht in der Anlage auch aus zwei Blättern wie die des Rückenmarkes, die dann aber zu einer Haut miteinander verschmelzen, da das Gehirn ja in ein unbewegliches knöchernes Gehäuse, den Schädel, eingeschlossen ist. In funktioneller Hinsicht bleibt aber die Zweiteilung der

1.2.4 Hüllen des Rückenmarkes und Gehirns

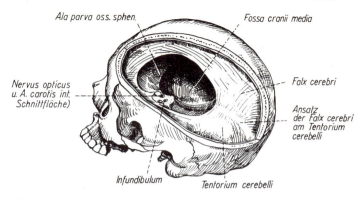

Abb. 67. Dura mater encephali. Ansicht von links oben.

Dura mater encephali erhalten. Sie ist zugleich inneres *Periost des Schädels* und *Schutzhülle für das Gehirn.*

Die Dura mater encephali ist am Foramen magnum eine unmittelbare Fortsetzung der harten Rückenmarkhaut und folgt im allgemeinen dem Relief der Schädelhöhle. Am Schädeldach läßt sie sich beim Erwachsenen ziemlich leicht vom Knochen ablösen, an der Schädelbasis dagegen ist sie an manchen Stellen ganz fest mit dem Knochen verbunden.

Die harte Hirnhaut bildet nicht nur eine Tapete für die Auskleidung der Schädelhöhle, sondern sie springt auch zum Teil septenartig frei in die Schädelhöhle als *Hirnsichel, Falx cerebri et cerebelli,* und als *Kleinhirnzelt, Tentorium cerebelli,* vor.

Die **Großhirnsichel, Falx cerebri,** ist eine median gestellte, sichelförmige Duraplatte, deren Spitze vorne an der Crista galli liegt. Sie dringt zwischen die beiden Großhirnsphären so tief ein, daß ihr freier unterer konkaver Rand fast den Balken berührt. Nach hinten sich verbreiternd befestigt sie sich an der Protuberantia occipitalis interna.

Die **Kleinhirnsichel, Falx cerebelli,** ist eine sagittale, wesentlich kleinere Fortsetzung der Falx cerebri in der hinteren Schädelgrube. Sie verläuft längs der Crista occipitalis interna und springt in die Furche zwischen den beiden Kleinhirnhemisphären vor.

Das **Kleinhirnzelt, Tentorium cerebelli,** ist eine quergestellte Duraplatte, die Großhirn- und Kleinhirnhemisphären voneinander trennt. Sie geht am Rande des Sulcus transversus und an der oberen

Kante der Felsenbeinpyramide in die wandständige Dura mater über. Unter ihr, in der hinteren Schädelgrube, liegt wie unter einem Dach oder Zelt das Kleinhirn. Sie schließt aber die hintere Schädelgrube nicht vollständig gegen die übrige Schädelhöhe ab, sondern besitzt vorne einen spitzbogenförmigen Ausschnitt, *Incisura tentorii*, durch den der Hirnstamm (Mittelhirn) hindurchzieht. In der Medianebene erhebt sich das Kleinhirnzelt first- oder gratartig dadurch, daß es sich hier mit der Falx cerebri verbindet.

Will man das Gehirn aus dem Schädel herausnehmen, so muß man das Tentorium cerebelli entlang der oberen Kante der Felsenbeinpyramide abtrennen.

Die Dura mater encephali spaltet sich an einigen Stellen in zwei Blätter: 1. an der Spitze und Vorderfläche der Felsenbeinpyramide *(Cavum trigeminale [Meckeli])* und umschließt dort das Ganglion trigeminale (s. S. 190); 2. an der Hinterfläche der Felsenbeinpyramide und umschließt dort den Saccus endolymphaticus (s. S. 337); 3. im Bereich der Sella turcica und umschließt dort die Hypophyse. Das Duradach für die Hypophyse heißt *Diaphragma sellae* und besitzt eine kleine Öffnung für den Durchtritt des Hypophysenstiels.

In der Dura mater verlaufen die venösen Blutleiter, *Sinus durae matris* (s. S. 176 ff.).

1.2.4.2 Weiche Hirnhaut, *Leptomeninx*

Sie ist funktionell ein einheitliches Organ aus Bindegewebe, das den Ernährungs- und Liquorapparat für Gehirn und Rückenmark bereitstellt. Morphologisch läßt sie sich in eine äußere *(Arachnoidea)* und eine innere Haut *(Pia mater)* unterteilen.

1. Die innere Haut oder **Pia mater** liegt den nervösen Zentralorganen unmittelbar auf und dringt in alle Furchen und Vertiefungen ein. Sie ist gleichsam die Gußform, welche die weiche, plastische Masse von Gehirn und Rückenmark in ihrer Form hält.

Die **Pia mater spinalis** legt sich als dünne gefäßreiche Hülle unmittelbar der weißen Substanz des Rückenmarkes an und dringt in die Fissura mediana ventralis bis an die Commissura alba hinein. Sie sendet sehr dünne radiäre Septen in die weiße Substanz und ist nur sehr schwer vom Rückenmark abzulösen.

Die **Pia mater encephali** ist nicht so fest mit dem Gehirn verbunden, sondern läßt sich leicht von der Hirnoberfläche ablösen. Sie

1.2.4 Hüllen des Rückenmarkes und Gehirns

dringt nicht nur in die Furchen des Groß- und Kleinhirns ein, sondern sogar in die Hirnkammern, indem sie hier zusammen mit den verdünnten Teilen des Nervenrohres die Telae choroideae und die Plexus choroidei bildet.

2. Die **Spinnwebenhaut, Arachnoidea**[1]), ist frei von Gefäßen, und ihre glatte, äußere, mit einer Art Endothel bedeckte Fläche ist von der Dura nur durch einen kapillaren Spalt (Cavum subdurale) getrennt. Von ihrer Innenseite spannen sich Bälkchen und Häutchen durch das Cavum subarachnoidale hindurch zur Pia hinüber (Abb. 68).

Während die Pia mater die wichtigste Funktion einer Stoffwechselmembran besitzt, stellt die Arachnoidea lediglich eine Abschlußmembran für die Liquorräume nach außen dar.

Die **Arachnoidea spinalis** ist ein weiter Sack, der in seiner Form mit dem Durasack vollkommen übereinstimmt. Sie ist an 19–23 Stellen jederseits durch das Zackenband des Rückenmarkes, *Lig. denticulatum,* wie mit Reißzwecken an die Dura angeheftet.

Das Lig. denticulatum ist eine frontal gestellte, symmetrische Bindegewebsplatte, die zwar an der Pia ununterbrochen, an der Arachnoidea bzw. Dura nur mit einzelnen Zacken „wie eine mit Stricken gespannte Wagenplane" befestigt ist. Das Zackenband ist ein Aufhänge- und Halteapparat des Rückenmarkes.

Das Cavum subdurale und das Cavum subarachnoidale sind im Bereich des Rückenmarkes klinisch bedeutungsvoll für die Lumbalanästhesie.

Die **Arachnoidea encephali** folgt nicht wie die Pia mater den Furchen und Vertiefungen an der Hirnoberfläche, sondern überbrückt sie. Dadurch ist das *Cavum subarachnoidale* an der Facies convexa des Gehirns, die bis auf die Sulci glatt und eben ist, ein enger, aber ziemlich gleichmäßiger Spaltraum, an der unruhig modellierten Hirnbasis dagegen mit ihren Erhebungen und Vertiefungen stellenweise zu größeren Räumen, den **Cisternae subarachnoidales** erweitert.

Die praktisch wichtigste und größte Zisterne ist die *Cisterna cerebellomedullaris,* die dadurch entsteht, daß sich die Arachnoidea von der dorsalen Fläche der Medulla oblongata zum hinteren Teil der unteren Kleinhirnfläche hinüberspannt. An ihrer unteren Grenze geht sie ohne Unterbrechung in den Subarachnoidalraum des Rückenmarkes über.

---

1) griech. arachne = Spinne.

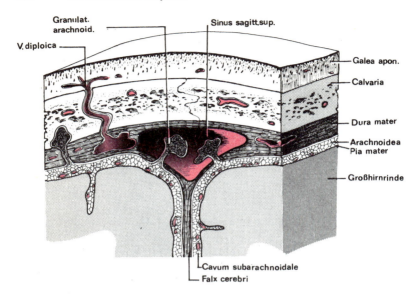

Abb. 68. Beziehungen von Schädeldecke, Hirnhäuten und Gehirn, Sinus sagittalis superior und Cavum subarachnoidale.

In diese Zisterne fließt durch die Apertura mediana ventriculi quarti (s. S. 168) Ventrikelflüssigkeit aus dem IV. Ventrikel und kann aus ihr beim Lebenden durch die „Subokzipitalpunktion" entnommen werden. Von weiteren Zisternen soll nur noch der Name erwähnt werden: Cisterna pontis, interpeduncularis, chiasmatis und fossae lateralis cerebri.

Besondere Bildungen der Arachnoidea encephali sind die *Granulationes arachnoidales (Pacchionische Granulationen)*. Sie sind zottenartige Auswüchse der Arachnoidea (daher auch **Arachnoidalzotten** genannt), welche in die Dura eindringen und diese in ihrem Bereich so stark verdünnen, daß sie bei Betrachtung mit bloßem Auge eher den Eindruck von Durazotten machen (Abb. 68).

Die gefäßlosen Arachnoidalzotten dringen in die Sinus der Dura mater oder deren Ausbuchtungen (Lakunen) ein und finden sich in besonders reichlicher Menge in der Umgebung des Sinus sagittalis superior (s. S. 176), aber auch an den Sinus der Hirnbasis. Die an der Innenfläche der Schädelknochen vorhandenen Grübchen, *Foveolae granulares* (s. Bd. 1), sind durch die Arachnoidalzotten bedingt. Ihre Funktion ist die Ableitung der Liquor cerebrospinalis aus dem Subarachnoidalraum in die Sinus durae matris.

1.3. Peripheres Nervensystem (Zerebrospinales Nervensystem)

Das periphere Nervensystem ist das **Leitwerk** des gesamten Nervensystems außerhalb von Gehirn und Rückenmark. Die peripheren Nerven sind Leitungskabel, die die nervösen Erregungen weiterleiten. Die Richtung der Erregungsleitung kann je nach Qualität der im Nerv enthaltenen Nervenfasern afferent oder/und efferent sein. Die Nerven verlaufen meistens zusammen mit Blutgefäßen, so daß man an vielen Körperstellen Gefäß-Nervenstränge, die von einer gemeinsamen bindegewebigen Scheide umschlossen sind, findet.

Wie die Blutgefäße ziehen die Nerven in der Regel an der Beugeseite der Gelenke vorbei, wodurch sie besser geschützt und weniger einer Zerrung bei den Gelenkbewegungen ausgesetzt sind. Die sie aufbauenden Nervenfasern haben einen gewellten Verlauf und können dadurch verlängert und gedehnt werden, was beim gesunden Nerven keine Schmerzen hervorruft. Bei entzündeten Nerven dagegen (z. B. beim „Ischias" = Ischialgie) ist schon eine geringe Dehnung sehr schmerzhaft.

Die peripheren Nerven neigen sehr dazu, Verbindungen untereinander einzugehen, wodurch **Nervengeflechte, Plexus,** entstehen.

Die peripheren Nerven enthalten *motorische, sensible* und *sympa-*

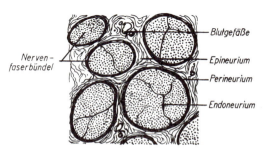

Abb. 69. Querschnittsbild eines peripheren Nerven.

thische Fasern, sind also „gemischte" Nerven. Bei den Hautästen fehlen die motorischen Fasern, während die Muskeläste durchaus nicht nur motorische, sondern alle drei Faserarten enthalten.

Die Nerven bestehen aus Bündeln von Nervenfasern, die durch lockeres Bindegewebe, das *Epineurium,* zusammengehalten werden, welches auch die der Ernährung der Nerven dienenden Blutgefäße einschließt. Die Faserbündel selbst werden von einem strafferen, in Lamellen angeordneten Bindegewebe, dem *Perineurium,* zusammengehalten (s. Abb. 69).

Die motorischen und sensiblen Fasern sind innerhalb des Nerven nicht voneinander getrennt, sondern innig untereinander gemischt, auch in dem einzelnen Nervenfaserbündel. Die Bündel verlaufen nicht völlig getrennt voneinander wie in einem elektrischen Leitungskabel, sondern tauschen vielfach gegenseitig Fasern aus, so daß sich auch im Innern der Nerven eine Geflecht- oder Plexusbildung feststellen läßt.

Die Nervenfasern können auf sehr verschiedenen Wegen zu ihren Endpunkten gelangen. Die motorischen Fasern der ventralen Wurzel eines Spinalnerven versorgen fast immer mehrere Muskeln, wobei sie in verschiedenen peripheren Nerven verlaufen können. Die sensiblen Fasern einer dorsalen Wurzel versorgen zwar ein ganz bestimmtes Hautfeld („Dermatom"), gelangen aber sehr oft auf verschiedenen peripheren Nerven zu ihm. Daher kommt es bei der Durchtrennung der Wurzel eines Spinalnerven oder seiner peripheren Äste zu ganz verschiedenen Ausfallserscheinungen. *Radikuläre (segmentale)* und *periphere* Innervation müssen also scharf voneinander getrennt werden. Die sensiblen Hautnerven beschränken sich nicht auf die Innervation ihres eigentlichen Versorgungsgebietes, sondern greifen mehr oder weniger auf die Innervationsgebiete von Nachbarnerven über. Daher ist der völlige Sensibilitätsausfall, der bei Unterbrechung eines Nerven entsteht, in der Regel kleiner als das anatomisch nachweisbare Verbreitungsgebiet des betreffenden Nerven.

Nach den beiden Zentralorganen, mit denen sie in Verbindung stehen, unterteilt man die peripheren Nerven des zerebrospinalen Nervensystems in zwei große Gruppen: die **Hirnnerven,** *Nervi craniales*[1] [encephali], und die **Rückenmarknerven,** *Nervi spinales.*

---

1) Die offizielle Bezeichnung Nervi craniales = Kopfnerven, ist strenggenommen nicht richtig, da manche Hirnnerven über das Kopfgebiet hinausgreifen.

1.3.1 Die 12 Hirnnervenpaare, *Nervi craniales*

Schon seit langer Zeit unterscheiden die Anatomen 12 Hirnnerven, die man mit römischen Ziffern zu bezeichnen pflegt:
- I. Nn. olfactorii.
- II. N. opticus[1]).
- III. N. oculomotorius.
- IV. N. trochlearis.
- V. N. trigeminus.
- VI. N. abducens.
- VII. N. facialis.
- VIII. N. vestibulocochlearis.
- IX. N. glossopharyngeus.
- X. N. vagus.
- XI. N. accessorius.
- XII. N. hypoglossus.

Die Hirnnerven werden nach der Reihenfolge ihres Austritts aus dem Gehirn von kranial nach kaudal gezählt. Man kann mehrere von ihnen unter einem bestimmten Gesichtspunkt zu einer Gruppe zusammenfassen.

Die Gruppe der *Sinnesnerven* umfaßt den I., II., VIII. und zum Teil den IX. Gehirnnerven. Zur Gruppe der *Augenmuskelnerven* zählen der III., IV. und VI. Hirnnerv und zur Gruppe der *Kiemenbogennerven* gehören der V., VII., IX., X. und XI. Hirnnerv.

Der XII. Hirnnerv ist kein ursprünglicher Hirnnerv, sondern ein Spinalnerv, der erst sekundär durch stammesgeschichtliche Einbeziehung von Wirbeln in den Schädel zum Gehirnnerven geworden ist.

Die Hirnnerven zeigen Besonderheiten, aber auch einige Gemeinsamkeiten, die durch die komplizierte Entwicklungsgeschichte des Gehirns bedingt sind. Es gibt *rein sensorische* (I., II., VIII.), *rein motorische* (IV., VI., XI., XII.) und *gemischte* (sensibel-motorisch: V.; parasympathisch-motorisch: III.; sensibel/sensorisch-parasympathisch-motorisch: VII., IX., X.) Hirnnerven. Wir bezeichnen die motorischen Kerne der Hirnnerven als *Nuclei originis* (Ursprungs-

---

[1]) Als zweiter Hirnnerv wird der Sehnerv, N. opticus, gezählt. Wie die Entwicklungsgeschichte gezeigt hat, ist er eigentlich ein Teilstück der intrazerebralen Sehleitung und wird deshalb auch als Sehstrang, *Fasciculus opticus,* bezeichnet.

kerne) und die sensiblen als *Nuclei terminationis* (Endkerne). Diese liegen entsprechend der Differenzierung der Grund- und Flügelplatte im Bereich des Stammhirns nebeneinander. Die somatomotorischen Ursprungskerne liegen am weitesten medial (Grundplatte ≙ Vorderhorn im Rückenmark), die visceromotorischen Ursprungskerne und sensiblen-sensorischen Endkerne befinden sich intermediär (≙ Substantia intermedia im Rückenmark), und die sensorischen Endkerne sind am weitesten lateral untergebracht (Flügelplatte ≙ Hinterhorn des Rückenmarkes). Die Äste des kranialen Parasympathicus schließen sich zunächst einigen Hirnnerven an, werden außerhalb der Schädelhöhle jedoch selbständig, um in ihre parasympathischen Ganglien einzustrahlen (s. S. 274).

1.3.1.1 *Nervi olfactorii (I)*, 1. Hirnnerv

Der Riechnerv war in embryonaler Zeit ein einheitlicher Nervenstamm, ein *Nervus olfactorius*, der später mit der Bildung der Lamina cribrosa des Siebbeins in 15–20 Bündel, die *Riechfäden („Fila olfactoria")*, Nn. *olfactorii*, zerlegt wurde.

Die **Nervi olfactorii** enthalten die markscheidenlosen Neuriten der Riechzellen der Regio olfactoria der Nasenschleimhaut (s. Geruchsorgan, S. 281). Sie ziehen durch die Löcher der Siebplatte hindurch, durchbohren die Dura mater und treten von unten her in den Bulbus olfactorius (s. S. 120) ein.

1.3.1.2 *N. opticus (II)*, 2. Hirnnerv

(Siehe S. 110)

1.3.1.3. *N. oculomotorius (III)*, 3. Hirnnerv

Der **N. oculomotorius**[1]) innerviert motorisch sämtliche quergestreifte Augenmuskeln mit Ausnahme des M. obliquus bulbi superior und des M. rectus lateralis. Außerdem führt er die parasympathischen

---

1) „Der das Auge bewegende Nerv."

Fasern für die glatten Binnenmuskeln des Augapfels: M. sphincter pupillae und M. ciliaris.

Die motorischen Wurzelzellen bilden den *großzelligen* Ursprungskern, *Nuc. n. oculomotorii,* der im Mittelhirn in Höhe des oberen Paares der Vierhügel ventral vom Aquaeductus und nahe der Mittellinie liegt (Abb. 25).

Die parasympathischen Wurzelzellen bilden an gleicher Stelle den *kleinzelligen* oder *Westphal-Edingerschen* Ursprungskern, *Nuc. oculomotorius accessorius.*

Verlauf: Der N. oculomotorius tritt im Bereich der Fossa interpeduncularis an der medialen Seite der Hirnschenkel aus (Abb. 16). An der Hirnbasis steckt der Nerv zwischen A. cerebri posterior und A. cerebelli superior. Lateral vom Processus clinoideus posterior durchbricht er die Dura mater und gelangt durch die Fissura orbitalis superior in die Augenhöhle, wo er sich in einen oberen und unteren Ast teilt.

Der obere Ast, *Ramus superior,* versorgt den M. levator palpebrae superioris und M. rectus bulbi superior. Der stärkere untere Ast, *Ramus inferior,* innerviert den M. rectus medialis und M. rectus inferior sowie mit einem längeren Ast den M. obliquus inferior.

Vom unteren Ast, *Ramus inferior,* zweigt die kurze Wurzel, *Radix oculomotoria,* des Ganglion ciliare (s. S. 195) ab, in welcher die parasympathischen Fasern zum Ziliarganglion verlaufen. Dort werden sie auf das postganglionäre Neuron umgeschaltet und ziehen in den *Nn. ciliares breves* zum Augapfel, wo sie den M. sphincter pupillae und den M. ciliaris versorgen.

1.3.1.4. *N. trochlearis (IV),* 4. Hirnnerv

Der **N. trochlearis**[1]) gehört zur Gruppe der Augenmuskelnerven. Er ist ein sehr dünner Nerv und vor allen anderen Gehirnnerven dadurch ausgezeichnet, daß er allein den Hirnstamm *dorsal* verläßt (Abb. 33).

Sein Ursprungskern, *Nuc. n. trochlearis,* (Abb. 25) liegt im Mittelhirn ventral vom Aquaeductus in der Höhe des unteren Paares der Vierhügel. Er tritt nach Überwanderung seiner Fasern auf die an-

---

1) N. trochlearis = Rollnerv, weil er den Augenmuskel innerviert, dessen Sehne um die Trochlea (s. S. 314) herum verläuft und früher deshalb M. trochlearis genannt wurde.

dere Seite lateral vom Frenulum veli medullaris anterioris dicht hinter der Lamina tecti aus, gelangt, indem er sich um den Hirnschenkel herumschlingt, zur Hirnbasis und durch die Fissura orbitalis superior in die Augenhöhle. Dort zieht er über den M. levator palp. sup. schräg medialwärts hinweg und senkt sich in die obere Fläche des M. obliquus bulbi superior ein.

1.3.1.5 *N. trigeminus (V)*, 5. Hirnnerv

Der **N. trigeminus**[1]) ist der Nerv des 1. Kiemen- oder Mandibularbogens. Er besteht zum größeren Teil *(Radix sensoria)* aus afferenten, sensiblen Fasern, zum kleineren Teil *(Radix motoria)* aus efferenten, motorischen Fasern. Außerdem führen seine peripheren Äste noch sympathische und parasympathische Fasern.

Die *sensiblen* Wurzelzellen liegen wie bei den Spinalnerven außerhalb des Zentralorgans und bilden einen mächtigen Nervenknoten, das *Ganglion trigeminale (Gasseri)*. Dieses sehr wichtige Ganglion liegt in der mittleren Schädelgrube unmittelbar vor der Spitze der Felsenbeinpyramide und bedingt dort am Knochen die Impressio trigemini. Es hat nicht nur im ganzen die Form eines C oder einer Sichel, sondern auch im Querschnitt, so daß man wie bei der Niere von einem Sinus ganglii sprechen kann, aus dem die Trigeminuswurzeln austreten. Das Ganglion trigeminale liegt in einem Durabeutel, dem *Cavum trigeminale* (s. S. 182), dem innen ein entsprechend geformter arachnoidaler, mit Liquor cerebrosbinalis gefüllter Beutel anliegt, so daß die Trigeminuswurzeln und teilweise auch das Ganglion selbst in einer Cisterna trigemini liegen, eine Tatsache, die für die Injektion von Flüssigkeiten, die das Ganglion lähmen oder ausschalten sollen (bei der Bekämpfung der Trigeminusneuralgie), von praktischer Bedeutung ist. Die sensiblen Wurzelzellen sind wie die Spinalganglienzellen pseudounipolar. Die zentralen Fasern bilden die Radix sensoria (Portio major) des Trigeminusstammes und endigen nach Eintritt in den Hirnstamm an den drei **Endkernen,** *Nuclei terminationis* (Abb. 25).

1. *Nucleus pontinus n. trigemini [sensorius superior (Hauptendkern)]*. Er liegt in der Brückenhaube im Bereich des vorderen Abschnittes der Rautengrube.

---

1) dreiteiliger Nerv, da sich der Nervenstamm in drei große Äste aufteilt.

2. *Nucleus spinalis n. trigemini.* Ein langgestreckter Kern, der durch die ganze Medulla oblongata bis weit in das Halsmark reicht. Die zu ihm ziehenden Trigeminusfasern bilden den *Tractus spinalis n. trigemini.*
3. *Nucleus mesencephalicus n. trigemini.* Ein schmaler länglicher Kern, der eine kraniale Verlängerung des Hauptendkernes bis in die Vierhügelgegend ist. Die zu ihm ziehenden Trigeminusfasern bilden den Mittelhirnstrang, *Tractus mesencephalicus n. trigemini.*

Die von den Zellen dieser sensiblen Endkerne ausgehenden Neuriten (2. Neuron) kreuzen die Seite und verlaufen im *Lemniscus trigeminalis*[1]) wie die Hinterstrangbahnen zum Thalamus und von dort (3. Neuron) zum Gyrus postcentralis bzw. zur Körperfühlsphäre des Lobus parietalis.

Die *motorischen* Wurzelzellen bilden den **Ursprungskern**, *Nucleus motorius n. trigemini*, der Radix motoria (Portio minor), der ebenfalls in der Brückenhaube in der Nähe des Hauptendkernes liegt (Abb. 25). Er wird auch als Kaukern, *Nucleus masticatorius*, bezeichnet, weil die von ihm ausgehenden Fasern die Kaumuskeln innervieren.

Der Stamm des N. trigeminus ist am Seitenrand der Brücke mit dem Gehirn verbunden. Er zieht zur Spitze der Felsenbeinpyramide und schwillt in der mittleren Schädelgrube zu dem großen Ganglion trigeminale an.

Aus dem vorderen konvexen Rand des Ganglions gehen fächerförmig die drei großen Äste des Trigeminus hervor. Der erste oder Augenast, **N. ophthalmicus**, tritt durch die Fissura orbitalis superior in die Orbita, der zweite, der Oberkieferast, **N. maxillaris**, durch das Foramen rotundum in die Fossa pterygopalatina, der dritte, der Unterkieferast, **N. mandibularis**, durch das Foramen ovale in die Fossa infratemporalis.

Die motorische Wurzel zieht am Ganglion vorbei, ohne sich mit ihm zu verbinden, und geht dann in den N. mandibularis über.

Jeder dieser drei Trigeminusäste steht in Verbindung mit **Ganglien**, die zum vegetativen Nervensystem gehören: der 1. Ast mit dem **Ganglion ciliare**, der 2. Ast mit dem **Ganglion pterygopalatinum** und der 3. Ast mit dem **Ganglion oticum** und **submandibulare**. Die aus diesen Ganglien entspringenden postganglionären parasympa-

---

1) Häufig dem Lemniscus medialis zugeordnet.

thischen Fasern bilden in der Regel keine selbständigen Nerven, sondern verlaufen in den Trigeminusästen.

N. ophthalmicus (V, 1)

Der **Augenast, N. ophthalmicus,** führt nur sensible Fasern.

Er versorgt a) Dura mater (in der vorderen Schädelgrube), b) Haut (Stirn, oberes Augenlid, medialer und lateraler Augenwinkel, Nasendrüsen), c) Schleimhaut (oberer vorderer Teil der Nasenhöhle, Stirn- und Keilbeinhöhle, Siebbeinzellen, Conjunctiva), die äußere und mittlere Augenhaut (Sclera, Cornea, Choroidea, Corpus ciliaris, Iris).

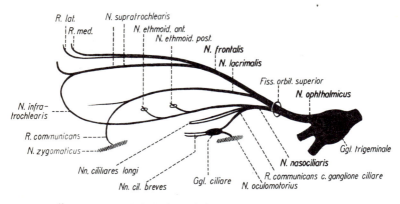

Abb. 70. Äste des N. ophthalmicus (Schema).

Der N. ophthalmicus gelangt durch die Fissura orbitalis superior in die Augenhöhle und teilt sich schon vor Eintritt in die Fissura in seine drei Äste: N. nasociliaris, frontalis und lacrimalis (Abb. 70).

N. nasociliaris

Dieser Nerv hat seinen Namen daher, daß er Teile der Nase *(Pars nasalis)* und des Augapfels *(Pars ciliaris)* innerviert.

Er verläuft in der Orbita zwischen Nervus opticus und M. rectus bulbi superior medialwärts zur Innenkante des Orbitaldaches und zieht an dieser entlang zum medialen Augenwinkel.

Pars ciliaris:
a) die *sensible* oder *lange* Wurzel des Ganglion ciliare (Ramus communicans). Sie führt sensible Fasern, die vom Augapfel kommen, durch die Nervi ciliares breves zum Ganglion ciliare (s. S. 195) ziehen, dieses ununterbrochen passieren und durch die Radix longa des Ganglions in den N. nasociliaris gelangen.
b) *Nn. ciliares longi* (1–2). Sie ziehen an der medialen Seite des Nervus opticus zum Augapfel und versorgen dort zusammen mit den Nervi ciliares breves die äußere und mittlere Augenhaut.

Pars nasalis:
a) *N. ethmoidalis posterior.* Dieser feine Nerv gelangt durch das Foramen ethmoidale posterius zu den hinteren Siebbeinzellen und zur Keilbeinhöhle.
b) *N. ethmoidalis anterior.* Er tritt durch das Foramen ethmoidale anterius in die Schädelhöhle, zieht extradural auf der Siebplatte nach vorn und durch eine vordere Öffnung in die Nasenhöhle. Hier teilt er sich in *Rami nasales interni,* welche die Schleimhaut im vorderen und oberen Teil der Nasenhöhle versorgen, und einen *Ramus nasalis externus* für die Haut am Nasenrücken.
c) *N. infratrochlearis.* Dieser Ast zieht als gerade Fortsetzung des Stammes unterhalb der Trochlea zum inneren Augenwinkel und teilt sich in einen Ast für das obere Augenlid, *R. palpebralis superior* (mediale Hälfte des oberen Augenlides), und für das untere Augenlid, *R. palpebralis inferior* (medialer Augenwinkel, Caruncula und Saccus lacrimalis).

N. frontalis

Der Stirnnerv ist der stärkste der drei Ophthalmikusäste. Er liegt unmittelbar unter dem Dach der Orbita und verläuft, auf dem M. levator palp. sup. liegend, nach vorn zu den Incisurae frontales am oberen Orbitalrand. Er hat folgende Zweige:
a) *N. supratrochlearis.* Ein dünner Ast, der bereits im hinteren Drittel der Orbita abzweigt, über die Trochlea des M. obliquus superior hinwegzieht und sich in einen oberen und unteren Endzweig aufteilt. Der obere Zweig durchbohrt den M. orbicularis oculi und den M. frontalis und innerviert die Haut am oberen Augenlid und an der Nasenwurzel. Der untere Zweig verbindet sich mit dem N. infratrochlearis und innerviert die Haut und Bindehaut im Bereich des medialen Augenwinkels.
b) *N. supraorbitalis.* Dieser teilt sich in einen Ramus medialis und

lateralis. Der *Ramus medialis* zieht durch die Incisura frontalis zur Stirn. Der *Ramus lateralis* zieht als Fortsetzung des N. frontalis durch die Incisura supraorbitalis (Foramen supraorbitale) zur Stirn.

Diese beiden Stirnzweige des N. frontalis liegen zunächst unter dem M. frontalis, durchbohren ihn dann und versorgen die Stirn- und die Kopfhaut bis zur Scheitelgegend sowie Haut und Bindehaut des oberen Augenlides.

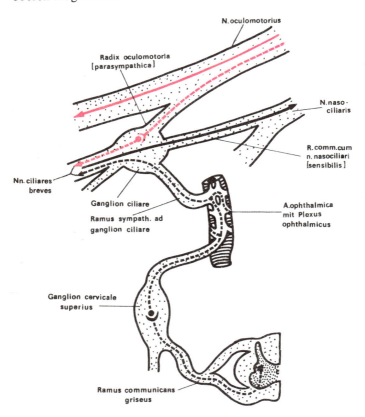

Abb. 71. Ganglion ciliare mit seinen Wurzeln und Ästen (Schema). Motorische Fasern: rot (ausgezogen). Sensible Fasern: schwarz (ausgezogen). Parasympathische Fasern: rot (punktiert). Sympathische Fasern: schwarz (punktiert).

N. lacrimalis

Dieser äußere oder laterale Ast des N. ophthalmicus verläuft in der Orbita an ihrem lateralen oberen Rand über dem M. rectus lateralis zur Tränendrüse, wo er sich in einen oberen und unteren Zweig aufteilt. Der *obere* Zweig durchdringt die Tränendrüse und endigt mit seinen Endästchen in der Haut und Bindehaut im Bereich des lateralen Augenwinkels. Der *untere* Zweig zieht an der seitlichen Orbitawand abwärts (Ramus communicans) und verbindet sich dort mit dem N. zygomaticus (s. S. 199). Von dieser bogenförmigen Verbindung gehen mehrere feine Fäden zur Tränendrüse und bringen ihr die parasympathischen und sekretorischen Fasern, die zunächst im N. facialis verlaufen (s. Abb. 73, 76 und S. 208).

Ganglion ciliare (Abb. 71):

Das dem ersten Trigeminusast angeschlossene **Ganglion ciliare** ist ein plattes, viereckiges Knötchen von etwa 2 mm Länge, das an der Grenze von hinterem und mittlerem Drittel der Orbita lateral vom Nervus opticus, zwischen ihm und dem M. rectus lateralis, liegt.

Das Ganglion ciliare besitzt drei Wurzeln:

1. die *sensible* Radix longa vom N. nasociliaris, Ramus communicans cum ganglio ciliari (s. S. 193),

2. die *parasympathische* Radix brevis vom N. oculomotorius (s. S. 189), Radix oculomotoria,

3. die *Radix sympathica* (Ramus sympathicus ad ganglion ciliare), deren postganglionäre sympathische Fasern aus dem Ganglion cervicale superius des Sympathicus stammen und über den Plexus caroticus internus und Plexus ophthalmicus verlaufen. Diese Fasern innervieren die Gefäße des Augapfels und den M. dilatator pupillae.

Aus dem Ganglion entspringen mehrere (3–6) *Nn. ciliares breves,* welche längs des Nervus opticus zum Augapfel ziehen und dreierlei Fasern führen: sensible (aus den Nn. nasociliares), parasympathische (aus dem N. oculomotorius) und sympathische (aus dem Plexus caroticus internus).

Das Ganglion ciliare ist Umschaltstation lediglich für die parasympathischen Fasern, die sensiblen und sympathischen ziehen ununterbrochen hindurch.

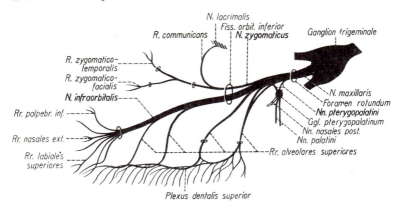

Abb. 72. Äste des N. maxillaris (Schema).

N. maxillaris (V, 2)

Der **Oberkieferast, N. maxillaris,** führt nur sensible Trigeminusfasern.

Sein Innervationsgebiet umfaßt: a) Dura mater, b) Haut des unteren Augenlides, der Wange, Oberlippe und des Nasenflügels *(„Gesichtsausstrahlung"),* c) Schleimhaut der Nasenhöhle (im Bereich der Muscheln), des Gaumens, der Oberlippe und der Kieferhöhle *(„Nasengaumenausstrahlung"),* d) Zähne des Oberkiefers.

Nach seiner Abzweigung vom Ganglion trigeminale tritt der N. maxillaris durch das Foramen rotundum in die Fossa pterygopalatina (s. Bd. 1) und teilt sich dort in drei Hauptäste: Nn. pterygopalatini, N. infraorbitalis, N. zygomaticus (Abb. 72).

Die Äste des N. maxillaris sind dadurch ausgezeichnet, daß sie meist in Knochenkanälen verlaufen.

Nn. pterygopalatini

2–3 Nerven, die vom unteren Rande des N. maxillaris abzweigen und sich nach kurzem Verlauf in ein kleines Nervenknötchen, das **Ganglion pterygopalatinum** einsenken.

Dieses, dem 2. Trigeminusast angeschlossene parasympathische Ganglion hat ebenso wie das Ganglion ciliare drei Wurzeln: eine sensible, parasympathische und sympathische.

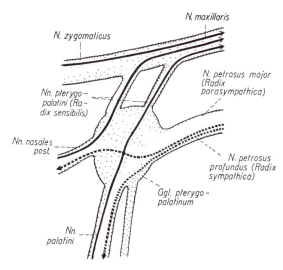

Abb. 73. Ganglion pterygopalatinum mit seinen Wurzeln und Ästen (Schema).

1. Die *sensible* Wurzel wird von den *Nn. pterygopalatini* gebildet, deren Fasern ohne Unterbrechung das Ganglion durchsetzen.
2. Die *parasympathische* Wurzel ist der *N. petrosus major* (s. S. 208).
3. Die *sympathische* Wurzel ist der *N. petrosus profundus*. Er stammt aus dem sympathischen Geflecht der A. carotis interna (Plexus caroticus internus), zieht durch den Canalis pterygoideus und verschmilzt dort mit dem N. petrosus major zum *N. canalis pterygoidei (N. Vidianus),* der sich von hinten her in das Ganglion pterygopalatinum einsenkt.

Vom Ganglion pterygopalatinum zweigen Gaumen- und Nasennerven ab, die insgesamt die Nasen- und Gaumenausstrahlung des N. maxillaris darstellen.

Äste des Ganglion pterygopalatinum:

1. Die *Nn. nasales posteriores* gelangen durch das Foramen sphenopalatinum in die Nasenhöhle und teilen sich dort in zwei Gruppen,

eine *laterale* für die seitliche Wand der Nasenhöhle und eine *mediale* für das Nasenseptum.

a) Die *Rr. nasales posteriores superiores laterales* versorgen die Schleimhaut des oberen und mittleren Nasenganges.

b) Die *Rr. nasales posteriores superiores mediales* innervieren den oberen Abschnitt des Nasenseptums. Einer von ihnen, der *N. nasopalatinus (Scarpae),* zieht am Septum schräg nach abwärts und vorne zum Canalis incisivus, den er, mit dem der anderen Seite vereinigt, durchsetzt. Er versorgt den vorderen Teil der Gaumenschleimhaut und verbindet sich mit Endzweigen des N. palatinus anterior.

2. *Nn. palatini.* Die Gaumennerven, drei in der Regel, bilden die Fortsetzung der Nn. pterygopalatini. Sie ziehen im Canalis palatinus major abwärts zum Gaumen und lassen dreierlei Äste unterscheiden:

a) Der *N. palatinus anterior,* der stärkste Ast, erreicht durch das Foramen palatinum majus den harten Gaumen und versorgt mit 3–4 Zweigen die Schleimhaut des harten Gaumens bis in die Höhe des Eckzahnes.

b) Die *Nn. palatini medius* und *posterior* treten durch die Foramina palatina minora aus dem Canalis palatinus major aus und verzweigen sich in der Schleimhaut des weichen Gaumens und der Gegend der Tonsilla palatina.

c) Die *Rr. nasales posteriores inferiores* zweigen im Canalis palatinus major vom N. palatinus anterior ab und ziehen zur Schleimhaut der unteren Muschel sowie des unteren und mittleren Nasenganges.

N. infraorbitalis

Der N. infraorbitalis ist die unmittelbare Fortsetzung des Maxillarisstammes. Durch die Fissura orbitalis inferior erreicht er die Orbita, an deren Boden er zunächst im Sulcus, dann im Canalis infraorbitalis vorwärts zieht. Am Foramen infraorbitale tritt er in das Gesicht ein.

Äste

1. *Rr. alveolares superiores.* Sie zweigen zum Teil vor dem Eintritt in die Orbita (*hintere* Alveoläräste), zum Teil während des Verlaufs im Sulcus bzw. Canalis infraorbitalis (*vordere* Alveoläräste) ab und ziehen in feinen Knochenkanälchen zum Processus alveolaris des Oberkiefers, in dem sie dicht über den Wurzelspitzen das obere

Zahngeflecht, *Plexus dentalis superior*, bilden. Von diesem Geflecht gehen Äste zu den Zähnen, zum Zahnfleisch und zur Wurzelhaut.

2. *Rr. cutanei.* Die Hautäste des N. infraorbitalis bilden die Gesichtsausstrahlung des N. maxillaris und entstehen durch Aufteilung des N. infraorbitalis nach dem Austritt aus dem Canalis infraorbitalis in drei Gruppen von Ästen, deren Innervationsgebiete aus ihrer Bezeichnung zu ersehen ist:
 a) *Rr. palpebrales inferiores,*
 b) *Rr. nasales externi,*
 c) *Rr. labiales superiores.*

N. zygomaticus

Der Jochbeinnerv, *N. zygomaticus,* betritt durch die Fissura orbitalis inferior die Orbita und zieht an deren lateraler Wand nach vorne. Er gibt einen Verbindungsast vom Ggl. pterygopalatinum zum N. lacrimalis ab, der diesem die parasympathischen sekretorischen Fasern für die Tränendrüse zuführt, tritt durch das Foramen zygomatico-orbitale in das Jochbein ein und teilt sich innerhalb dieses Knochens in zwei Äste:

1. *R. zygomaticofacialis,* der durch die gleichnamige Öffnung an der Wangenfläche des Jochbeins austritt und die Haut im oberen Wangenteil und am lateralen Augenwinkel innerviert.

2. *R. zygomaticotemporalis,* der durch das Foramen zygomaticotemporale die Fossa temporalis erreicht und die Haut im vorderen Abschnitt der Schläfengegend versorgt.

N mandibularis (V, 3)

Der **Unterkiefernerv, N. mandibularis,** ist der stärkste der drei Trigeminusäste. Er ist ein gemischter Nerv, da er außer seinem sensiblen Anteil noch die ganze motorische Wurzel *(Radix motoria)* enthält.

Der N. mandibularis versorgt:

sensibel: a) Dura mater; b) Haut (Kinn, Unterlippe, unterer Wangenabschnitt, vorderer Teil der Ohrmuschel und des äußeren Gehörganges, Schläfe; c) Schleimhaut (Wange, Mundhöhlenboden, vordere zwei Drittel der Zunge); d) Zähne des Unterkiefers und Kiefergelenk.

motorisch: die Muskeln, die aus dem Mesoderm des 1. Kiemen- oder Mandibularbogens entstehen: Kaumuskeln, M. mylohyoideus, M. digastricus (Venter anterior) und M. tensor tympani.

Der N. mandibularis verläßt die Schädelhöhle durch das Fora-

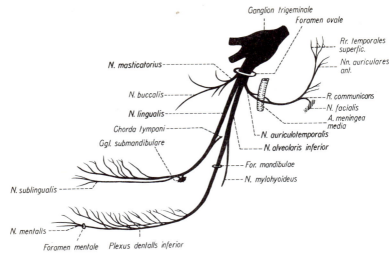

Abb. 74. Äste des N. mandibularis (Schema).

men ovale und gelangt in die Fossa infratemporalis (s. Bd. 1), wo er sich nach ganz kurzem Verlauf in eine vordere und hintere Astgruppe aufteilt. Die *vordere Astgruppe* bildet oft zunächst einen einheitlichen Stamm, **Kaunerv, N. masticatorius,** genannt, weil aus ihm für die Kaumuskeln gleichnamige Äste und nur ein sensibler Ast, der N. buccalis, hervorgehen (Abb. 74).

1. Der *N. massetericus* zieht durch die Incisura mandibulae zur Innenseite des M. masseter.

2. Die *Nn. temporales profundi* ziehen aufwärts zum M. temporalis.

3. Der *N. pterygoideus lateralis* ist in der Regel zunächst mit dem N. buccalis vereint und löst sich erst von ihm ab, während dieser durch den M. pterygoideus lateralis hindurchtritt.

4. Der *N. pterygoideus medialis* für den gleichnamigen Muskel gibt einen feinen Ast für den M. tensor tympani ab (N. musculi tensoris tympani).

5. Der *N. buccalis* ist ein langer, sensibler Ast, der in der Regel zwischen den beiden Köpfen des M. pterygoideus lateralis hindurchtritt. Er läuft dann mit der A. buccalis abwärts und gelangt zwischen Masseter und Buccinator in die oberflächliche Gesichtsgegend. Seine Endäste, welche geflechtartige Verbindungen mit den

Rami buccales des N. facialis (s. S. 209) eingehen, durchbohren den M. buccinator, ohne ihn motorisch zu innervieren, und versorgen die Wangenschleimhaut.

Die *hintere Astgruppe* ist überwiegend sensibler Natur und enthält nur einen kleinen motorischen Faseranteil, der den N. mylohyoideus bildet. Sie zerfällt wie der 1. und 2. Trigeminusast in die drei typischen Äste: einen inneren *(N. lingualis)*, einen mittleren *(N. alveolaris inferior)* und einen äußeren *(N. auriculotemporalis)*.

N. lingualis

Der N. lingualis nimmt zunächst zwischen den beiden Flügelmuskeln, dann auf der lateralen Seite des M. pterygoideus medialis seinen Weg abwärts und nach vorne. Zwischen diesem Muskel und dem Unterkieferast gelangt er neben dem unteren Weisheitszahn in die Mundhöhle und auf der Außenfläche des M. hyoglossus zum Seitenrand der Zunge. Dabei kreuzt er den lateral über ihn hinwegziehenden Ductus submandibularis. Zwischen den Mm. hyo- und genioglossus strahlt er in die Zunge ein.

Während seines Verlaufes über den M. pterygoideus med. nimmt er an seinem hinteren Rande die vom N. facialis kommende *Chorda tympani* (s. S. 208) auf, die sowohl afferente (Geschmacks-) wie auch efferente parasympathische Fasern für die Glandula submandibularis und sublingualis enthält.

Äste

1. *Rr. isthmi faucium* zur Tonsillengegend und zum hinteren Abschnitt des Mundhöhlenbodens.
2. *N. sublingualis.* Er zweigt am hinteren Rande der Glandula sublingualis ab, zieht an der lateralen Fläche dieser Drüse nach vorne und innerviert sie sekretorisch sowie mit sensiblen Fasern die Schleimhaut des Mundhöhlenbodens.
3. *Rr. linguales.* Die zahlreichen Zungenäste steigen mit den Ästen der A. profunda linguae zum Zungenrücken auf und versorgen dort die Schleimhaut von der Zungenspitze bis zur Linea terminalis. Sie führen neben *sensiblen* Trigeminusfasern noch *Geschmacksfasern,* die den N. lingualis auf dem Wege über die Chorda tympani verlassen.

N. alveolaris inferior

Der **N. alveolaris inferior** ist der stärkste Ast des N. mandibularis und führt sensible und motorische Fasern. Er verläuft zunächst wie der N. lingualis, hinter und lateral von ihm liegend. Zwischen Unterkiefer und Lig. sphenomandibulare erreicht er das an der Innenseite des Ramus mandibulae gelegene Foramen mandibulae und tritt hier in den Canalis mandibulae ein.

Vor seinem Eintritt in den Unterkieferkanal zweigt von ihm der *N. mylohyoideus* ab, der im Sulcus mylohyoideus der Mandibula, dann auf der Außenfläche des M. mylohyoideus liegt. Seine Endäste dringen in diesen Muskel und in den vorderen Bauch des M. digastricus ein und innervieren diese beiden Muskeln motorisch.

Der Stamm des N. alveolaris inferior durchläuft zusammen mit der gleichnamigen Arterie und Vene den Canalis mandibulae. Am Foramen mentale zweigt der größte Teil dieser Fasern als *N. mentalis* ab, der mit *Rr. mentales* die Kinnhaut und mit *Rr. labiales inferiores* Haut und Schleimhaut der Unterlippe versorgt.

Der kleinere Teil des Nervenstammes zieht nach Abzweigung des N. mentalis weiter medialwärts und versorgt den Eckzahn und die Schneidezähne.

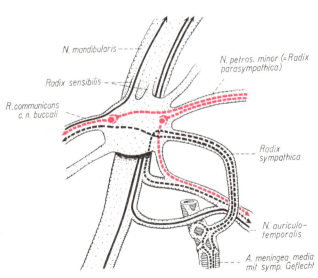

Abb. 75. Ganglion oticum mit seinen Wurzeln und Ästen (Schema). Faserarten wie in Abb. 71.

Ebenso wie im Oberkiefer bilden im Unterkiefer die Zahnäste des N. alveolaris inferior ein Zahngeflecht, *Plexus dentalis inferior,* aus dem die gleichen Äste wie im Oberkiefer (s. S. 198) abgehen.

N. auriculotemporalis

Der N. auriculotemporalis zweigt vom hinteren Umfang des Mandibularisstammes fast regelmäßig mit zwei Wurzeln ab, die wie eine Schlinge die A. meningea media umfassen. Hinter dem Gelenkfortsatz des Unterkiefers wendet sich der Nerv im Bogen nach außen und oben. In der Fossa retromandibularis und der seitlichen Gegend von der Glandula parotis bedeckt, zieht er zusammen mit der A. temporalis superficialis vor dem Ohr aufwärts zur Schläfe.

Äste

1. *Rr. articulares* für das Kiefergelenk.
2. *Rr. parotidei.* Sie führen der Gl. parotis *sekretorische* Fasern auf einem großen Umwege (N. IX — N. tympanicus — N. petrosus minor — Ganglion oticum — N. auriculotemporalis) zu.
3. *Nn. meatus acustici externi.* Zwei Nervenästchen, welche die obere und untere Wand des äußeren Gehörganges versorgen und einen feinen Ast zum Trommelfell schicken.
4. *Nn. auriculares anteriores* zur Haut der Ohrmuschel.
5. *Rr. temporales superficiales.* Diese Endäste des N. auriculotemporalis ziehen mit den gleichnamigen Gefäßen zur Haut der Schläfengegend.

Dem 3. Trigeminusast sind zwei parasympathische Ganglien: das Ganglion oticum und submandibulare angeschlossen, welche der sekretorischen Innervation der drei großen Speicheldrüsen dienen.

Ganglion oticum (Abb. 75):

Das **Ganglion oticum** ist ein rundliches Knötchen, das dicht unterhalb des Foramen ovale an der medialen Seite des N. mandibularis liegt.

Seine drei Wurzeln sind:
1. eine *sensible* aus dem 3. Trigeminusast.
2. eine *parasympathische,* die vom N. petrosus minor dargestellt wird, der die Fortsetzung des N. tympanicus aus dem N. glossopharyngeus (Jacobsonsche Anastomose) ist.
3. eine *sympathische* Wurzel (= N. petrosus profundus minor) aus dem Geflecht der A. meningea media.

204   1.3 Peripheres Nervensystem

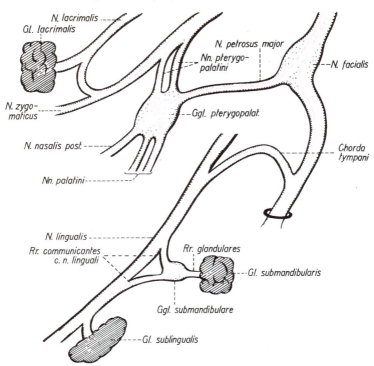

Abb. 76. Schema der parasympathischen Innervation der Tränen-, Unterkiefer- und Unterzungendrüse. Parasympathische Nervenfasern rot.

Das Ganglion oticum ist die Umschaltstation von den präganglionären auf die postganglionären parasympathisch-sekretorischen Fasern für die Glandula parotis (s. oben, Rr. parotidei).

Ganglion submandibulare (Abb. 76)
Das **Ganglion submandibulare** ist ein sehr wechselvoll ausgebildetes Knötchen, das dem N. lingualis dort, wo er in die Mundhöhle einbiegt, angelagert ist. Es hängt mit dem N. lingualis durch zwei Verbindungsbündel, ein hinteres und ein vorderes, zusammen.

Durch das *hintere* Bündel verlaufen sensible Lingualis- und parasympathische Chordafasern, es stellt also die sensible und parasympathische Wurzel des Ganglions in einem dar. Die sympathische Wurzel wird von mehreren Fädchen aus dem Geflecht der A. facialis gebildet.

Das *vordere* Bündel ist als Ast des Ganglions aufzufassen, durch welches efferente (postganglionäre) parasympathische Fasern in den N. lingualis und damit zu den Drüsen der Zunge und der Glandula sublingualis gelangen.

Die Glandula submandibularis erhält ihre sekretorischen Fasern durch besondere Äste *(Rr. glandulares)* des Ganglions.

1.3.1.6. *N. abducens (VI)*, 6. Hirnnerv

Der **N. abducens**[1]) gehört zur Gruppe der Augenmuskelnerven. Sein Ursprungskern, Nuc. n. abducentis, liegt im Colliculus facialis der Rautengrube (Abb. 25). Der Nerv tritt an der Grenze von Brücke und Medulla oblongata aus dem Gehirn aus, durchbricht am Clivus die Dura mater, zieht durch den Sinus cavernosus lateral von der A. carotis interna und gelangt wie die übrigen Augenmuskelnerven durch die Fissura orbitalis superior in die Orbita. Hier wendet er sich zum M. rectus bulbi lateralis, in dessen mediale Fläche er mit mehreren Zweigen eindringt.

Abduzenslähmung führt zum Einwärtsschielen *(Strabismus convergens),* da in dem Falle der M. rectus bulbi medialis das Übergewicht bekommt.

1.3.1.7 *N. facialis (VII)*, 7. Hirnnerv

Der **N. facialis** gehört zur Gruppe der Kiemenbogennerven und ist der Nerv des 2. Kiemenbogens (Hyoid- oder Zungenbeinbogen).

Er ist ebenso wie der N. trigeminus ein gemischter Nerv. Nur ist bei ihm das Verhältnis von motorischen und sensiblen Fasern gerade umgekehrt wie beim Trigeminus: Im N. facialis überwiegen die motorischen Fasern. Seine *sensiblen* Wurzelzellen bilden ein kleines Ganglion am äußeren Facialisknie (s. unten), das deshalb als **Knieganglion, Ganglion geniculi,** bezeichnet wird. Ihre Neuriten (zentra-

---

[1]) So genannt, da er den Augenmuskel innerviert, der den Augapfel nach außen (temporal) wendet, also abduziert.

1.3 Peripheres Nervensystem

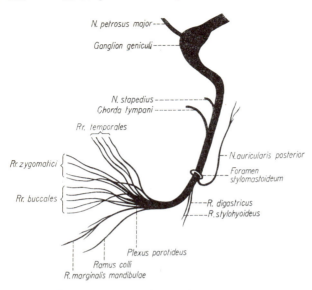

Abb. 77. Äste des N. facialis (Schema).

len Fortsätze) bilden den dünnen **N. intermedius**[1]) *(= Pars intermedia n. facialis)* und enden im Rautenhirn am Nucleus tractus solitarii. Die *motorischen* Wurzelzellen bilden den *Nucleus n. facialis,* der in der Brückenhaube ventral und lateral vom Abducenskern liegt (Abb. 25). Ihre Neuriten steigen dorsal und medianwärts zum Boden der Rautengrube auf, umschlingen den Abduzenskern *("inneres Facialisknie")* und verlaufen dann lateral und ventral absteigend zur Austrittsstelle des Nerven am Kleinhirnbrückenwinkel.

Man unterscheidet einen *oberen* Facialiskern, aus dem die Fasern für den oberen Facialisast und einen *unteren* Facialiskern, aus dem die Fasern für den unteren Facialisast entspringen (s. S. 209).

Der obere Kern wird vom motorischen Rindenzentrum beider Hemisphären, der untere nur von dem der gegenseitigen Hemisphäre innerviert.

Im Facialis verlaufen noch parasympathische Fasern (Abb. 78).

---

[1] So genannt, weil er von der Hirnbasis bis zum Grund des Meatus acusticus internus *zwischen* dem 7. und 8. Hirnnerven liegt.

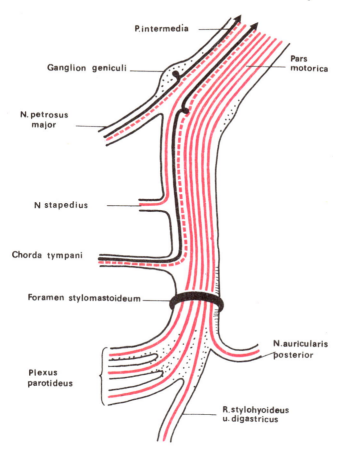

Abb. 78. Schematische Darstellung der verschiedenen Faserarten im Stamm und in den Ästen des N. facialis. Afferente sensorische (und sensible) Fasern schwarz. Motorische Fasern rot. Parasympathische Fasern rot punktiert.

Die *parasympathischen* Wurzelzellen liegen im oberen Speichelkern, *Nucleus salivatorius cranialis [superior],* und ihre Neuriten verlaufen zusammen mit den sensorischen Fasern in der Pars intermedia und gehen dann in den N. petrosus major und die Chorda tympani über.

Nach seinem Austritt aus dem Gehirn zieht der N. facialis zusammen mit dem N. vestibulocochlearis durch den Porus acusticus internus in den inneren Gehörgang hinein und betritt an dessen Grunde den im Schläfenbein gelegenen Canalis facialis.

Der Nerv zieht zunächst nach vorne und lateral bis zum Hiatus canalis n. petrosi majoris an der Vorderwand der Felsenbeinpyramide, wo er plötzlich nach rückwärts und lateral umbiegt und so das „*äußere Facialisknie*" bildet. Der Facialis läuft an der medialen Wand der Paukenhöhle vorbei und senkt sich dabei zunächst allmählich, dann steil nach abwärts, bis er schließlich an der äußeren Schädelbasis am Foramen stylomastoideum seinen Knochenkanal verläßt. Er durchsetzt dann die Glandula parotis, bildet dort ein Geflecht, *Plexus parotideus,* aus dem am vorderen und oberen Rand der Ohrspeicheldrüse, die Gesichtsäste fächerförmig ausstrahlen (Abb. 81). Während seines Verlaufes im Knochenkanal gibt der Nerv folgende Äste ab:

N. petrosus major

Dieser Ast zweigt am äußeren Knie des Facialis ab, verläßt den Facialiskanal sofort durch den Hiatus canalis n. petrosi majoris an der Vorderfläche der Felsenbeinpyramide und verläuft an dieser Fläche in einer Furche nach vorne und medial zum Foramen lacerum, wo er die dieses Loch beim Lebenden ausfüllende Fibrocartilago basalis durchbricht. Dann durchzieht er, mit dem N. petrosus profundus (s. S. 266) zum *N. canalis pterygoidei* vereint, den Canalis pterygoideus und senkt sich als parasympathische Wurzel in das Ganglion pterygopalatinum (s. S. 196) von hinten her ein.

Der N. petrosis major führt neben *parasympathischen (sekretorischen)* Fasern für die Tränen-, Nasen- und Gaumendrüsen auch noch sensible Fasern.

N. stapedius

Dieser feine Ast geht vom absteigenden Teil des Facialisstammes zum M. stapedius.

Chorda tympani

Die **Paukensaite** verläßt den Facialis dicht über dem Foramen stylomastoideum, zieht in einem Knochenkanälchen nach aufwärts und vorne zur Paukenhöhle, die sie in einem nach oben konvexen Bogen zwischen Manubrium mallei und Crus longum incudis hindurch durchläuft. Durch die Fissura petrotympanica (s. Bd. 1) tritt die Chorda an der äußeren Schädelbasis aus und senkt sich von oben und hinten in den N. lingualis ein. Die Chorda tympani enthält zweierlei Faserarten: afferente (sensorische), die von den Geschmacksknospen der vorderen zwei Drittel der Zungenschleimhaut kommen, und efferente (parasympathische), welche die parasympathische Wurzel des Ganglion submandibulare (s. S. 204) darstellen. Vom Ggl. geniculi verlaufen die sensorischen (afferenten) Fasern über die Pars intermedia n. facialis zum Rautenhirn.

Gesichtsäste

Nach dem Austritt aus dem Foramen stylomastoideum verzweigt sich der N. facialis in drei Richtungen: nach *hinten (N. auricularis posterior),* nach *unten (R. stylohyoideus* und *digastricus)* und nach *vorne (Plexus parotideus).*

1. Der *N. auricularis posterior* verläuft hinter dem äußeren Ohr aufwärts und innerviert die Muskeln des äußeren Ohres und den M. occipitalis.

2. *Ramus stylohyoideus* und *Ramus digastricus*. Diese beiden Muskeläste, die entweder gemeinsam oder getrennt vom Facialisstamm abzweigen, versorgen den M. stylohyoideus und den hinteren Bauch (Venter posterior) des M. digastricus.

3. *Plexus parotideus* (Abb. 81). In der Parotis teilt sich der Facialis in einen *oberen* und *unteren* Hauptast (s. unten), die sich noch innerhalb der Drüse in zahlreiche miteinander zusammenhängende Zweige aufteilen und so den Plexus parotideus bilden, der durch eine Verbindung des Facialis mit dem N. auriculotemporalis auch sensible Fasern für die Gesichtshaut enthält.

Die vom Plexus parotideus ausgehenden **Gesichtsäste des Facialis** innervieren die mimische Muskulatur und heißen:

a) Rr. temporales
b) Rr. zygomatici } oberer Facialisast.
c) Rr. buccales

d) R. marginalis mandibulae } unterer Facialisast.
e) R. colli

Der Ramus colli zieht zum Halse, innerviert dort das Platysma und verbindet sich mit dem N. transversus colli aus dem Plexus cervicalis (s. S. 227) zur *Ansa cervicalis superficialis.*

1.3.1.8 *N. vestibulocochlearis (VIII)*, 8. Hirnnerv

Der **N. vestibulocochlearis** (N. statoacusticus) ist der Sinnesnerv für die beiden im inneren Ohr oder Labyrinth lokalisierten Sinnesorgane: das statische oder Gleichgewichtsorgan und das Hörorgan. Demnach besteht dieser Sinnesnerv aus zwei Anteilen, der *Pars vestibularis*, die die Sinneserregung vom Vorhof (Vestibulum) und den Bogengängen zum Gehirn leitet, und der *Pars cochlearis*, die die Erregung von der Schnecke (Cochlea) hirnwärts leitet. Beide Sinnesnerven besitzen je ein im Labyrinth gelegenes Ganglion *(Ganglion vestibulare Scarpae* und *Ganglion cochleare)*, das aus bipolaren Ganglienzellen aufgebaut ist.

Die **Pars vestibularis** beginnt mit ihren peripheren Fasern an den Sinneszellen des Gleichgewichtsorgans (Cristae ampullares der Bogengänge und Maculae des Sacculus und Utriculus). Diese ziehen zu mehreren Ästen vereinigt zu den Zellen des im Grunde des inneren Gehörganges liegenden Ganglion vestibulare. Deren zentrale Fortsätze bilden die nun einheitliche Pars vestibularis, die mit der Pars cochlearis zum N. vestibulocochlearis vereint den inneren Gehörgang durch den Porus acusticus internus verläßt und im Kleinhirnbrückenwinkel das Gehirn erreicht. Innerhalb des Gehirns verlaufen sie zu den im Rautenhirn (Area vestibularis des Bodens der Rautengrube) liegenden Endkernen, *Nuclei vestibulares* (Abb. 25) und zum Teil direkt zum Kleinhirn (s. S. 84).

Die **Pars cochlearis** beginnt mit den peripheren Fortsätzen der Zellen des Ganglion spirale an den Hörzellen des Cortischen Organs. Diese Nervenfasern ziehen zunächst durch die weiten Interzellularräume (Nuelscher Raum und Tunnel) des Cortischen Organs, dann durch die Lamina spiralis ossea zum Ganglion spirale in der Schneckenachse (Modiolus). Die zentralen Fortsätze der Ganglienzellen treten am Grunde des inneren Gehörganges zur einheitlichen Pars cochlearis zusammen, die bis zum Eintritt in das Gehirn den gleichen Verlauf hat wie die Pars vestibularis (s. o.).

Im Gehirn begeben sich die Fasern der Pars cochlearis zu zwei Endkernen, *Nuclei cochleares ventralis* und *dorsalis*, die seitlich dem Pedunculus cerebellaris inferior anliegen (Abb. 25). Zentrale Hörbahn s. S. 70).

1.3.1.9 *N. glossopharyngeus (IX)*, 9. Hirnnerv

Der Zungenschlundnerv, **N. glossopharyngeus,** ist der Nerv des 3. Kiemenbogens. Er besitzt zwei Ganglien, ein *oberes* innerhalb des Schädels, *Ganglion superius,* und ein *unteres* außerhalb des Schädels, *Ganglion inferius.* Ersteres ist ein Wurzelganglion, letzteres wahrscheinlich ein parasympathisches Ganglion.

Der N. glossopharyngeus enthält wie der N. facialis dreierlei **Faserarten** und somit auch dreierlei Wurzelzellen.

Die *sensiblen* Wurzelzellen liegen im Ganglion superius. Ihre zentralen Neuriten endigen am Nucleus solitarius, welcher im Boden der Rautengrube unter dem Trigonum n. vagi (s. S. 62) liegt.

Die *motorischen* Wurzelfasern liegen im vorderen Abschnitt des Nucleus ambiguus (s. Abb. 25). Ihre Neuriten verlaufen im Gehirn wie die Facialisfasern, bilden also ein „inneres Knie".

Die *parasympathischen* Wurzelzellen bilden den *unteren* Speichelkern, *Nucleus salivatorius caudalis.*

Der N. glossopharyngeus tritt dorsal von der Olive an der Seitenfläche der Medulla oblongata im Sulcus lateralis posterior aus dem Gehirn aus. Er wendet sich zur vorderen Abteilung des Foramen jugulare, in der er zu dem kleinen, nicht ganz beständigen Ganglion superius anschwillt. Dicht unterhalb des Foramen jugulare liegt in der Fossula petrosa das größere und beständige Ganglion inferius (petrosum). Der Nerv zieht zunächst zwischen A. carotis interna und V. jugularis interna, dann zwischen der Arterie und dem M. stylopharyngeus abwärts. Dieser Muskel ist der Leitmuskel zum Aufsuchen des Glossopharyngeus, da ihm der Nerv unmittelbar anliegt, ihn von dorsal nach lateral umschlingend. In bogenförmigem Verlauf erreicht der Nerv zwischen M. stylopharyngeus und M. styloglossus die Zungenwurzel.

Äste

1. *N. tympanicus.* Der Paukenhöhlennerv zweigt vom Ganglion ab und gelangt durch einen feinen Knochenkanal, Canalis tympanicus, in die Paukenhöhle, wo er in Verbindung mit den aus dem Plexus caroticus stammenden *Nn. caroticotympanici* ein Geflecht, *Plexus tympanicus,* bildet.

Der N. tympanicus führt *parasympathische* Fasern für die Glandula parotis und *sensible* Fasern für die Paukenhöhle und Tube.

Seine parasympathischen Fasern werden aus dem Plexus tympanicus als *N. petrosus minor* weitergeführt. Dieser Nerv gelangt durch ein feines Knochenkanälchen dicht neben dem Hiatus canalis facialis auf die Vorderfläche der Felsenbeinpyramide. Durch die Fissura sphenopetrosa (Foramen lacerum) verläßt er die Schädelhöhle und verbindet sich mit dem Ganglion oticum (s. S. 203).

2. *R. stylopharyngeus* zum gleichnamigen Muskel.

3. *Rr. pharyngei.* 3–4 Zweige, die zusammen mit den gleichnamigen Ästen des N. vagus den *Plexus pharyngeus* bilden. Sie führen *motorische* Fasern für den oberen Teil der Pharynxmuskulatur und *sensible* Fasern für die hintere und seitliche Wand des Rachens.

4. *Rr. tonsillares.* Sie versorgen die Schleimhaut der Gaumenmandel und ihrer Umgebung.

5. *Rr. linguales.* Die Zungenäste führen *sensible* und *sensorische* *(Geschmacks-)* Fasern für das hintere Drittel der Zunge.

1.3.1.10 *N. vagus (X),* 10. Hirnnerv

Reiht man die Hirnnerven nach ihrer Bedeutung und Wertigkeit für den Organismus, so gebührt ohne Zweifel dem **N. vagus**[1]) die erste Stelle. Denn er innerviert so lebenswichtige Organe wie Herz, Lunge, Magen, Leber und Niere. Man hat ihn deswegen auch als Lungenmagennerv, *N. pneumogastricus,* bezeichnet.

Der N. vagus ist der Nerv des 4. und 5. Kiemenbogens. Er besteht aus einem Kiemenbogen- und einem weitaus mächtigeren parasympathischen Eingeweideteil.

Wie der Glossopharyngeus besitzt auch der Vagus zwei Ganglien: ein *oberes, Ganglion superius,* welches einem Spinalganglion entspricht, und ein *unteres, Ganglion inferius,* welches im wesentlichen ein parasympathisches Ganglion zu sein scheint.

Auch der Vagus hat dreierlei **Faserarten** und entsprechende Wurzelzellen: sensible, motorische und parasympathische. Letztere überwiegen in diesem Nerven bei weitem.

Die *sensiblen* Wurzelzellen liegen hauptsächlich im Ganglion superius. Ihre zentralen Fortsätze enden an dem sensiblen Endkern

---

1) „Der umherschweifende Nerv", da er vom Kopf bis in die Bauchhöhle reicht. Der Philosoph G. Fechner nannte ihn den „liederlichen Nerven" (vgl. Vagabund oder „Bruder Liederlich"!).

des Trigonum n. vagi, am Nuc. solitarius, der als Endkern des Tractus solitarius[1]) aufgefaßt wird.

Die *motorischen* Wurzelzellen bilden den hinteren Abschnitt des Nucleus ambiguus.

Die *parasympathischen* Wurzelzellen liegen im Nuc. dorsalis n. vagi.

Verlauf: Der N. vagus tritt mit 10–15 Wurzelbündeln in unmittelbarem Anschluß an den N. glossopharyngeus am Sulcus lateralis dorsalis der Medulla oblongata aus und zieht zur vorderen Abteilung des Foramen jugulare, in welcher er zu dem kleinen, kaum erbsengroßen Ganglion superius anschwillt. Nach dem Austritt aus dem Schädel liegt der Vagus vor der V. jugularis interna, lateral vom N. hypoglossus, und geht dann in das spindelförmige 1–3 cm lange Ganglion inferius über. Am Halse verläuft der N. vagus zwischen V. jug. int. und A. carotis communis abwärts. Durch die obere Thoraxapertur betreten beide Nn. vagi die Brusthöhle. Der rechte kreuzt die ventrale Seite der A. subclavia dextra, der linke die ventrale Seite des Aortenbogens. Im Mediastinum verlaufen beide Vagi dorsal von der Lungenwurzel, legen sich dann unter weitmaschiger Geflechtbildung dem Ösophagus an und erreichen mit ihm zusammen durch den Hiatus oesophageus des Zwerchfells die Bauchhöhle. Hier beginnt sofort eine so starke Verästelung und Geflechtbildung durch Verbindungen mit Sympathicusfasern, daß man nicht mehr von einem Vagusstamm sprechen kann.

Seinem Verlauf durch verschiedene Körperabschnitte entsprechend teilt man den Vagus in einen **Kopf-, Hals-, Brust-** und **Bauchteil** ein.

Äste (Abb. 79):

Kopfteil (bis zum Ganglion inferius):

1. *R. meningeus*. Geht vom Ganglion superius aus zur Dura mater der hinteren Schädelgrube. Bei starker Reizung durch Hirnhautentzündung *(Meningitis)* kommt es zu reflektorischem Erbrechen.

---

[1]) Der *Tractus solitarius* ist beim Menschen ein kräftiges, in Querschnitten sich deutlich abhebendes Längsbündel, das, sich durch Abgabe von Kollateralen an den Endkern (Nucleus solitarius) allmählich erschöpfend, bis in das untere Halsmark hinabreicht. Es enthält sensible Fasern des N. glossopharyngeus und N. vagus aus der Schleimhaut des Schlund- und Kehlkopfes sowie die Geschmacksfasern der Pars intermedia des N. facialis.

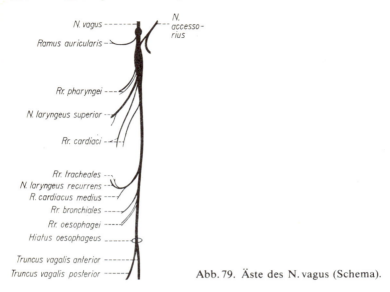

Abb. 79. Äste des N. vagus (Schema).

2. *R. auricularis.* Entspringt vom Ganglion superius und zieht durch ein Knochenkanälchen, Canaliculus mastoideus, welches in der Fossa jugularis beginnt und in der Fissura tympanomastoidea endet, dabei den absteigenden Teil des Facialiskanales überquerend. Nach dem Austritt aus diesem Kanal teilt sich der Ohrast in zwei Zweige: der eine geht in den N. auricularis posterior des Facialis über, der andere zieht zum äußeren Gehörgang und zur Haut an der Hinterfläche der Ohrmuschel. Der R. auricularis ist der einzige Hautast des Vagus.

Halsteil (vom Ganglion inferius bis zum Eintritt in die Brusthöhle):

1. *Rr. pharyngei.* Sie verbinden sich mit den gleichen Ästen des N. glossopharyngeus und denen des Sympathikus zu einem auf dem mittleren Schlundschnürer liegenden Geflecht, **Plexus pharyngeus,** dessen Zweige *motorische* Fasern für die Schlundmuskeln und *sensible* Fasern für die Pharynxschleimhaut enthalten.

2. *N. laryngeus superior.* Der Nerv zweigt am Ganglion inferius ab und zieht medial von der A. carotis interna nach vorne und un-

ten gegen den Kehlkopf. Am großen Zungenbeinhorn teilt er sich in zwei Äste:

a) der *äußere, schwächere* Ast, *R. externus,* dringt nicht in den Kehlkopf ein, sondern zieht abwärts zum M. cricothyroideus und M. constrictor pharyngis inferior, die er motorisch versorgt.

b) Der *innere, stärkere* Ast, *R. internus,* durchbohrt die Membrana thyrohyoidea, zieht unter der Schleimhaut des Recessus piriformis (Plica nervi laryngei) abwärts und teilt sich in Äste zur Epiglottis-, Pharynx- und Larynxschleimhaut auf. Ein absteigender Ast verbindet sich mit einem aufsteigenden Zweig des N. laryngeus inferior *(Galensche Anastomose).*

3. Rr. cardiaci superiores. Die oberen Herzäste des Vagus entspringen in wechselnder Stärke und Höhe vom Stamm des Nerven oder vom oberen Kehlkopfnerven, meist dicht unter dem Ganglion inferius. Sie ziehen mit der A. carotis communis abwärts und gehen in der Brusthöhle in das Herzgeflecht, **Plexus cardiacus,** über.

Brustteil

1. *N. laryngeus recurrens*[1]). Dieser Ast des Vagus schlingt sich rechts um die A. subclavia, links um den Arcus aortae[2]) und zieht am Halse in der Furche zwischen Luft- und Speiseröhre aufwärts. Er liegt an der Hinterfläche der Schilddrüse, die A. thyroidea inferior überkreuzend, und ist bei Schilddrüsenoperationen vom Chirurgen sorgsam zu beachten. Sein Endast, der *N. laryngeus inferior,* durchbohrt am unteren Horn des Schildknorpels den M. constrictor pharyngis medius und gelangt so in das Innere des Kehlkopfes, wo er sämtliche inneren Kehlkopfmuskeln und die Schleimhaut des Cavum laryngis unterhalb der Taschenfalte versorgt und mit dem N. laryng. sup. die Galenschen Anastomose bildet. Der N. laryngeus recurrens gibt noch Äste zum Herzgeflecht *(Rr. cardiaci medii),* zur Luftröhre *(Rr. tracheales),* zur Speiseröhre *(Rr. oesophagei)* und zum unteren Schlundschnürer *(Rr. pharyngei)* ab.

2. *Rr. cardiaci inferiores (thoracici)* zum Herzgeflecht.

3. *Rr. bronchiales.* Sie zweigen an der Kreuzungsstelle des Stammes mit dem Bronchus ab und bilden zusammen mit Sympathikus-

---

1) „Rückläufiger Nerv", weil er aus der Brusthöhle zum Kehlkopf zurückläuft.
2) Bei krankhafter Erweiterung der Aorta an dieser Stelle (Aortenaneurysma) kann es zu einer Schädigung des Nerven und infolgedessen zu einer linksseitigen Stimmbandlähmung kommen.

fasern das *vordere* und *hintere* Lungengeflecht, *Plexus pulmonalis anterior* und *posterior*.

4. *Rr. oesophagei*. Sie kommen aus den abwärts ziehenden Vagusnerven und bilden durch zahlreiche Verbindungen untereinander den **Plexus oesophageus,** dessen Zweige die Muskulatur und die Schleimhaut des Ösophagus und die anliegenden Teile der Hinterwand des Herzbeutels versorgen. Die sich nun formierenden Vagusstämme ziehen auf dem unteren Ösophagusabschnitt von links nach vorn bzw. von rechts nach hinten und treten durch den Hiatus oesophageus in den Bauchraum.

5. *Rr. pericardiaci* zum Herzbeutel.

Bauchteil
Aus dem Plexus oesophageus gehen zwei Hauptstränge hervor: *Trunci vagales anterior* und *posterior,* welche Fasern aus beiden Nn. vagi enthalten. Der **Truncus vagalis anterior** geht in ein vorderes Magengeflecht, *Plexus gastricus anterior,* über, von dem Zweige zur Leber, zum Magen und Ggl. coeliacum ziehen. Der stärkere **Truncus vagalis posterior** verläuft rechts neben der kleinen Magenkurvatur an der hinteren Bauchwand nach abwärts und gibt kräftige Äste an die hintere Magenwand und solche, die gemeinsam mit der A. gastrica dextra entlang der kleinen Kurvatur ziehen, ab. Diese bilden gemeinsam den *Plexus gastricus posterior* und entsenden die Magenäste, Rr. gastrici. Die überwiegenden Anteile des Stammes strahlen als Rr. coeliaci zum *Plexus coeliacus* (s. S. 271), von welchem zusammen mit Sympathicusfasern feine Äste zu Pankreas, Milz, Niere, Nebenniere, Dünndarm und Dickdarm ziehen.

Der Dickdarm wird nur bis zum kaudalen Drittel des Colon transversum vom Vagus oder vom *kranialen* Parasympathicus (s. S. 274), der übrige Dickdarm vom *sakralen* Parasympathicus (s. S. 274) innerviert. Die Grenzstelle am Colon transversum zwischen diesen beiden Teilen des Parasympathicus **(Cannon-Boehmscher Punkt)** ist zugleich auch Grenzpunkt für die beiden Arten von Dickdarmperistaltik.

1.3.1.11 *N. accessorius (XI),* **11. Hirnnerv**

Der **N. accessorius** oder Beinerv ist ein in der Stammesgeschichte selbständig gewordener Teil des N. vagus, gehört also auch zur Gruppe der Kiemenbogennerven. Er hat nur *motorische* Fasern und beteiligt sich mit diesen an der Innervation des M. trapezius und des M. sternocleidomastoideus[1]).

Die *motorischen* Wurzelzellen bilden eine langgestreckte Zellsäule, die als Fortsetzung des motorischen Ursprungskernes des Vagus *(Nucleus ambiguus)* beginnt und bis zum 5.–7. Halssegment absteigt, im Halsmark dorsal von der Vordersäule liegend, *Nuc. n. accessorii* (Abb. 25).

Der Lage des Ursprungskernes in Medulla oblongata *und* Rückenmark entsprechend kann man zwei Gruppen von Wurzelfasern unterscheiden.

Die *kraniale* Gruppe *(Radices craniales)* besteht aus 3–4 Wurzelbündeln, welche unmittelbar an den N. vagus anschließend aus der Medulla oblongata austreten. Sie vereinigen sich zwar mit der zweiten Gruppe zum Accessoriusstamm, gehen aber außerhalb des Schädels in den N. vagus über **(Accessorius vagi).**

Die *kaudale* Gruppe *(Radices spinales)* besteht aus 6–7 Wurzelbündeln, die aus dem Halsmark austreten, sich im Wirbelkanal zu einem Stamm **(Accessorius spinalis)** vereinigen, der durch das Foramen occipitale magnum in den Schädel eintritt und mit dem Accessorius vagi vereinigt durch das Foramen jugulare wieder austritt.

Nach dem Austritt aus der Schadelhöhle teilt sich der N. accessorius sofort in seine zwei Endäste:

1. Der *R. internus* geht in den N. vagus über (= Accessorius vagi).
2. Der *R. externus* entspricht dem Accessorius spinalis. Er zieht zum M. sternocleidomastoideus, ihn in der Regel durchbohrend, und dann schräg abwärts und lateralwärts durch die seitliche Halsregion zum M. trapezius.

1.3.1.12 *N. hypoglossus (XII),* **12. Hirnnerv**

Der **N. hypoglossus** oder Zungenfleischnerv ist ein *motorischer* Hirnnerv, welcher die gesamte Zungenmuskulatur (Außen- und Binnenmuskeln der Zunge) versorgt. Seine motorischen Wurzelzellen bilden den *Nucleus n. hypoglossi* (Abb. 25), eine langgestreckte Zellsäule, welche in der Medulla oblongata beginnt und sich neben dem Sulcus medianus der Rautengrube bis in die Gegend der Striae me-

---

[1] Beide Muskeln werden außerdem noch von Zervikalnerven innerviert.

Tabelle 12. Hirnnerven III–XII

	Aus- bzw. Eintrittsstelle am Gehirn	Aus- bzw. Eintrittsstelle am Schädel	Lage der Ursprungskerne (Nuclei originis)		Endkerne (Nuclei terminationis)
			motorische	parasympathische	
N. III	Fossa interpeduncularis	Fissura orbitalis superior	Mittelhirn ventral vom Aquaeductus	Westphal-Edingerscher Kern	–
N. IV	Neben Frenulum veli med. anterius	Fissura orbitalis superior	Mittelhirn wie III	–	–
N. V	Seitenrand der Brücke	V, 1 Fiss. orbit. superior V, 2 Foramen rotundum V, 3 For. ovale	Brückenhaube (Nucleus masticatorius)	–	1. Nuc. pontinus 2. Nuc. spinalis } n. trigemini 3. Nuc. mesencephalicus
N. VI	Zwischen Brücke und Med. oblong.	Fissura orbitalis superior	Colliculus facialis der Rautengrube	–	–
N. VII	Kleinhirnbrückenwinkel	Porus acust. int. bzw. For. stylomast.	Brückenhaube, ventral und lateral vom Abducenskern	Oberer Speichelkern (Nucleus salivatorius cranialis)	1. Nuc. tract. solit.

Fortsetzung Tab. 12

	Aus- bzw. Eintrittsstelle am Gehirn	Aus- bzw. Eintrittsstelle am Schädel	Lage der Ursprungskerne (Nuclei originis)		Endkerne (Nuclei terminationis)
			motorische	parasympathische	
N. VIII a. Pars cochlearis			–	–	1. Nuc. cochlearis ventralis 2. Nuc. cochlearis dorsalis
b. Pars vestibularis	Kleinhirnbrückenwinkel	Porus acust. int.	–	–	1. Nuc. vestibul. med. (Schwalbe) 2. Nuc. vestibul. lat. (Deiters) 3. Nuc. vestibul. sup. (Bechterew) 4. Nuc. vestibul. inf. (Roller)
N. IX	Sulcus lat. dors. medullae oblong.	Foramen jugulare	Nuc. ambiguus	Unterer Speichelkern (Nuc. salivatorius caudalis)	Nuc. tract. solit.
N. X	Sulcus lat. dors. medullae oblong.	Foramen jugulare	Nuc. ambiguus	Nuc. dorsalis n. vagi	Nuc. tract solit.

1.3 Peripheres Nervensystem

Fortsetzung Tab. 12

	Aus- bzw. Eintrittsstelle am Gehirn	Aus- bzw. Eintrittsstelle am Schädel	Lage der Ursprungskerne (Nuclei originis)		Endkerne (Nuclei terminationis)
			motorische	parasympathische	
N. XI	Sulcus lat. dors. medullae oblong. und Halsmark	Eintritt: For. occip. magnum Austritt: For. jugulare	Fortsetzung des Nuc. ambiguus bis C V (VI)	—	—
N. XII	Zwischen Pyramide und Olive d. Med. oblong.	Canalis n. hypoglossi	Med. obl. u. Rautengrube (Trig. n. hypoglossi)	—	—

dullares kranialwärts erstreckt (Trigonum n. hypoglossi der Rautengrube).

Der Hypoglossus tritt mit 10—15 Wurzelfäden aus der Medulla oblongata zwischen Pyramide und Olive aus (Abb. 16). In zwei oder drei getrennten Bündeln durchsetzt er die Dura und dann in der Regel als einheitlicher Stamm den Canalis hypoglossi. Nach seinem Austritt aus dem Schädel schlingt sich der Nerv von dorsal und medial um den N. vagus herum auf dessen laterale Seite, dabei oft eine kurze Strecke sich innig mit ihm verbindend. Er steigt an der Innenseite des M. stylohyoideus und des hinteren Digastricusbauches abwärts und zieht dann in einem kaudal konvexen Bogen *(Arcus hypoglossi)* über die A. carotis externa und ihre Astfächer hinweg nach vorne. Über die Außenfläche des M. hyoglossus dahinziehend verschwindet der Nerv am hinteren Rande des M. mylohyoideus aus der Halsregion, um die Mundhöhle zu erreichen und fächerförmig in die Zungenmuskulatur mit Rami linguales einzustrahlen.

Der Hypoglossus hat zahlreiche Verbindungen mit benachbarten Nerven. Hier sollen nur die mit dem oberen Halsganglion des Sympathikus, dem Ganglion inferius des Vagus und mit den beiden ersten Zervikalnerven, welche ihm Fasern aus dem Halsmark zuführen, erwähnt werden.

Äste ohne Hypoglossusfasern:
1. *R. meningeus.* Zieht rückläufig zur Dura mater und ist kein eigentlicher Hypoglossusast, sondern bezieht seine Fasern *(sensible* und *sympathische)* aus den Verbindungen des Hypoglossus mit anderen Nerven.

2. *Radix superior* ansae cervicalis. Dieser Ast zweigt vom Arcus ab und zieht auf der A. carotis communis abwärts. In wechselnder Höhe verbindet er sich mit der Radix inferior aus dem Plexus cervicalis (aus C 2 bis 4) zu einer bogenförmigen Schlinge, **Ansa cervicalis** (Abb. 83), von der Äste zu den unteren Zungenbeinmuskeln (M. sternohyoideus, M. sternothyroideus und M. omohyoideus) abgehen.

Auch die Radix superior führt keine eigentlichen Hypoglossusfasern, sondern aus dem Halsmark stammende, die dem Hypoglossus durch seine Verbindung mit den beiden ersten Zervikalnerven zugeführt werden.

3. *R. thyrohyoideus.*
4. *R. geniohyoideus.* Diese beiden Äste versorgen die gleichnamigen Muskeln. Ihre Fasern kommen aus dem Halsmark.

Äste mit Hypoglossusfasern:
5. *Rr. linguales.* Nur diese Endzweige des Nerven führen eigentliche Hypoglossusfasern und innervieren die Außenmuskeln (M. genioglossus, M. hyoglossus, M. styloglossus) und die Binnenmuskeln der Zunge. Einer von ihnen verbindet sich regelmäßig mit dem N. lingualis.

1.3.2 Rückenmarknerven, *Nervi spinales*

Aus dem Rückenmark entspringen in der Regel 31 Paare von Rückenmarknerven, Nervi spinales. Sie zeigen im Gegensatz zu den Hirnnerven eine segmentale (metamere) Gliederung. Nach den Abschnitten der Wirbelsäule, an welchen sie durch die Zwischenwirbellöcher aus dem Wirbelkanal austreten, werden sie eingeteilt in:

8 Halsnerven, Nervi cervicales[1]),
12 Brustnerven, Nervi thoracici,
5 Lendennerven, Nervi lumbales,
5 Kreuznerven, Nervi sacrales,
1 Steißnerv, Nervus coccygeus.
―――
31

Die Nervi spinales verlassen den Wirbelkanal durch die Zwischenwirbellöcher. Krankhafte Veränderungen der Foramina intervertebralia, z. B. bei Spondylarthritis (entzündliche Erkrankung der Zwischenwirbelgelenke) oder bei der Nucleus-pulposus-Hernie (Bandscheibenvorfall) führen zu schmerzhaften Quetschungen der Nerven und Ausfall derer peripherer Funktionen. Periphere Kreislaufstörungen, Störungen der sensiblen Versorgung (Paraesthesien), ausstrahlende Schmerzen u. a. sind gelegentlich durch die Einengung des Nervenkanals bedingt.

Jeder **Spinalnerv** entsteht durch die Vereinigung zweier Wurzeln: der *vorderen* (motorischen) oder *Radix ventralis,* und der *hinteren* (sensiblen) oder *Radix dorsalis.* Kurz vor ihrer Vereinigung zum

---

1) Im allgemeinen stimmt die Zahl der Nerven mit der Zahl der Wirbel überein. Nur die Hals- und Steißnerven machen eine Ausnahme. Der 1. Halsnerv tritt zwischen Schädel und Atlas aus, der 8. zwischen 7. Hals- und 1. Brustwirbel. Bei den Steißnerven (in der Regel 1, bisweilen 2–3) handelt es sich um eine Verkümmerungserscheinung, die ja auch die Wirbel an dieser Stelle betrifft.

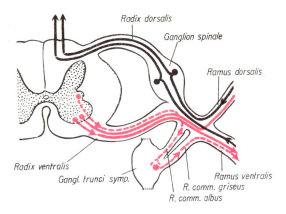

Abb. 80. Schematische Darstellung der Wurzeln und Äste eines Spinalnerven. Sensible Fasern schwarz, motorische rot ausgezogen, sympathische rot punktiert.

Stamm des Spinalnerven schwillt die hintere Wurzel durch eine Ansammlung von Nervenzellen zum *Ganglion spinale* an, das im Foramen intervertebrale liegt.

Außer diesen beiden Rückenmarkwurzeln hat jeder Spinalnerv noch eine dritte, sympathische Wurzel, die in den Ganglienzellen des Truncus sympathicus entspringt und als *Ramus communicans griseus* an den Spinalnerven herantritt und ihm postganglionäre sympathische Fasern zuführt. (s. Abb. 80).

Die Anteile der gemischten Spinalnerven werden funktionell wie folgt zugeordnet:

1. Die *somatische Komponente* enthält den somatomotorischen Anteil wie auch den somatosensiblen Anteil. Die efferenten Fasern des somatomotorischen Teils kommen von den Vorderhornzellen des Rückenmarkes (der Grundplatte entstammend) und versorgen die Skelettmuskulatur. Die Perikarya der afferenten Fasern des somatosensiblen Teils befinden sich außerhalb des Rückenmarkes im Ggl. spinale und leiten die Sensibilität von den Rezeptoren der Haut und den Propriozeptoren von Muskeln, Sehnen und Gelenken. Das zentrale Neuron der pseudounipolaren Ganglienzellen endet am Hinterhorn (der Flügelplatte entstammend).

2. Die *viszerale Komponente* der Spinalnerven enthält ebenfalls viszeromotorische und viszerosensible Anteile. Die viszeromotorischen Fasern entspringen dem Seitenhorn des Rückenmarkes und gehören zum autonomen

System (S. 258 ff.); im Brust- und Lendenbereich zum Sympathikus, im Sakralbereich zum Parasympathikus (Versorgung der Beckenorgane). Ihre Perikarya befinden sich in den vegetativen Ganglien. Viszerosensible Fasern schließen sich im proximalen Nervenabschnitt an die somatosensiblen an. Ihre Perikarya liegen als kleine (D-) Zellen im Spinalganglion.

Das differente Wachstum von Rückenmark und Wirbelsäule bedingt die Ausbildung der *Cauda equina,* einer schweifartigen Ansammlung der Spinalnerven unterhalb des Rückenmarkkonus im Canalis vertebralis. Demnach sind die Wurzeln der Lumbal- und Sakralnerven relativ lang (s. S. 241 ff.). Der Stamm der Spinalnerven ist nur ganz kurz. Schon innerhalb des Canalis intervertebralis teilt er sich in 4 Äste:

Ramus meningeus
Ein sehr schwacher Ast, der in den Wirbelkanal zurückläuft und daher früher Ramus recurrens hieß. Er versorgt die Dura mater spinalis.

Ramus dorsalis
Dieser Ast zieht zum Rücken und versorgt dort die echte (autochthone) Rückenmuskulatur (M. erector spinae) und einen Teil der Rückenhaut (s. S. 257).

Ramus ventralis
Der vordere Ast des Spinalnerven ist der stärkste von allen Ästen, da er das größte Innervationsgebiet hat. Er zieht zur seitlichen und vorderen Leibeswand und versorgt 1. die Haut und die ventrale Muskulatur, 2. die Haut und Muskulatur der Extremitäten, da diese als Auswüchse der ventro-lateralen Leibeswand entstehen, und 3. die Haut der äußeren Geschlechtsorgane (s. u.).

Ramus communicans albus et griseus
Diese Äste stellen die Verbindungen zum Grenzstrang des Sympathikus her (s. Abb. 80; s. auch S. 262).

1.3.2.1. Rami ventrales der Spinalnerven

Die vorderen Äste der Spinalnerven bilden mit Ausnahme der Brustnerven durch spitzwinkelige oder bogenförmige Verbindungen (*Ansae* = Schlingen) *Geflechte* oder *Plexus,* aus denen die selbstän-

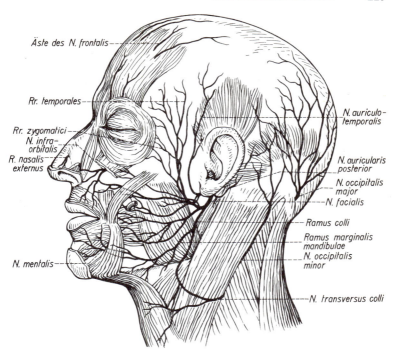

Abb. 81. Oberflächliche Nerven des Kopfes.

digen peripheren Nerven hervorgehen. Die Plexus ähneln dem Schienengewirr eines großen Güter- oder Rangierbahnhofes. Man unterscheidet einen Plexus cervicalis, brachialis, lumbalis und sacralis.

Die embryonale Differenzierung der Extremitäten aus der ventrolateralen Leibeswand verwischt die segmentale Gliederung der Innervation von Haut und Muskeln der Gliedmaßen. Die Ausbildung der Nervenplexus sichert eine optimale Innervation dieser Gebilde.

1.3.2.2 Rami ventrales der Halsnerven

Die ventralen Äste der acht Halsnerven bilden an der ventralen Seite der Halswirbelsäule ein Geflecht, das man nach dem Versor-

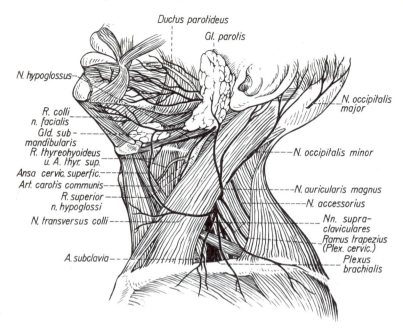

Abb. 82. Oberflächliche Nerven des Halses (nach Entfernung des Platysma).

gungsgebiet in ein **Halsgeflecht, Plexus cervicalis,** und ein **Armgeflecht, Plexus brachialis,** aufteilt. Der Plexus cervicalis setzt sich aus den Rami ventrales des 1.–4. Halsnerven zusammen, der Plexus brachialis wird von den ventralen Ästen des 5.–8. Halsnerven und des 1. Brustnerven gebildet.

Halsgeflecht, *Plexus cervicalis*

Das **Halsgeflecht** liegt in der Tiefe des seitlichen Halsdreiecks. Die Nervenstämme nehmen von kranial nach kaudal an Stärke zu und sind durch **Schlingen oder Ansae** miteinander verbunden. Die Ansa zwischen dem 1. und 2. Halsnerven zieht über den Querfortsatz des Atlas hinweg und heißt deshalb *Ansa atlantis*. Die aus dem Plexus hervorgehenden Äste sind zum Teil Muskel-, zum Teil Hautäste.

Hautäste

Die Hautäste des Plexus cervicalis kommen am hinteren Rande des M. sternocleidomastoideus an einer Stelle, *Punctum nervosum,* an die Oberfläche und strahlen von dort nach *vorn (N. transversus colli),* nach *oben (N. auricularis magnus),* nach *hinten (N. occipitalis minor)* und nach *unten (Nn. supraclaviculares)* aus.

a) Der *N. transversus colli* zieht quer über den Sternocleidomastoideus nach vorn und teilt sich in einen oberen und unteren Ast. Die Aufzweigungen dieser beiden Äste durchbohren das Platysma und versorgen die vordere Halshaut. Der obere Ast verbindet sich mit dem Halsast, *Ramus colli,* des N. facialis zur *Ansa cervicalis superficialis.*

b) Der *N. auricularis magnus* zieht auf dem Sternocleidomastoideus aufwärts und versorgt mit einem vorderen und hinteren Zweig die Haut an der Ohrmuschel.

c) Der *N. occipitalis minor* verläuft vom Nervenpunkt aus am hinteren Rande des Sternocleidomastoideus aufwärts und verzweigt sich in der Haut über dem Warzenfortsatz und der seitlichen Hinterhauptgegend.

d) Die *Nn. supraclaviculares* ziehen zunächst vom Punctum nervosum als einheitlicher Stamm nach abwärts und teilen sich in der Fossa supraclavicularis in vordere, mittlere und hintere Äste, die zur Haut der Acromialgegend und über das Schlüsselbein hinweg zur Brusthaut über den beiden ersten Interkostalräumen gehen.

Muskeläste

Diese innervieren die tiefen Halsmuskeln: M. longus colli et capitis, die Mm. scaleni, die beiden Kopfrumpfmuskeln M. trapezius und M. sternocleidomastoideus teilweise, das Zwerchfell und die infrahyale Muskulatur (Rektussystem, s. Bd. 1). Letztere wird nicht durch direkte Äste des Plexus, sondern durch Äste der *Ansa cervicalis* (s. S. 221) versorgt.

Der wichtigste Muskelast des Plexus cervicalis ist der **Zwerchfellnerv**, *N. phrenicus.* Er kommt aus dem 4. Halsnerven, erhält aber bisweilen auch Fasern aus dem 3. und 5.: Nn. phrenici accessorii. Am Hals zieht er auf der Vorderfläche des M. scalenus anterior abwärts und gelangt dann zwischen A. und V. subclavia durch die obere Brustkorböffnung in das Mediastinum. Hier steigt er in Begleitung der Vasa pericardiacophrenica, zwischen Perikard und Pleura pericardiaca liegend, zum Zwerchfell ab, das er motorisch innerviert. Sensibel innerviert er die Pleura mediastinalis und diaphragmatica,

228 1.3 Peripheres Nervensystem

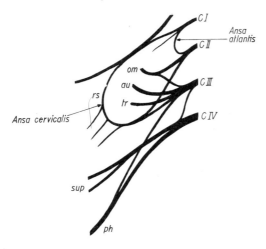

Abb. 83. Plexus cervicalis (Schema).
om = N. occipitalis minor,
au = N. auricularis magnus,
tr = N. transversus colli,
rs = Radix superior ansae cervicalis,
sup = Nn. supraclaviculares,
ph = N. phrenicus.

das Pericard und Teile des Peritoneums (Zwerchfell, Leber und Milz). Seine Durchtrennung (Phrenicotomie) oder Herausziehung (Phrenicusexhairese) wurde früher zur artefiziellen Zwerchfellähmung geübt. Dadurch konnten die Lungenbewegungen eingeschränkt und der Heilungsprozeß der Lungentuberkulose positiv beeinflußt werden.

Armgeflecht, *Plexus brachialis*

Das **Armgeflecht** wird von den Rami ventrales des 5.–8. Hals- sowie des 1. Brustnerven gebildet, besitzt also 5 Wurzeln, die verschieden stark sind. Am stärksten ist die des 7. Halsnerven, von ihr aus nehmen die Wurzeln kranial- und kaudalwärts an Stärke ab. Sie ziehen durch den kranialen Abschnitt der Skalenuslücke, dann im seitlichen Halsdreieck lateral und abwärts und gelangen zwischen 1. Rippe und Clavicula hindurch in die Achselhöhle. Hier schließen sie sich zu drei großen Strängen, den **Primärsträngen, Trunci plexus**

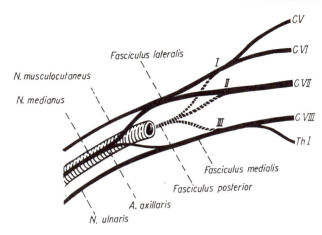

Abb. 84. Plexus brachialis (Schema). I–III Primärstränge.

(Truncus superior, medius, inferior), zusammen, aus denen dann in besonderer, ziemlich beständiger Weise die drei **Sekundärstränge, Fasciculi,** hervorgehen.

Diese drei Fasciculi liegen hinter dem M. pectoralis minor und lagern sich so um die A. axillaris herum, daß man einen *Fasciculus posterior, lateralis* und *medialis* unterscheiden kann (s. Abb. 84).

Aus diesen drei Faszikeln gehen in der Achselhöhle die sieben langen Nerven für den Arm in folgender Weise hervor:

1. Fasciculus posterior: N. radialis und N. axillaris.
2. Fasciculus lateralis: N. musculocutaneus und laterale Wurzel des N. medianus.
3. Fasciculus medialis: mediale Wurzel des N. medianus, N. ulnaris und die beiden ulnaren Hautnerven des Ober- und Unterarmes (N. cutaneus brachii medialis und N. cutaneus antebrachii medialis).

Topographisch-anatomisch kann am Plexus brachialis eine *Pars supra-* und *infraclavicularis* unterschieden werden.

Durch traumatische Zerrung und Gewalteinwirkung können Lähmungen im Plexusbereich auftreten. Komplette Lähmungen sind selten, sie bewirken den totalen Ausfall der motorischen und sensiblen Funktionen als auch vegetative Störungen. Obere Armplexusparesen sind häufiger als untere. Neben vegetativen Erscheinungen treten bei der oberen Plexuslähmung (vom Typ Duchenne-Erb) Innervationsstörungen im Bereich der Schulter und der Ellenbeuge auf. Bei der unteren Plexuslähmung (Typ Déjérine-Klumpke) sind insbesondere alle Muskeln der Hand betroffen. Sensible Ausfälle und Mitbeteiligung des Ggl. stellatum (s. S. 265) sind Begleiterscheinungen.

Äste des Plexus brachialis für den Schultergürtel

Nn. thoracici dorsales:

a) *N. dorsalis scapulae* kommt von C5, durchbohrt den M. scalenus medius und zieht zum M. rhomboideus major et minor.

b) *N. thoracicus longus.* Er zieht an der lateralen Thoraxwand abwärts auf dem M. serratus anterior, den er innerviert.

N. subclavius:
Ein dünner Nervenast für den gleichnamigen Muskel.

N. supracapularis:
kommt aus dem oberen Primärstrang des Plexus, zieht im seitlichen Halsdreieck in der Fossa supraclavicularis major abwärts, lateral- und dorsalwärts und erreicht den oberen Rand der Scapula. Hier tritt er unter dem Lig. transversum scapulae durch die Incisura scapulae hindurch, durchläuft die Fossa supraspinata und erreicht schließlich die Fossa infraspinata. Die in diesen beiden Schulterblattgruben liegenden gleichnamigen Muskeln werden von ihm innerviert.

Die bisher gen. Nerven gehören zur *Pars supraclavicularis,* alle nachfolgenden, incl. der Armnerven zur *Pars infraclavicularis* des Plexus brachialis.

Nn. pectorales:
2–3 Äste, die zum M. pectoralis major und minor ziehen.

Nn. subscapulares:
2–3 Äste für die Mm. subscapularis, teres major und latissimus dorsi. Der längste von diesen Ästen heißt *N. thoracodorsalis* und versorgt den M. latissimus dorsi. Er zieht frei, d. h. nicht den Wänden der Axilla angelagert, durch das Fett- und Bindegewebe der Achselhöhle hindurch und ist deshalb vom Chirurgen bei der Ausräumung der Lymphknoten der Achselhöhle bei Mammakarzinom besonders zu beachten.

1.3.2 Rückenmarknerven 231

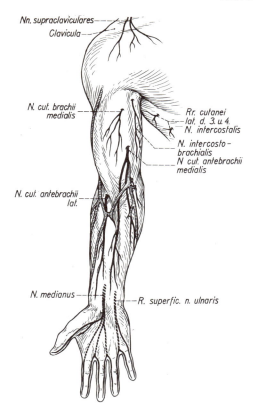

Abb. 85. Hautnerven der Beugeseite des Armes. Subfaszialer Verlauf der Nerven punktiert.

N. axillaris:
Ein ziemlich kräftiger Nerv, der sich aus dem Fasciculus posterior abzweigt. In Begleitung der A. circumflexa humeri posterior zieht er durch die laterale Achsellücke, gibt einen Ast an den M. teres minor ab und verzweigt sich mit seinem Hauptast im M. deltoideus. Ferner gibt er einen Ast zur Haut über dem Deltamuskel und der Streckseite des proximalen Oberarmabschnittes: *N. cutaneus brachii lateralis superior* ab (s. Abb. 86).

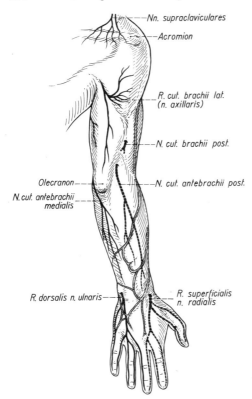

Abb. 86. Hautnerven der Streckseite des Armes. Hautäste des N. radialis punktiert.

Äste des Plexus brachialis für den Arm

N. cutaneus brachii medialis:
Kommt aus dem medialen Strang des Plexus, verbindet sich mit dem Ramus cutaneus lateralis des 2. Interkostalnerven = *N. intercostobrachialis* und versorgt mit diesem zusammen die Haut an der ulnaren Seite des Oberarmes (Abb. 85).

N. cutaneus antebrachii medialis:
Er kommt ebenfalls aus dem medialen Strang, zieht aus der Achsel-

1.3.2 Rückenmarknerven 233

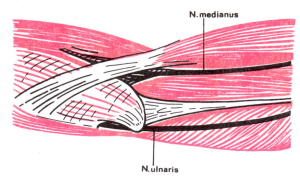

Abb. 87. N. medianus und N. ulnaris im Bereich des Ellenbogengelenkes.

höhle zusammen mit den Gefäßen zum Oberarm, durchbricht in dessen Mitte die Faszie und teilt sich in zwei Äste: *Ramus anterior* und *ulnaris,* welche die Haut an der vorderen und ulnaren Seite des Unterarmes bis in die Gegend des Handgelenkes versorgen (Abb. 85).

N. musculocutaneus:
Dieser Nerv geht vom Fasciculus lateralis des Plexus ab, durchbohrt in der Regel den M. coracobrachialis, zieht zwischen M. biceps und M. brachialis abwärts, durchbricht in der Fossa cubiti die Faszie und verläuft als *N. cutaneus antebrachii lateralis* an der radialen Seite des Unterarmes bis in die Gegend des Handgelenkes und des Daumenballens. Der N. musculocutaneus innerviert die genannten Muskeln sowie die Haut an der radialen Seite des Unterarmes.

N. medianus (Abb. 87, 89):
Verlauf: Der **N. medianus** besitzt zwei Wurzeln, von denen die *Radix lateralis* aus dem Fasciculus lateralis, die *Radix medialis* aus dem Fasciculus medialis kommt. Beide Wurzeln umfassen als sogenannte *Medianusgabel* die A. axillaris und vereinigen sich ventral von ihr (s. Abb. 84). Am Oberarm zieht der Nerv an der radialen Seite der A. brachialis im Sulcus m. bicipitis medialis abwärts, ohne Äste abzugeben. Im distalen Teil des Oberarmes liegt der Medianus an der ulnaren Seite der Armarterie und tritt mit dieser gemeinsam unter der Aponeurosis m. bicipitis in die Fossa cubiti ein. Er durch-

bohrt dann den M. pronator teres und verläuft am Unterarm zwischen M. flexor dig. superficialis und profundus. Dicht oberhalb des Handgelenkes liegt er, nur von Haut und Faszie bedeckt, zwischen den Sehnen des M. flexor carpi radialis und des M. palmaris longus.
Bei Schnittwunden in dieser Gegend kann daher der Medianus leicht quer durchtrennt werden.

In die Hohlhand gelangt der N. medianus durch den Canalis carpi und zerfällt hier in seine drei Endäste, die *Nn. digitales palmares communes,* welche die Finger sensibel innervieren.

Äste des N. medianus am Unterarm:

a) *Rami musculares* für die Flexoren des Unterarmes mit Ausnahme des M. flexor carpi ulnaris und des ulnaren Teiles des M. flexor dig. profundus.

b) *N. interosseus antebrachii anterior.* Ein dünner Ast, der mit der gleichnamigen Arterie auf der vorderen Seite der Membrana interossea abwärts zum M. pronator quadratus verläuft, den er innerviert.

c) *Ramus palmaris.* Ein feiner sensibler Ast, der oberhalb des Handgelenkes abzweigt, die Faszie durchbricht und subkutan verlaufend die Haut am Daumenballen und an der Hohlhand versorgt.

Äste des N. medianus an der Hand:

a) *Ramus muscularis* für die Muskeln des Daumenballens mit Ausnahme des M. adductor pollicis und des tiefen Kopfes vom M. flexor pollicis brevis, die vom N. ulnaris innerviert werden.

b) *Ramus communicans cum nervo ulnari.*

c) *Nn. digitales palmares communes.* Die drei Nn. digitales communes teilen sich in sieben *Nn. digitales palmares proprii* auf.

Der N. digitalis comm. I liefert die beiden Nn. digitales proprii für den Daumen sowie den radialen Zeigefingernerven.

Der N. digit. comm. II liefert zwei Nn. digitales proprii für die einander zugekehrten Seiten des 2. und 3. Fingers, der N. digit. comm. III für die des 3. und 4. Fingers.

Außerdem geben die Fingernerven des N. medianus Äste für die Mm. lumbricales I und II ab.

Der Medianus versorgt also die Haut an der *palmaren* Seite von $3^{1}/_{2}$ Fingern. Auch ein Teil der *dorsalen* Fingerhaut im Bereich des Nagel- und des Mittelgliedes wird vom Medianus innerviert.

Bei Medianuslähmung steht der Daumen durch Ausfall des Abductors leicht adduziert und durch Ausfall des Opponens in einer Ebene mit

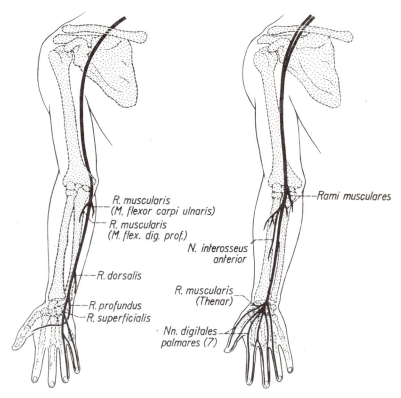

Abb. 88. N. ulnaris (halbschematisch). Beugeseitenansicht des Armes.

Abb. 89. N. medianus (halbschematisch). Beugeseitenansicht des Armes.

den übrigen Fingern („Affenhand"). Am 1.–3. Finger ist die Beugung im Mittel- und Grundgelenk aktiv nicht möglich („Schwur- oder Geburtshelferhand").

N. ulnaris (Abb. 88):
Verlauf: Der **N. ulnaris** kommt aus dem Fasciculus medialis, liegt an der medialen Seite der A. axillaris und brachialis. Letztere verläßt er bald und zieht über die vordere Fläche des Caput mediale

des M. triceps abwärts zum Epicondylus humeri medialis. Er verläuft dann zwischen diesem und dem Olecranon durch den Sulcus nervi ulnaris, nur von Haut und Faszie bedeckt. Zwischen den beiden Köpfen des M. flexor carpi ulnaris hindurchtretend gelangt er auf die vordere Fläche des Unterarmes und zieht hier zusammen mit der A. ulnaris auf dem M. flexor dig. profundus, vom M. flexor carpi ulnaris bedeckt, abwärts zum Handgelenk. Der Nerv läuft dann über das Lig. carpi transversum, dicht neben der medialen Seite des Os pisiforme hinweg und teilt sich hier bereits in seine beiden Endäste: den tiefen und oberflächlichen Hohlhandast.

Äste am Unterarm:

a) *Rami musculares* für den M. flexor carpi ulnaris und den ulnaren Teil des M. flexor digit. profundus.

b) *Ramus cutaneus palmaris* zieht mit der A. ulnaris in die Hohlhand und versorgt die Haut im distalen Drittel des Unterarmes und am Kleinfingerballen.

c) *Ramus dorsalis* zweigt am Beginn des distalen Drittels des Unterarmes ab und zieht zwischen Ulna und M. flexor carpi ulnaris zur dorsalen Fläche des Unterarmes und weiter zum Handrücken. Dort teilt er sich in der Regel in drei *Nn. digitales dorsales,* die mit fünf Zweigen $2\,^{1}/_{2}$ Finger (vom Kleinfinger bis zur ulnaren Seite des Mittelfingers) an ihrer Dorsalseite bis etwa zur Mitte des Mittelgliedes versorgen.

Äste an der Hand:

a) *Ramus profundus.* Er dringt zwischen M. flexor brevis und abductor dig. V in die Tiefe, liegt zunächst proximal vom Arcus palmaris profundus und überkreuzt ihn dann. Er gibt Äste ab für alle Muskeln des Kleinfingerballens, sämtliche Mm. interossei, Mm. lumbricales III und IV, M. adductor pollicis und den tiefen Kopf des M. flexor pollicis brevis.

b) *Ramus superficialis.* Er gibt einen Ast zum M. palmaris brevis und teilt sich in drei *Nn. digitales palmares proprii,* von denen zwei den 5. Finger und einer die ulnare Seite des 4. Fingers versorgt. Auch die dorsale Seite dieser Finger wird im Bereich des Nagel- und Mittelgliedes (der 4. nur zur Hälfte) von diesem Ast innerviert.

Bei Ulnarislähmung werden durch Ausfall der Mm. interossei die Finger im Grundgelenk überstreckt und in den Mittel- und Endgelenken stark gebeugt („Krallenhand").

1.3.2 Rückenmarknerven 237

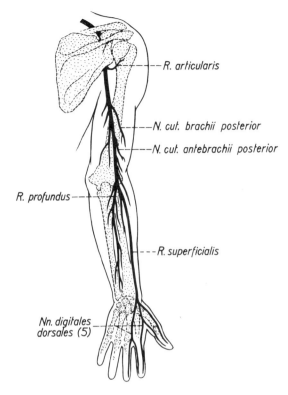

Abb. 90. N. radialis (halbschematisch). Streckseitenansicht des Armes.

N. radialis (Abb. 90):
Verlauf: Der **N. radialis** kommt aus dem Fasciculus posterior des Plexus und ist ebenso stark wie der Medianus. In Begleitung der A. profunda brachii tritt er zwischen dem Caput mediale und laterale des M. triceps hindurch, liegt dann im Sulcus nervi radialis humeri unmittelbar dem Periost des Humerus auf und tritt dann, zwischen den Mm. brachialis und brachioradialis liegend, in die Fossa cubiti ein. Hier teilt er sich in seine beiden Endäste: den *Ramus profundus,* der den M. supinator durchbohrt, und den *Ramus superficialis,* der zum Handrücken zieht.

Äste am Oberarm:

a) *N. cutaneus brachii posterior* durchbohrt die Faszie an der dorsalen Seite des Oberarmes mit mehreren Zweigen und versorgt die Haut dieser Gegend (Abb. 90).

b) *N. cutaneus antebrachii posterior.* Dieser Hautast zweigt im Sulcus nervi radialis ab, durchbohrt das Septum intermusculare laterale, zieht zum Unterarm und versorgt dort die Haut der Streckseite (Abb. 90).

c) *Rami musculares* für die drei Köpfe des M. triceps brachii und den M. anconeus. Sie zweigen meistens schon in der Achselhöhle vom Radialis ab, so daß bei Verletzung der Nerven am Oberarm der M. triceps brachii nicht gelähmt ist.

Äste am Unterarm (Endäste):

a) *Ramus profundus.* Er durchbohrt den M. supinator, gelangt so auf die Streckseite des Unterarmes und versorgt mit langen, feinen Zweigen sämtliche Extensoren. Sein Endast ist der *N. interosseus antebrachii posterior,* ein rein sensibler Nerv, der das Handgelenk und das Periost der Unterarmknochen innerviert.

b) *Ramus superficialis.* Dieser Hautast des N. radialis zieht mit der A. radialis abwärts, unterkreuzt im unteren Drittel des Unterarmes die Sehne des M. brachioradialis und gelangt so zum Handrücken, dessen laterale Seite er innerviert. Hier zweigt er sich in fünf *Nn. digitalis dorsales* auf, die in der Regel die dorsale Seite von 2 $1/2$ Fingern (vom Daumen bis zur radialen Seite des Mittelfingers) versorgen, soweit sie nicht von den palmaren Fingernerven innerviert wird.

Bei Lähmung des *N. radialis* kann die Hand wegen der Lähmung der Handstrecker nicht aktiv dorsal flektiert und bei passiver Dorsalflexion nicht in dieser Stellung gehalten werden. Sie fällt immer in Palmarflexionsstellung („Fallhand").

1.3.2.3 Rami ventrales der Brustnerven

Die Rami ventrales der 12 Nervi thoracici verlaufen zwischen den Rippen und heißen deshalb **Nervi intercostales.** Vom Ramus ventralis des 1. Brustnerven geht der größere Teil in den Plexus brachialis über, der Rest ist der N. intercostalis I. Der Ramus ventralis des 12. Brustnerven liegt kaudal von der 12. Rippe und heißt deshalb

N. subcostalis. Die Interkostalnerven versorgen motorisch die ventrale Rumpfmuskulatur, sensibel die Brust- und Bauchhaut.

Die Nn. intercostales stehen durch den *Ramus communicans albus* und *griseus* mit dem Grenzstrang des Sympathikus (s. S. 262) in Verbindung. Sie liegen zunächst im Interkostalraum bis zum Angulus costae an der Innenseite des M. intercostalis externus, nur von der Fascia endothoracica und Pleura costalis bedeckt. Dann verläuft der Interkostalnerv zwischen dem M. intercostalis externus und internus und tritt in der Axillarlinie in letzteren ein (Abb. 91).

Die Nn. intercostales I–VI reichen bis an den Brustbeinrand, VI–XII durchbohren hinter den Rippenknorpeln das Zwerchfell, ziehen zwischen Oliquus internus und Transversus abdominis schräg abwärts, durchbohren die Rektusscheide und dringen in den Rectus abdominis ein.

Der N. subcostalis liegt kaudal vor der 12. Rippe und an der ventralen Fläche des M. quadratus lumborum, dorsal von der Niere, durchbohrt den M. obliquus internus und tritt in den untersten Abschnitt des M. rectus abdominis sowie in den M. pyramidalis ein.

Äste der Interkostalnerven

Rami musculares

Sie versorgen motorisch und sensibel die Mm. intercostales externi und interni, M. subcostalis, M. transversus thoracis, M. transversocostalis, M. serratus posterior sup. und inferior sowie sämtliche Bauchmuskeln.

Rami cutanei

Die Hautäste der Interkostalnerven sind stärker als die Muskeläste und teilen sich in laterale und ventrale Zweige auf.

Die *Rami cutanei laterales* zweigen ungefähr in der Mitte des Interkostalraumes ab und treten durch die Mm. intercostales externi bzw. den M. obliquus externus abd. zur Haut. Nach ihrem Austritt aus dem Interkostalraum gabeln sie sich T-förmig in einen vorderen (ventralen) und einen hinteren (dorsalen) Ast. Der dorsale Ast des R. cut. lat. des 2. Interkostalnerven ist der *N. intercostobrachialis* (s. S. 232). Die Rami ventrales vom 4.–6. Interkostalnerven ziehen zur lateralen Hälfte der Milchdrüse *(Rami mammarii laterales).*

Die *Rami cutanei anteriores [ventrales]* der sechs oberen Interkostalnerven durchbohren den M. pectoralis major und gelangen so

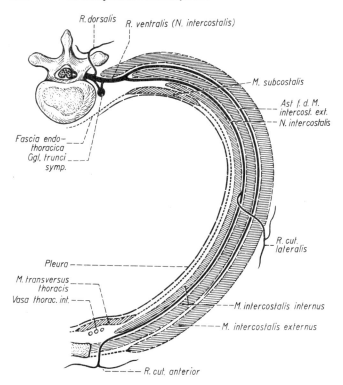

Abb. 91. Schema eines Thorakalnerven.

zur Brusthaut. Zweige des 2.–4. ventralen Hautastes ziehen zur medialen Hälfte der Brustdrüse *(Rami mammarii mediales)*.

Die Rami cutanei ventrales der sechs unteren Interkostalnerven stammen aus den den M. rectus abdominis versorgenden Rami musculares.

Sie durchbohren den Muskel sowie das vordere Blatt der Rektusscheide und gelangen so zur Bauchhaut. Der R. cut. ventralis des N. subcostalis tritt etwas unterhalb der Mitte zwischen Nabel und Symphyse aus der Rektusscheide aus.

Rami pleurales et peritoneales
Äste zum Brust- und Bauchfell.

1.3.2.4 Rami ventrales der Lenden-, Kreuz- und Steißnerven

Die ventralen Äste der fünf Nn. lumbales und sacrales bilden ein großes Nervengeflecht, das vor der Lendenwirbelsäule und im kleinen Becken neben dem Kreuzbein liegt. Da dieses Geflecht in erster Linie der Versorgung des Beines mit Nerven dient, heißt es **Beingeflecht, Plexus lumbosacralis.** Man unterteilt es in einen *oberen* Abschnitt, **Plexus lumbalis,** und einen *unteren,* **Plexus sacralis.**

Lendengeflecht, *Plexus lumbalis*

Der **Plexus lumbalis** wird von den Rami ventrales des 1. bis 3. und eines Teiles des 4. Lendennerven gebildet, die von kranial nach kaudal an Stärke zunehmen. Der Plexus lumbalis liegt vor den Processus costarii der Lendenwirbel und hinter bzw. in dem M. psoas major.

Seine Äste sind zum Teil Fortsetzungen der segmentalen Interkostalnerven und versorgen als solche die Bauchmuskeln mit, zum Teil ziehen sie zur freien unteren Extremität und versorgen dort zwei Muskelgruppen: die Extensoren und Adduktoren am Oberschenkel. Sensibel innervieren seine Äste den unteren Abschnitt der vorderen Bauchwand, die Haut am Oberschenkel (mit Ausnahme der Rückseite) und an der Innenseite des Unterschenkels bis zum inneren Knöchel hinunter.

Außer kurzen Ästen für den M. quadratus lumborum und den M. psoas major gibt der Plexus lumbalis folgende Äste ab:

N. iliohypogastricus

Er zieht dorsal von der Niere über die Vorderfläche des M. quadratus lumborum und tritt über der Crista iliaca zwischen M. obliquus internus und M. transversus abdominis. Ungefähr über der Mitte des Darmbeinkammes zweigt von ihm ein *Ramus cutaneus lateralis* zur Haut der Hüfte ab (Hüftschmerzen bei Nierenerkrankungen). Er sendet Rami musculares zu den Bauchmuskeln und endet als *Ramus cutaneus anterior,* der an der medialen Seite des äußeren Leistenringes die Aponeurose des M. obliquus externus durchbricht.

N. ilioinguinalis

Er ist schwächer als der vorige, hat aber einen ähnlichen Verlauf. Auch er gibt Äste zu den Bauchmuskeln ab und tritt schließlich am

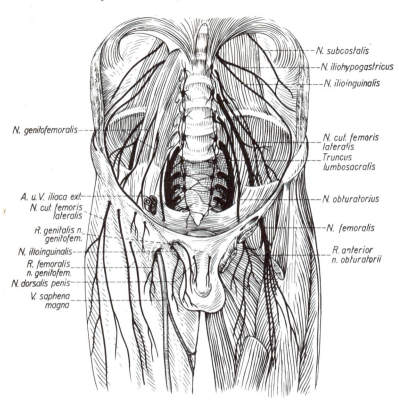

Abb. 92. Plexus lumbosacralis. Auf der linken Seite sind der M. psoas, M. pectineus und M. adductor longus entfernt.

äußeren Leistenring als Hautnerv aus, der sich in laterale und mediale Zweige aufteilt. Die medialen Ästchen ziehen zur Haut des Mons pubis und zum Scrotum (Labia majora) und heißen *Rami scrotales (labiales) anteriores.*

N. genitofemoralis
Dieser Nerv durchbricht in der Regel den M. psoas major und teilt sich in zwei Äste: *Ramus genitalis,* der zusammen mit dem Funicu-

lus spermaticus durch den Leistenkanal zieht und den M. cremaster sowie die Tunica dartos des Scrotums innerviert, und *Ramus femoralis,* der lateral vom vorigen auf dem M. psoas abwärts und mit den Schenkelgefäßen durch die Lacuna vasorum zum Oberschenkel zieht, wo er die Haut an der Vorderseite einige Fingerbreit unterhalb des Leistenbandes innerviert (s. Abb. 93).

N. cutaneus femoralis lateralis
zieht schräg absteigend durch die Fossa iliaca, durchbohrt an der Spina iliaca anterior superior die Bauchwand und zieht, zunächst von der Fascia lata bedeckt, am Oberschenkel abwärts. In wechselnder Höhe durchbricht er diese Faszie mit zwei Ästen: einem vorderen, der die Haut des Oberschenkels im Bereich der lateralen Hälfte seiner Vorderseite, und einem hinteren, der die Haut an der Außenseite des Oberschenkels versorgt. Das Innervationsgebiet beider Äste reicht bis zum Knie hinab (Abb. 93).

N. femoralis
Er ist der stärkste Ast des Plexus und reicht mit einem Hautast *(N. saphenus)* bis in die Gegend des inneren Knöchels. Er erhält Fasern aus dem 1.–4. Lendennerven und zieht in der Bauchhöhle zwischen M. psoas major und M. iliacus abwärts. Durch die Lacuna musculorum tritt er auf den Oberschenkel über, wo der einheitliche Nervenstamm, lateral von den Schenkelgefäßen und auf dem M. iliopsoas liegend, sich nach kurzem Verlauf in eine ganze Anzahl von Ästen aufteilt, die sich im Trigonum femorale verzweigen.

In der Bauchhöhle gibt der N. femoralis Zweige für den M. iliacus und M. psoas ab. Am Oberschenkel zweigt vom Stamm noch ein dünner Ast ab, der hinter den Schenkelgefäßen zur Vorderfläche des M. pectineus gelangt, den er zum Teil[1]) innerviert.

Endäste des N. femoralis:
a) *Rami cutanei anteriores.* Mehrere Hautäste, die an verschiedenen Stellen die Fascia lata durchbohren und den mittleren und inneren Teil der Vorderfläche des Oberschenkels bis zum Knie abwärts versorgen.

---
1) Die Erklärung für die Doppelinnervation des M. pectineus wurde schon früher gegeben (s. Bd. 1).

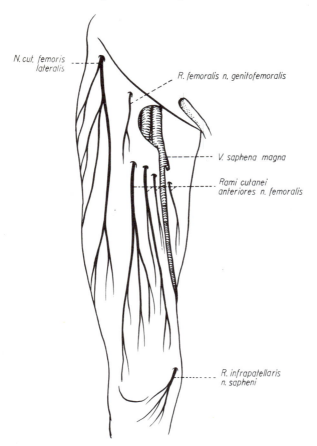

Abb. 93. Hautnerven an der Vorderfläche des Oberschenkels.

b) *Rami musculares.* Sie ziehen zum M. sartorius und den vier Köpfen des M. quadriceps femoris.

c) *N. saphenus.* Er verläuft zunächst mit der A. femoralis und tritt mit ihr in den Adduktorenkanal, durchbricht dann die Lamina vastoadductoria und zieht vom M. sartorius bedeckt zur tibialen

Seite des Knies herab. Hier gibt er den *Ramus infrapatellaris* ab. Der Saphenus kommt dann neben der Sehne des M. sartorius zum Vorschein und läuft mit der V. saphena magna auf der Faszie an der medialen Seite des Unterschenkels abwärts, *Rami cutanei cruris mediales,* bis zum Malleolus medialis. Seine letzten Verzweigungen reichen bis in die Haut des medialen Fußrandes.

N. obturatorius

Er erhält seine Fasern aus L 2–4 und ist schwächer als der N. femoralis. Am medialen Rande des M. psoas zieht er abwärts, tritt in das kleine Becken und verläuft an dessen lateraler Wand vorwärts bis zum Canalis obturatorius, durch den er zusammen mit den Vasa obturatoria den Oberschenkel erreicht. Schon im Kanal teilt er sich in seine beiden Endäste, Ramus anterior und posterior.

Der *Ramus anterior* verläuft zwischen M. adductor brevis und longus und gibt Äste zum Pectineus, Adductor longus, brevis und Gracilis. Von ihm zweigt sich auch der Hautast, *Ramus cutaneus,* des N. obturatorius ab, der zwischen Adductor longus und Gracilis zur Haut an der Innenseite des Oberschenkels zieht. Seine Fasern bilden den afferenten Schenkel des Cremasterreflexes (s. S. 53).

Der *Ramus posterior* durchbohrt sehr häufig nach seinem Austritt aus dem Kanal den M. obturatorius externus und zieht zwischen ihm und dem Adductor brevis zur Vorderfläche des Adductor magnus, in den er mit mehreren Ästen eintritt.

Außer den Nn. femoralis und obturatorius zeigen die übrigen Äste des Plexus lumbalis sehr häufig individuelle Abarten in Anordnung und Verlauf. Ja, zwischen der rechten und linken Körperhälfte eines Menschen sind in dieser Hinsicht oft Unterschiede vorhanden.

Kreuzgeflecht, *Plexus sacralis*

Von den Lumbalnerven beteiligen sich an der Bildung des Plexus sacralis der kaudale Teil des 4. sowie der 5. Beide bilden zusammen einen starken Nervenstamm, **Truncus lumbosacralis,** der über die Linea terminalis in das kleine Becken hinabsteigt und sich dort mit den Sakralnerven zum Plexus verbindet.

Ferner nehmen die Rami ventrales aller fünf Sakralnerven sowie der N. coccygeus an der Bildung des Plexus teil.

Der Plexus sacralis ist das stärkste Nervengeflecht unseres Körpers. Aus ihm geht der stärkste Nerv, der *N. ischiadicus,* hervor, der

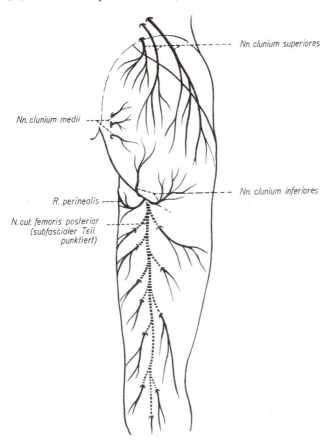

Abb. 94. Dorsale Hautnerven der Hüfte und des Oberschenkels.

an der dorsalen Seite des Ober- und Unterschenkels verläuft und mit seinen Verzweigungen bis in die Fußsohle reicht.

Äste des Plexus sacralis:

N. gluteus superior
tritt durch das Foramen suprapiriforme aus dem kleinen Becken in

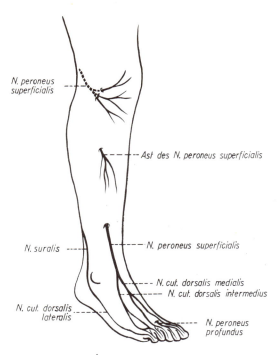

Abb. 95. Hautnerven an der Streckseite des Unterschenkels.

die Gesäßgegend aus. Er versorgt mit seinen Ästen den M. gluteus medius und minimus sowie den M. tensor fasciae latae, eine Abspaltung des M. gluteus medius.

N. gluteus inferior
tritt durch das Foramen infrapiriforme in die Gesäßgegend und senkt sich mit zahlreichen Ästen in die Innenfläche des M. gluteus maximus ein.

N. cutaneus femoris posterior (Abb. 94):
Dieser Hautast des Plexus sacralis tritt ebenfalls durch das Foramen infrapiriforme aus, zieht mit dem N. ischiadicus zwischen Tuber

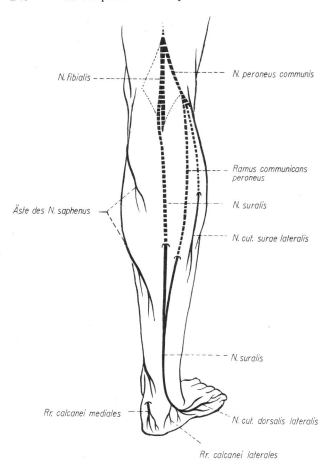

Abb. 96. Hautnerven an der Beugeseite des rechten Unterschenkels. Subfaszialer Verlauf punktiert.

ischiadicum und Trochanter major abwärts zur Rückseite des Oberschenkels, wo seine Äste nach Durchbrechen der Faszie die Haut bis in die Kniegegend versorgen. Außerdem innerviert er noch einen Teil der Gesäßhaut und des Dammes mit folgenden Ästen:

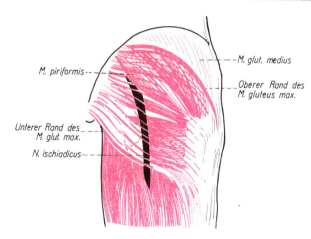

Abb. 97. N. ischiadicus in der Gesäßgegend. Der M. glut. maximus ist durchsichtig gedacht.

a) *Nn. clunium inferiores.* 2–3 Äste, die sich um den unteren Rand des M. glut. maximus herum aufwärts zur Gesäßhaut wenden.

b) *Rami perineales* ziehen bogenförmig um das Tuber ischiadicum zur Haut der Dammgegend.

N. ischiadicus (Abb. 97)
Dieser stärkste Nerv unseres Körpers setzt sich aus allen Wurzeln des Plexus sacralis zusammen und erscheint als unmittelbare Fortsetzung des Plexus. Er tritt durch das Foramen infrapiriforme in die Gesäßregion, zieht zwischen Tuber ischiadicum und Trochanter major, die Mm. gemelli und den M. obturatorius int. überquerend, abwärts zum Oberschenkel. Hier liegt er dorsal vom M. adductor magnus, von den Beugern bedeckt. In der Mitte des Oberschenkels oder nach seinem Eintritt in die Kniekehle spaltet er sich in zwei große Äste: **N. tibialis** und **N. peroneus** [fibularis] **communis** (Abb. 98).

Der ungeteilte Stamm des N. ischiadicus sendet *Rami musculares* zum M. obturatorius internus, den Mm. gemelli, M. quadratus femoris sowie zu den Flexoren des Oberschenkels.

Das motorische Innervationsgebiet des N. ischiadicus umfaßt außer den genannten Muskeln noch alle Muskeln am Unterschenkel und Fuß.

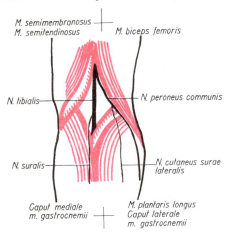

Abb. 98. N. tibialis und N. peroneus communis in der Kniekehlenraute. Muskelränder rot (vgl. Bd. 1).

Das sensible Innervationsgebiet umfaßt die Haut von Unterschenkel und Fuß mit Ausnahme des vom N. saphenus aus dem N. femoralis versorgten Abschnittes (s. S. 244).

N. tibialis
Er ist wesentlich stärker als der N. peroneus, zieht durch die Mitte der Kniekehle und liegt dort dorsal und wenig fibular von den Gefäßen. Er verläßt die Kniekehle, indem er unter dem Arcus tendineus m. solei hindurchtritt, und verläuft dann mit der A. tibialis post. zusammen zwischen der tiefen und der oberflächlichen Schicht der Flexoren des Unterschenkels abwärts. Hinter dem Malleolus medialis spaltet er sich in seine beiden Endzweige: N. plantaris medialis und lateralis auf, die unter dem Retinaculum mm. flexorum zur Fußsohle ziehen.

Äste des N. tibialis:
a) *N. suralis*. Der Wadennerv zweigt in der Kniekehle vom N. tibialis ab, zieht zwischen den beiden Gastrocnemiusköpfen in Begleitung der V. saphena parva abwärts, verstärkt sich durch einen vom N. peroneus kommenden Verbindungsast, *Ramus communi-*

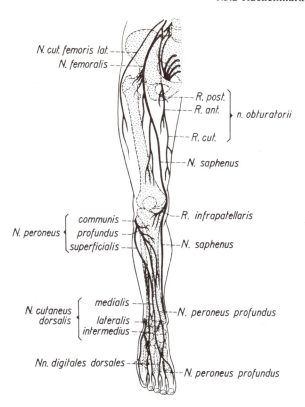

Abb. 99. Nerven des Beines von vorn.

cans peroneus, zieht dann um den Malleolus lateralis herum und läuft als *N. cutaneus dorsalis lateralis* am lateralen Fußrand aus (Abb. 96). Er gibt noch feine Äste zur Haut der Knöchelgegend und der Ferse: *Rami calcanei laterales*. Die mediale Seite der Ferse wird von direkten Zweigen des N. tibialis, *Rami calcani mediales*, versorgt.

b) *Rami musculares* für sämtliche Beuger des Unterschenkels.

c) *N. plantaris medialis*. Er ist der stärkere der beiden Endäste des N. tibialis und gelangt aus der Malleolengegend unter dem M. abductor hallucis zur Fußsohle. Hier gibt er zunächst Rami muscu-

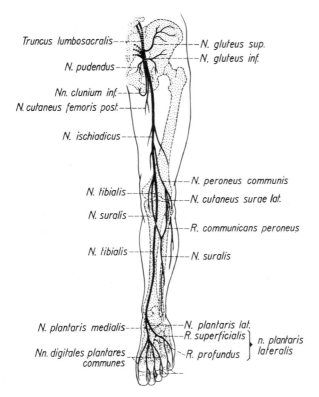

Abb. 100. Nerven des Beines von hinten.

lares für den M. abductor hallucis und M. flexor dig. brevis ab und teilt sich dann in einen medialen und lateralen Endzweig. Der *mediale* Zweig versorgt den medialen Fußrand, den medialen Kopf des M. flexor hallucis und die Haut der medialen Seite der Großzehe. Der *laterale* Zweig spaltet sich in *Nn. digitales plantares communes,* von denen sich jeder wieder wie an der Hand in 2 *Nn. digitales plantares proprii* aufteilt, welche die einander zugekehrten Seiten der 1.–4. Zehe versorgen. Ferner innerviert dieser Zweig die Mm. lumbricales pedis I, II.

d) *N. plantaris lateralis.* Er teilt sich in der Fußsohle in einen Ramus superficialis und profundus.

Der *Ramus superficialis* liefert einen Zweig für die laterale Seite der 5. Zehe und den *N. dig. plant. communis IV,* der sich in die beiden Nerven für die einander zugekehrten Seiten der 4. und 5. Zehe aufteilt. Der R. superficialis gibt auch Äste für die Muskeln des Kleinzehenballens und für die Mm. lumbricales III, IV ab.

Der *Ramus profundus* dringt zusammen mit dem Arcus plantaris der Fußarterien in den Raum zwischen Mm. interossei und dem M. adductor hallucis ein. Außer diesen Muskeln innerviert er noch den lateralen Kopf des M. flexor hallucis brevis. Die beiden *Endäste des N. tibialis* verhalten sich am Fuß wie der N. medianus und ulnaris an der Hand.

Der *N. plantaris medialis* entspricht dem *N. medianus.* Er versorgt motorisch die Muskeln des Großzehenballens (mit Ausnahme des M. adductor) und sensibel die Haut der plantaren Seite von 3 $1/2$ Zehen.

Der *N. plantaris lateralis* entspricht dem *N. ulnaris.* Er versorgt motorisch die Muskeln des Kleinzehenballens, die Mm. interossei pedis und den M. adductor hallucis, sensibel die Haut von 1 $1/2$ Zehen.

N. peroneus [fibularis] communis:
Der Nerv lagert sich nach seiner Abzweigung vom N. ischiadicus der Innenseite der Sehne des M. biceps femoris an und zieht mit ihr abwärts zum Caput fibulae. Er schlingt sich dann um die Außenseite des Collum fibulae und dringt in die Mm. peronei [fibulares] ein, wobei er sich in einen oberflächlichen Ast *N. peroneus* [fibularis] *superficialis,* und einen tiefen Ast, *N. peroneus* [fib.] *profundus,* teilt.

Äste
 a) *Ramus muscularis* für das Caput breve des M. biceps femoris.
 b) *N. cutaneus surae lateralis.* Dieser Hautast schwingt innerhalb der Kniekehle ab und teilt sich am Unterschenkel in einen vorderen und hinteren Ast, welcher sich als *Ramus communicans peroneus* in der Regel mit dem *N. suralis* aus dem N. tibialis (s. S. 250) vereinigt.
 c) *N. peroneus* [fib.] *superficialis.* Der Nerv führt überwiegend sensible Fasern. Er gibt nur zwei Muskeläste für die Mm. peronei longus und brevis ab. Im unteren Drittel des Unterschenkels durchbricht er die Fascia cruris (Abb. 95), zieht zum Fußrücken, den er mit zwei Ästen: *N. cutaneus dorsalis medialis* und *intermedius* versorgt, die sich in *Nn. digitales dorsales pedis* aufzweigen. Diese Ner-

Tabelle 13. Innervation des Armes

Nerv		Oberarm	Unterarm	Hand
N. axillaris	mot.	M. deltoideus lat. und dors. Seite	–	–
	sens.		–	–
N. medianus	mot.	–	Flexoren (Ausnahmen s. N. ulnaris)	Muskeln des Daumenballens (mit Ausnahme des Adductor pollicis); Mm. lumbricales I, II
	sens.	–	–	Daumenballen. Hohlhand, palmare Seite von 3½ Fingern
N. ulnaris	mot.	–	M. flexor carpi uln. M. flexor dig. prof. (ulnarer Teil)	Muskeln des Kleinfingerballens; Mm. lumbricales III, IV; M. adductor pollicis; Mm. interossei
	sens.	–	–	Kleinfingerballen; palmare Seite von 1½ Fingern, dorsale Seite von 2½ Fingern
N. cut. brachii med. N. cut. antebrachii med.	sens.	Innenseite	–	–
	sens.	–	Vorder- und Innenseite	–
N. radialis	mot.	Extensoren Streckseite	Extensoren Streckseite	–
	sens.			dorsale Seite von 2½ Fingern
N. musculocutaneus	mot.	Flexoren	–	–
	sens.	–	laterale Seite der palmaren Fläche	–

1.3.2 Rückenmarknerven

Tabelle 14. Innervation des Beines

Nerv		Oberschenkel	Unterschenkel	Fuß
N. cut. fem. dors.	sens.	Hinterseite	–	–
N. cut. fem. lat.	sens.	Außenseite	–	–
N. femoralis	mot.	Extensoren	–	–
	sens.	Vorderseite	Innenseite	–
N. obturatorius	mot.	Adduktoren	–	–
	sens.	Innenseite	–	–
N. tibialis	mot.	Flexoren (mit Ausnahme des Caput breve m. bicipitis-N. per. comm.)	Flexoren	Muskeln der Fußsohle
	sens.	–	Wade	Fußsohle und lateraler Rand des Fußrückens
N. peroneus [fib.] superficialis	mot.	–	Mm. peronei	–
	sens.	–	Distales Drittel der Vorderseite	Fußrücken (mit Ausnahme des lateralen Abschnittes)
N. peroneus [fib.] profundus	mot.	–	Extensoren	Muskeln des Fußrückens
	sens.	–	–	Laterale Hälfte der 1. und mediale Hälfte der 2. Zehe

ven besorgen die sensible Innervation der Haut an der dorsalen Seite der Zehen mit Ausnahme der einander zugekehrten Seiten der 1. und 2. Zehe sowie der lateralen Seite der 5. Zehe.

d) *N. peroneus* [fib.] *profundus*. Er verläuft zusammen mit den Vasa tibialia anteriora zwischen den Extensoren des Unterschenkels, die er mit mehreren Ästen versorgt. Am Fußrücken begleitet er die A. dorsalis pedis, versorgt die beiden kurzen Extensoren und zieht zum 1. Zwischenknochenraum, wo er sich in zwei Äste für die einander zugekehrten Seiten der 1. und 2. Zehe aufteilt.

Rami musculares für die Mm. levator ani und coccygeus

Nn. hypogastrici:
Die **Beckennerven** beziehen ihre Fasern in der Regel aus den ventralen Ästen des 3. und 4. Sakralnerven. Sie ziehen von der dorsalen Beckenwand ventral und kaudalwärts beiderseits vom Mastdarm und endigen an Ganglien des zum autonomen Nervensystems gehörigen Beckengeflechtes, **Plexus hypogastricus inferior,** das den Mastdarm, die Harnblase und die inneren weiblichen bzw. männlichen Geschlechtsorgane versorgt. Die Nn. hypogastrici führen *parasympathische* Fasern und gehören eigentlich dem autonomen Nervensystem an. Sie repräsentieren ausschließlich die viszerale Komponente des Plexus sacralis (s. S. 273).

N. pudendus:
Der Nerv tritt durch das Foramen infrapiriforme aus dem kleinen Becken in die Regio glutea, die er jedoch zusammen mit den Vasa pudenda nach kurzem Verlauf wieder verläßt, indem er durch das Foramen ischiadicum minus in die Fossa ischiorectalis eintritt. Hier liegt er an der lateralen Wand, von der Fascia obturatoria bedeckt, und teilt sich in seine drei Endäste:

a) *Nn. rectales inferiores.* Sie ziehen durch die Fossa ischiorectalis medianwärts zur Haut der Analgegend und zum M. sphincter ani externus.

b) *Nn. perineales.* Die Dammnerven verlaufen lateral und geben sensible Äste zur Haut des Scrotum (Labia majora), *Nn. scrotales (labiales) posteriores* sowie Muskeläste für die Mm. bulbo- und ischiocavernosus ab.

c) *N. dorsalis penis (clitoridis).* Dieser Ast zieht zum Diaphragma urogenitale, durchbricht es und tritt lateral vom Lig. suspensorium zum Dorsum penis (clitoridis), wo er lateral von der A. dorsalis penis nach vorne zieht, seitliche Äste zur Haut abgibt und mit Ästen zur Glans und zum Corpus cavernosum penis endigt. Er enthält zahlreiche vegetative Anteile.

Plexus coccygeus:
Der **Plexus coccygeus** wird hauptsächlich vom Ramus ventralis des 5. Sakralnerven und des N. coccygeus gebildet. Das kleine, von dünnen Nerven gebildete Geflecht liegt vor dem Ursprung des N. coccygeus am Kreuz- und Steißbein und entsendet als wichtigste Äste die *Nn. anococcygei,* welche die Haut zwischen Steißbein und After versorgen. Außerdem werden vom Plexus coccygeus noch der M. coccygeus und der hintere Teil des M. levator ani motorisch innerviert.

1.3.2.5 Rami dorsales der Spinalnerven

Sie zweigen schon innerhalb des Foramen intervertebrale vom Spinalnervenstamm ab und sind mit Ausnahme des 1. Halsnerven schwächer als die Rami ventrales, da sie ein kleineres Innervationsgebiet haben. Dieses umfaßt:
1. die Wirbelgelenke, 2. die echten (autochthonen) Rückenmuskeln (M. erector spinae), 3. die Rückenhaut zu beiden Seiten der Medianlinie vom Hinterhaupt bis zur Steißbeinspitze.

Jeder Ramus dorsalis teilt sich in einen *Ramus medialis* und *lateralis* auf.

Besonderheiten: Der R. dorsalis des 1. Zervikalnerven heißt *N. suboccipitalis* und ist der motorische Nerv für die tiefen Nackenmuskeln.

Der R. dorsalis des 2. Zervikalnerven ist ein überwiegend sensibler Nerv und wegen seines großen Innervationsgebietes der stärkste der dorsalen Halsäste. Er hat einen vorderen motorischen Ast, der den M. semispinalis capitis durchbohrt, diesen sowie die Mm. longissimus und splenius capitis innerviert, und einen hinteren, weit stärkeren Ast, der die Ansatzsehne des M. trapezius durchbohrt und sich dann als *N. occipitalis major* in die Haut des Hinterhauptes bis zur Scheitelhöhe hinauf verzweigt. Auch der R. dorsalis des 3. Zervikalnerven kann bisweilen so stark sein, daß er bis in die Hinterhauptgegend hinaufreicht: Man bezeichnet ihn dann als *N. occipitalis tertius.*

Die Rami laterales der dorsalen Äste des 1.–3. Lendennerven ziehen als obere Gesäßnerven, *Nn. clunium superiores,* vom Rücken über die Crista iliaca hinweg in die Gesäßgegend, wo sie die Haut versorgen (s. Abb. 94).

Die mittleren Gesäßnerven, *Nn. clunium medii,* stammen von den dorsalen Ästen der Sakralnerven, während die unteren Gesäßnerven, *Nn. clunium inferiores,* Äste des N. cutaneus femoris posterior (s. S. 247) aus dem Plexus sacralis sind.

1.4 Autonomes Nervensystem

Wie schon einleitend erwähnt wurde (s. S. 16), unterstehen dem zerebrospinalen Nervensystem die Beziehungen unseres Körpers zur Umwelt, dem vegetativen Nervensystem dagegen die Ordnung und das harmonische Zusammenspiel der Organfunktionen im eigenen Körper („Innenministerium"). Es ist verantwortlich für die Konstanz des inneren Milieus.

Das **autonome Nervensystem** regelt und koordiniert die vegetativen Lebensfunktionen wie Atmung, Verdauung, Stoffwechsel, Sekretion, Fortpflanzung u. a. und wird deswegen häufig auch als *vegetatives Nervensystem* bezeichnet. Sie vollziehen sich in der Regel ohne unser Bewußtsein und ohne unseren Willen, bleiben also auch bei Bewußtlosigkeit erhalten.

Sehr enge wechselseitige Beziehungen bestehen zwischen dem vegetativen Nervensystem und der Psyche. Seelische Vorgänge, wie Angst, Freude, Lust und Unlust, rufen gesetzmäßige Veränderungen in den vegetativen Funktionen hervor, z. B. Innervation der Gefäße der Gesichtshaut („Erröten und Erbleichen"), der Schweißdrüsen („Angstschweiß"), der glatten Hautmuskeln („Gänsehaut"), der Tränendrüse („Weinen"), der Herztätigkeit („Herzklopfen") u. a. Auf der anderen Seite wirken Erregungen im vegetativen Nervensystem auf unser Seelen- und Gemütsleben, unsere „Stimmung" ein, wie Hunger, Ermüdung usw. Da das autonome Nervensystem durch Gefühlserregungen den Körper an allen körperlichen und seelischen Schmerzen teilnehmen läßt, hat man es zuerst das „mitleidende" oder **sympathische Nervensystem** genannt.

Diese sehr gut gewählte Bezeichnung ist nicht mehr ganz zutreffend oder, richtiger, irreführend, weil wir heute unter Sympathikus nur einen Teil des ganzen autonomen Nervensystems verstehen. Dem Sympathikus wird ein Parasympathikus gegenübergestellt.

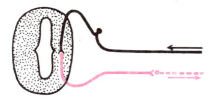

Abb. 101. Schema des Leitungsbogens im vegetativen Nervensystem. Afferenter Schenkel schwarz, efferenter Schenkel rot. Präganglionäres Neuron rot ausgezogen, postganglionäres Neuron rot punktiert.

Außenwelt- *(zerebrospinales)* und Innenwelt- *(autonomes)* Nervensystem hängen funktionell und morphologisch eng miteinander zusammen.

Das autonome Nervensystem zeigt teilweise eine segmentale Gliederung (Grenzstrang des Sympathicus), und teilweise müssen lange Bahnen die Lücken zwischen den Zentren schließen (parasympathischer Anteil im Nervus vagus).

Wie im zerebrospinalen, so bildet auch im autonomen Nervensystem der **Leitungsbogen** das funktionelle Bauelement, aber mit einem grundlegenden Unterschied. Der efferente Schenkel des Leitungsbogens ist im autonomen Nervensystem nicht aus *einem* Neuron, das von den Ursprungszellen im Zentralorgan bis zum Erfolgsorgan reicht, sondern aus *zwei* Neuronen aufgebaut (s. Abb. 101).

Das autonome Nervensystem ist sowohl im zentralen als auch im peripheren Nervensystem untergebracht. Es ist morphologisch oft schwierig vom cerebrospinalen Nervensystem abzugrenzen.

Seine Ursprungszellen liegen demnach im Gehirn und Rückenmark.

Ihre Neuriten ziehen zunächst zu einer außerhalb der Zentralorgane gelegenen Nervenzellenansammlung, einem Ganglion, in dem ein zweites Neuron beginnt, das zum Erfolgsorgan führt. Das erste autonome Neuron wird als **präganglionäres,** das zweite als **postganglionäres Neuron** bezeichnet.

Somit erfolgt eine Unterbrechung des visceromotorischen Schenkels des Leitungsbogens zwischen dem ZNS und dem Erfolgsorgan. Mit einem präganglionären Neuron können sich bis zu 20 postganglionäre Neurone synaptisch verbinden (Divergenz). Das präganglionäre Neuron ist stets markhaltig, das postganglionäre dagegen marklos.

Tabelle 15. Einige Aufgaben der vegetativen Innervation

Erfolgs-organ	Erregung der Pars sympathica	Erregung der Pars parasympathica
Herz	Beschleunigung des Herzschlages Erweiterung der Kranzgefäße Verkürzung der Überleitungszeit	Verlangsamung des Herzschlages Verengerung der Kranzgefäße Verlängerung der Überleitungszeit
Gefäße	Verengerung	Erweiterung
Bronchien	Erweiterung	Verengerung
Ösophagus	Erschlaffung	Krampf
Magen und Darm	Hemmung der Peristaltik und der Drüsentätigkeit	Anregung der Peristaltik und der Drüsentätigkeit
Blase	Harnverhaltung (Hemmung des M. detrusor, Kontraktion des M. sphincter int.)	Harnentleerung (Anregung des M. detrusor, Erschlaffung des M. sphincter int.)
Genitalien	Gefäßverengerung, Ejakulation	Gefäßerweiterung, Sekretion, Erektion
Pupillen	Erweiterung	Verengerung
Lidspalte	Erweiterung	Verengerung
Speicheldrüsen	Spärlicher, zähflüssiger Speichel	Reichlicher, dünnflüssiger Speichel
Schweißdrüsen	Spärlicher, klebriger Schweiß (Angst-und Todesschweiß)	Reichlicher, dünner Schweiß

Der viszerosensible Schenkel findet Anschluß an das somatische Neuron und erreicht über die dorsale Wurzel des Spinalnerven das ZNS. Seine Perikarya befinden sich als kleine D-Zellen im Spinalganglion. Beide afferenten Systeme, das somatosensible und das viszerosensible können vielfache Beziehungen untereinander ausbilden.

Nicht nur nach morphologischen, sondern auch nach funktionellen und pharmakologischen Unterschieden hat man das autonome Nervensystem in eine *Pars sympathica* (meistens kurz *Sympathicus* genannt) und eine *Pars parasympathica* unterteilt.

Das präganglionäre Neuron des Sympathikus ist kurz. Seine postganglionären Fasern erreichen das Erfolgsorgan überwiegend mit

1.4 Autonomes Nervensystem

den Arterien (adventitieller Plexus). Hingegen ist das präganglionäre Neuron des Parasympathikus lang. Er bildet selbständige Nerven aus oder schließt sich anderen peripheren Nerven an (z. B. Hirnnerven und Nerven des Beckens). Der bevorzugte Transmitter des terminalen Axons des *Sympathicus* ist das *Adrenalin* bzw. *Noradrenalin* (adrenerge Fasern) und des *Parasympathikus* das *Acetylcholin* (cholinerge Fasern).

Einige funktionelle Besonderheiten sind in der Tabelle 15 zusammengestellt.

Im allgemeinen gilt folgendes Funktionsprinzip: Erfolgt die Reflexschaltung im Rückenmark, ist die Funktion auf ein Organ beschränkt. Ist die Schaltung des Leitungsbogens durch das Stammhirn erfolgt, dann ist die Funktion übergeordnet; so erfolgt beispielsweise die Regulation der Atmung, des Blutdruckes etc. Den umfassendsten Wirkungsbereich haben jedoch die hypothalamischen Reflexzentren, die die Korrelation verschiedener Organsysteme im Sinne des Gesamtorganismus wahrnehmen (z. B. Wärmekonstanz, Wasserhaushalt, Ionengleichgewicht, Stoffwechselregulationen, Biorhythmik u. a.). Hier sind auch die direkten Beziehungen zum endokrinen System morphologisch nachweisbar (s. S. 107).

Beispiele mögen die Bedeutung der vegetativen Schaltkreise erläutern:

1. Der *viszero-viszerale Leitungsbogen* ist ein reiner vegetativer Reflexbogen: z. B. Blasenreflex, Mastdarmreflex.

2. Der *viszero-somatomotorische* Leitungsbogen ist ein gemischter Reflex und stellt die Vernetzung des vegetativen und somatischen Nervensystems dar: z. B. Bauchdeckenspannung bei entzündlichen Erkrankungen der Bauchorgane (Appendizitis).

3. Der *kutiviszerale Reflex* (gemischter Reflex) stellt ebenfalls die Komplexität des autonomen und zerebrospinalen Systems dar: Hautreizung führt zur vegetativen Innervation von Eingeweideorganen. Die praktische Bedeutung dieser Reflexe liegt in der physiotherapeutischen Behandlung innerer Erkrankungen (Headsche Zonen).

Besonders komplexer Natur sind die Sexualreflexe.

Dieser funktionelle Antagonismus ist so zu verstehen, daß nicht nur ein Teil, sondern immer beide Teile des autonomen Nervensystems gleichzeitig erregt werden. Die Erregung des einen Teiles ist immer zwangsläufig mit einer Zustandsänderung des anderen Teiles verbunden (Synergismus).

Die Organe unseres Körpers, die dem autonomen Nervensystem unterstehen, hängen gleichsam an zwei Nervenzügeln, von denen, je nach den funktionellen Erfordernissen, bald der eine, bald der andere straffer angezogen wird.

Der *Sympathikus* wirkt „*ergotrop*": er regt zur Entfaltung aktueller Energie, zur Tätigkeit und Arbeit an.

Der *Parasympathikus* dagegen wirkt „*trophotrop*": er bremst die Arbeit und den Stoffverbrauch, sorgt für die Aufnahme und Speicherung von Nährstoffen, also für potentielle Energie.

1.4.1 Pars sympathica

Die *Ursprungskerne* des Sympathikus liegen ausschließlich in der Seitensäule des Rückenmarkes von C 8 bis L 2–3 (Nucleus intermediolateralis). Die peripheren Fortsätze dieser Zellen verlassen über die vordere Wurzel das Rückenmark und erreichen den **Grenzstrang**. Dieser besteht aus zahlreichen in 2 Reihen angeordneten Ganglien, welche durch kurze zellfreie Faserstränge, *Rami interganglionares,* nach Art einer Strickleiter zu einem einheitlichen Strang, dem **Grenzstrang, Truncus sympathicus,** verbunden sind. Der Truncus sympathicus erstreckt sich zu beiden Seiten der Wirbelsäule (**paravertebrale Ganglien**) von der Schädelbasis bis zur Steißbeinspitze, wo er mit einem unpaaren Ganglion endet (Abb. 102).

Der Grenzstrang des Sympathikus steht mit den Rückenmarksnerven durch die *Rami communicantes* in Verbindung, deren Fasern aus dem letzten Halssegment (C 8) bis zum 2. oder 3. Lendensegment (L 2, 3) entspringen (Abb. 80).

Man unterscheidet weiße und graue Verbindungsäste, **Rami communicantes albi et grisei.**

Die Rami communicantes albi et grisei verlaufen dort, wo sie gleichzeitig vorkommen, oft nicht getrennt, sondern zu einem Nerven verschmolzen.

Die *Rami communicantes albi* verbinden den Grenzstrang mit dem Rückenmark. Sie sind die markscheidenhaltigen präganglionären Fasern.

Die *Rami communicantes grisei* verbinden den Grenzstrang mit den Rückenmarksnerven. Sie enthalten die markscheidenlosen postganglionären Fasern, die aus den Zellen der Grenzstrangganglien entspringen und in den Spinalnerven zur Peripherie verlaufen (Abb. 80). Sie können also auch dort vorkommen, wo keine Rami communicantes albi vorhanden sind.

Aus dem Grenzstrang entspringen kurze und lange **Äste**

1. Die *kurzen Äste (Rami spinales)* entspringen in allen Segmenten des Grenzstranges und gehen als Rami communicantes grisei zum Spinalnerven des gleichen Segmentes. Diese benutzen sie als Leitbahn zur Peripherie, wo sie die Gefäße des Stammes und der Extremitäten sowie die glatte Muskulatur und die Drüsen versorgen.

Besonders reich an sympathischen Fasern sind die Rr. dorsales der Spinalnerven, welche die Haut des Nackens und Rückens innervieren. Daher „läuft es einem kalt über den Rücken", aber nicht über den Bauch.

2. Die *langen* Äste besorgen vor allem die sympathische Innervation der Eingeweide *(Rr. viscerales)* und ihrer Gefäße *(Rr. vasculares)*. Sie zweigen als größere Stämmchen von den Grenzstrangganglien ab, vereinigen sich aber bald mit benachbarten Ästen zu dichten Geflechten und ziehen in dieser Form zu ihren Erfolgsorganen. Diese Geflechte sind in ihrem Verlauf sehr unselbständig und schließen sich gern den Arterien, die sie umspinnen, an *(periarterielle Geflechte)*.

Die Fasern der Eingeweide- und Gefäßäste ziehen meistens nicht unmittelbar zu den Organen, sondern zunächst zu Ganglien, die vor der Wirbelsäule liegen **(prävertebrale Ganglien)**. Von den prävertebralen Ganglien gehen wieder unter Geflechtbildung Nervenäste ab, die zu den betreffenden Organen ziehen und oft in oder an ihnen in das sogenannte intramurale System (s. S. 275) übergehen.

Ein Teil der Eingeweideäste bildet selbständige, vom Verlauf der Arterien unabhängige Nerven, **die Eingeweidenerven, Nn. splanchnici**. Sie führen hauptsächlich präganglionäre Fasern, die nicht in den Grenzstrangganglien, sondern erst in den prävertebralen oder sogar den intramuralen Ganglien auf das postganglionäre Neuron umgeschaltet werden.

Es muß noch besonders betont werden, daß in allen sympathischen Nervenästen nicht nur efferente, sondern auch afferente sympathische Fasern vorhanden sind.

Da der Grenzstrang sich über fast alle Abschnitte des Stammes erstreckt, wird er in einen **Hals-, Brust-, Bauch-** und **Beckenteil** gegliedert.

Der *Halsteil* liegt vor den Processus transversi der Halswirbel, der *Brustteil* seitlich von den Brustwirbeln in Höhe der Rippenköpfchen, der *Bauchteil* auf der Lendenwirbelsäule und der *Beckenteil* medial von den Foramina sacralia pelvina.

1.4.1.1 Halsteil der Pars sympathica

Grenzstrang

Der **Halsteil** des Grenzstranges reicht vom oberen Halsganglion bis zum Übergang in die Brusthöhle. Er ist nicht ganz so dick wie der

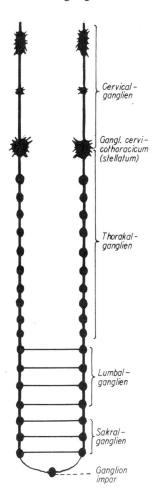

Abb. 102. Schema der beiden Grenzstränge des Sympathikus.

N. vagus und liegt hinter den großen Halsgefäßen in der tiefen Halsfaszie (Fascia prevertebralis).

Im allgemeinen ist er ein einheitlicher Strang. Nur dort, wo ihn die A. subclavia kreuzt, bildet er eine Schlinge um diese Arterie, die *Ansa subclavia (Vieussenii).*

Im Halsteil kommen 2–3 **Ganglien** vor, die durch Verschmelzung von ursprünglich 8 Halsganglien entstanden sind.

Das *obere* Halsganglion, *Ganglion cervicale superius,* ist als eine spindelförmige Auftreibung des Grenzsstranges regelmäßig vorhanden. Es liegt hinter der A. carotis interna und dem N. vagus vor den Querfortsätzen des 2.–4. Halswirbels.

Das *mittlere* Halsganglion, *Ganglion cervicale medium,* ist wesentlich kleiner als das obere und liegt in Höhe des 6. Halswirbels vor oder hinter der A. thyroidea inferior. Es fehlt häufig.

Das *untere* Halsganglion liegt hinter dem Anfangsteil der A. subclavia und ist meistens mit dem 1. Brustganglion zu dem großen Sternganglion, *Ganglion cervicothoracicum (stellatum),* verschmolzen, welches zwischen dem Querfortsatz des 7. Halswirbels und dem Hals der 1. Rippe gelegen ist.

Periphere Verzweigungen
Die Äste des Halsteils zweigen fast ohne Ausnahme von den drei Ganglien ab.

Ganglion cervicale superius
Seine Äste verzweigen sich am Kehlkopf und am Herzen und ziehen außerdem mit den Aa. carotis ext. und int. sowie der V. jugularis int. zum Kopf.

Außer Verbindungsästen zu Hirnnerven (IX, X, XII) gibt das Ganglion Gefäßäste *(Rami vasculares)* und Eingeweideäste *(Rami viscerales)* ab.

Rami vasculares:
N. caroticus internus
Er entspringt aus dem kranialen Ende des Ganglions, schließt sich eng an die A. carotis interna an und löst sich in ein die Arterie umspinnendes Geflecht auf *(Plexus caroticus internus),* das sie sowie alle ihre Äste innerhalb der Schädelhöhle in ihrem ganzen Verlauf begleitet.

Aus dem Plexus caroticus zweigen ab:

a) *Nn. caroticotympanici.* Diese beiden feinen Nerven gelangen durch gleichnamige Knochenkanälchen in die Paukenhöhle und bilden dort mit dem N. tympanicus aus dem N. glossopharyngeus den **Plexus tympanicus,** aus dem der N. petrosus minor hervorgeht, der zum Ganglion oticum zieht und sekretorische Fasern für die Parotis führt.

b) *N. petrosus profundus.* Er gelangt durch die Synchondrosis sphenopetrosa an die äußere Schädelbasis und zieht zusammen mit dem N. petrosus major als N. canalis pterygoidei (Vidianus), zum Ganglion pterygopalatinum (s. S. 196).

Nn. carotici externi
4–6 feine Nervenfäden schließen sich der A. carotis externa an und bilden um sie und ihre Äste Geflechte, die nach den Arterien benannt werden.

Rami viscerales:
N. cardiacus cervicalis superior
Der obere Herznerv entspringt mit 2–3 Wurzeln aus dem Ganglion oder dem Grenzstrang und zieht auf dem M. longus colli hinter der A. carotis communis abwärts durch die Apertura thoracis, wo er sich am Aufbau des Herzgeflechtes, *Plexus cardiacus* (s. S. 267) beteiligt.

Rr. pharyngei
Sie ziehen zum Pharynx und bilden dort mit gleichnamigen Ästen des N. vagus und N. glossopharyngeus den *Plexus pharyngeus* (s. S. 212, 214).

Rr. laryngei
Die Kehlkopfzweige erreichen durch Anschluß an den N. laryngeus superior den Kehlkopf.

Das *Ganglion cervicale superius* liefert also die sympathische Innervation des Kopfes und Halses mit.

1. pilomotorischen Fasern (für die Innervation der Mm. arrectores pilorum) für die Gesichts-, Kopf- und Halshaut.

2. Schweißnerven für das Gesicht.

3. Vasomotoren für die Karotiden und ihre Äste.

4. Sekretorische Fasern für die Mundhöhle, Nasenhöhle, Rachen, Kehlkopf, Schilddrüse und Beischilddrüse.

5. Fasern für den *M. dilatator pupillae,* die vom Centrum ciliospinale (Seitenhornzellen von Th 1) kommen und durch das Ganglion

cervicothoracicum im Grenzstrang zum Ganglion cervicale superius ziehen.

Ganglion cervicale medium
Das mittlere Halsganglion gibt, wenn es überhaupt vorhanden ist, ebenfalls Gefäßäste (für die A. carotis communis) und Eingeweideäste ab.

   Rami viscerales:
   1. N. cardiacus cervicalis medius. Der mittlere Herznerv des Sympathikus ist meistens stärker als der obere und geht in der Brusthöhle in den Plexus cardiacus über.
   2. Rr. thyroidei zur Schilddrüse.
   3. Rr. parathyroidei zu den Beischilddrüsen.

Ganglion cervicothoracicum (stellatum)
Das **Ganglion cervicothoracicum** (stellatum) liefert Gefäßäste für die A. subclavia und ihre Äste (auch für die Arterien der oberen Extremitäten), Eingeweideäste für die Schilddrüse und die Beischilddrüse sowie den unteren Herznerven, *N. cardiacus cervicalis inferior,* der zum Plexus cardiacus zieht.

Das **Herzgeflecht, Plexus cardiacus,** wird von den drei Herznerven des Sympathikus und von den drei Herzästen des N. vagus gebildet.

Die sympathischen Fasern wirken beschleunigend auf die Herztätigkeit *(Nn. accelerantes),* die im Vagus verlaufenden parasympathischen Fasern verlangsamend *(Nn. retardantes).*

Da alle sympathischen Fasern für den Kopf- und Halsbereich durch das Ggl. stellatum ziehen, können diese hier aus therapeutischen Gründen zeitweilig ausgeschaltet werden (Stellatumblokkade).

1.4.1.2 Brustteil der Pars sympathica

Grenzstrang

Der **Brustteil** des Truncus sympathicus liegt neben der Brustwirbelsäule vor den Interkostalgefäßen und wird von der Pleura bedeckt. Er enthält 12 den Rippenköpfchen aufliegende Ganglien, die oft durch doppelte oder dreifache Rami interganglionares verbunden sind.

268 1.4 Autonomes Nervensystem

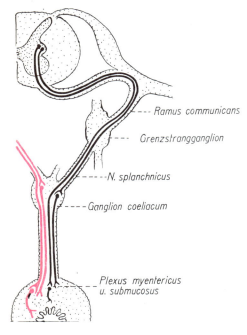

Abb. 103. Schema der Darminnervation. Sympathische Fasern schwarz. Parasympathische Fasern (im N. vagus) rot.

Periphere Verzweigungen
a) *Rami communicantes grisei* zu den entsprechenden Spinal- bzw. Interkostalnerven.
b) *Rami vasculares*. Gefäßzweige zu den Venen der Brusthöhle und zum Plexus aorticus.
c) *Rami viscerales* (= Nn. splanchnici):
   1. *Nn. cardiaci thoracici*. Herznerven aus dem 2. und 3. Brustganglion zum Plexus cardiacus.
   2. Zweige für die Brusthöhle: zum Ösophagus *(Plexus oesophageus)*, zum Ductus thoracicus, zu den Bronchen *(Plexus bronchialis)*.
   3. Zweige für die Bauchhöhle:

a') *N. splanchnicus major.* Der große Eingeweidenerv entspringt aus dem 6.–9. Brustganglion und zieht als einheitlicher Nervenstrang nach medial und abwärts und erreicht durch eine Spalte im Lendenteil des Zwerchfells die Bauchhöhle, wo er sich nach kurzem Verlauf in eines der Ganglien des Plexus coeliacus (s. S. 271) einsenkt.

b') *N. splanchnicus minor.* Der kleine Eingeweidenerv nimmt seinen Ursprung meistens aus dem 10. und 11. Brustganglion, verläuft ähnlich wie der große und tritt zusammen mit diesem oder dem Grenzstrang durch das Zwerchfell. In der Bauchhöhle löst er sich in eine große Zahl von Ästen auf, die teils zum Plexus coeliacus, teils zum Nierengeflecht, Plexus renalis ziehen.

Die Nn. splanchnici führen zweierlei **Fasern:**
afferente, welche für die Leitung von Eingeweideempfindungen und als afferente Schenkel für die Eingeweidereflexe dienen;
efferente Fasern, welche größtenteils präganglionäre Fasern darstellen, also nicht in Grenzstrangganglien, sondern in den prävertebralen Ganglien oder sogar erst in den mikroskopischen Ganglien des *intramuralen Systems* (intrinsische Ganglien) auf das postganglionäre Neuron umgeschaltet werden. Sie besorgen die motorische Innervation der glatten Muskulatur des Magen-Darm-Kanals sowie die vasomotorische Innervation der Darmgefäße (s. Abb. 103).

1.4.1.3 Bauchteil der Pars sympathica

Grenzstrang

Der Grenzstrang tritt in der Regel zwischen dem Crus laterale und mediale der Pars lumbalis des Zwerchfells in die Bauchhöhle und besteht aus 3–5 Ganglien, die auf der Vorderfläche der Lendenwirbelkörper medial vom M. psoas major liegen. Die beiden Grenzstränge sind in diesem Abschnitt durch quere Nervenfäden, *Rami transversi* nach Art einer Strickleiter miteinander verbunden (Abb. 102).

Die *Rami communicantes* sind im lumbalen Grenzstrang sehr lang (3–4 cm) und ziehen zusammen mit den Vasa lumbalia unter den sehnigen Ursprungsbögen des M. psoas major hindurch.

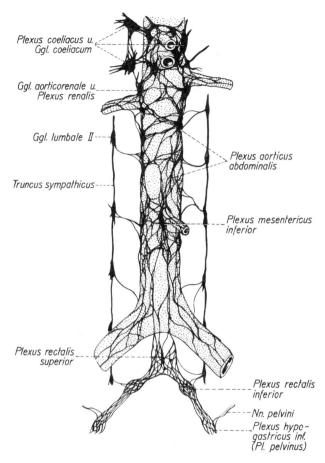

Abb. 104. Sympathische Nervengeflechte in der Bauchhöhle (Schema).

Periphere Verzweigungen
Die peripheren Verzweigungen des Bauchteils treten nur in Form von Geflechten auf, die sämtlich untereinander zusammenhängen und von denen die sympathischen Nervenfasern in Begleitung der Gefäße zu den Bauchorganen hinziehen.

a) **Plexus coeliacus.** Das Bauchhöhlengeflecht mit seinen zahlreichen Ganglien ist das mächtigste Geflecht des ganzen autonomen Nervensystems. Man hat es daher auch das Bauchhirn, *Cerebrum abdominale,* oder wegen seiner Ausstrahlungen nach allen Richtungen das Sonnengeflecht, *Plexus solaris,* genannt.

Der wesentlichste Bestandteil des Plexus coeliacus ist ein paariges, bisweilen halbmondförmiges Ganglion zu beiden Seiten der A. coeliaca, das **Ganglion coeliacum** (Abb. 104). Bei besonders starker Entwicklung beider Ganglien können sie einen geschlossenen Ring um die A. coeliaca bilden (Sonnenganglion, *Ganglion solare).* Oft ist aber das Ganglion coeliacum in mehrere kleine Ganglien aufgeteilt.

Der Plexus coeliacus setzt sich in Form von periarteriellen Geflechten um die Äste der A. coeliaca zu den Bauchorganen fort (Plexus phrenicus, suprarenalis, renalis, testicularis bzw. ovaricus, gastricus, hepaticus, lienalis, mesentericus). Außerdem gibt es auch direkte Äste des Plexus zu den Nebennieren (besonders reichlich), Pankreas und Magen.

Der Plexus coeliacus besorgt die sympathische Innervation der Baucheingeweide mit folgenden Faserarten:
1. gefäßverengernde Fasern (Vasokonstriktoren);
2. Fasern für die glatte Muskulatur;
3. sekretorische Fasern für die Drüsen;
4. Fasern für die Eingeweidesensibilität.

b) **Plexus aorticus abdominalis.** Der *Plexus aorticus abdominalis* (Abb. 104) ist eine kaudale Fortsetzung des Plexus coeliacus. Er besteht aus einem rechten und linken Geflecht, die an beiden Seiten der Aorta abdominalis liegen, und setzt sich um die Äste dieser Arterie als *Plexus mesentericus inferior* (mit zahlreichen Ganglien), *Plexus iliacus* und *Plexus rectalis superior* fort.

1.4.1.4 Beckenteil der Pars sympathica

Grenzstrang

Der **Beckenteil** des Grenzstranges enthält 3–4 *Ganglia sacralia* und das unpaare *Ganglion impar*. Beide Grenzstränge sind durch quere Äste verbunden und vereinigen sich an der Vorderfläche des ersten Steißwirbels bogenförmig *(Ansa sacralis).*

272   1.4 Autonomes Nervensystem

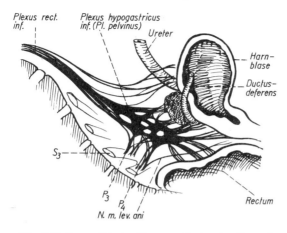

Abb. 105. Sympathische Nervengeflechte im liegenden *männlichen* Becken.
P_3–P_4 Nn. pelvini aus dem 3. und 4. Sakralnerv (z. B. S_3).

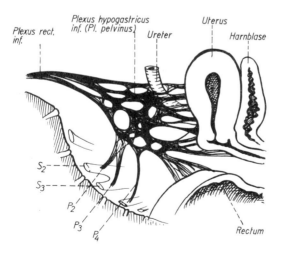

Abb. 106. Sympathische Nervengeflechte im liegenden *weiblichen* Becken.
P_2–P_4 Nn. pelvini aus dem 2.–4. Sakralnerv (S_2–S_3).

Periphere Verzweigungen
a) **Plexus hypogastricus superior.** Er ist die Fortsetzung des Plexus rectalis superior, liegt an der medialen Seite der Vasa iliaca interna und an der lateralen Seite des Rektum.

Von den Chirurgen wird dieses Geflecht als *N. presacralis* bezeichnet, obwohl es nur gelegentlich als einheitlicher Nervenstrang auftritt.

b) **Plexus hypogastricus inferior, Plexus pelvinus.** Das Beckengeflecht ist die Fortsetzung des vorigen Plexus und bildet zu beiden Seiten von Rektum und Harnblase zwei breite sagittale Platten, die zusammen ein nach vorne und unten offenes Hufeisen bilden.

Es besitzt wie der Plexus coeliacus zahlreiche Ganglien und ist wie dieser eine Zentrale, von der alle Eingeweide des kleinen Beckens versorgt werden.

Ferner enthält das Beckengeflecht zahlreiche parasympathische Fasern, welche aus dem Plexus sacralis stammen und insgesamt **Nn. splanchnici pelvini** (s. S. 275) heißen.

Männliches Becken
Der Plexus pelvinus des männlichen Beckens versorgt außer dem Rektum und der Harnblase auch die Geschlechtsorgane. Dabei verlaufen die Fasern zum größten Teil unabhängig von den Gefäßen.

Der Plexus pelvinus gibt als sekundäre Geflechte ab: *Plexus vesicalis, deferentialis, prostaticus* und *Nervi cavernosi penis*.

Weibliches Becken
Der Plexus pelvinus des weiblichen Beckens zieht längs der A. iliaca interna und A. uterina zum seitlichen Umfang des Uterus und bildet dort im Parametrium den großen, mit reichlichen Ganglien versehenen *Plexus uterovaginalis* (Frankenhäusersches Geflecht).

Der Plexus pelvinus gibt als sekundäre Geflechte ab: *Plexus vesicalis, uterovaginalis* und *Nervi cavernosi clitoridis*.

1.4.2 Pars parasympathica

Der **Parasympathikus** wird von denjenigen Fasern gebildet, die *neben* dem Sympathikus (daher *Neben-* oder *Parasympathikus*) die inneren Organe innervieren, aber nicht über den Grenzstrang verlaufen.

Die parasympathischen Fasern bilden mit Ausnahme des N. vagus nach Abgang des N. laryngeus recurrens splanchnici (s. S. 215) und der Nn. pelvini (s. S. 275) keine selbständigen Nerven, sondern benutzen Hirn- und Rückenmarknerven als Leitbahnen.

Auch die efferente parasympathische Leitung setzt sich wie die sympathische aus zwei Neuronen zusammen, dem prä- und postganglionären (s. S. 263).

Ein besonderes Merkmal der parasympathischen Fasern ist, daß sie erst in ziemlicher Entfernung von den Zentralorganen auf das postganglionäre Neuron umgeschaltet werden. Diese Umschaltung erfolgt in den peripheren Ganglien (z. B. Ganglion ciliare, pterygopalatinum, oticum, submandibulare coeliacum, pelvinum), zum Teil erst im intramuralen System (s. S. 275). Deshalb sind die präganglionären Fasern in der Regel lang, die postganglionären kurz.

Jedes **parasympathische Ganglion** hat drei Wurzeln: eine parasympathische, sympathische und sensible (s. Abb. 71), seine Äste enthalten dreierlei Faserarten.
Nach der Lage der **Ursprungszellen** der parasympathischen präganglionären Fasern werden zwei Teile des Parasympathikus unterschieden:

1. ein *kranialer* Teil, *Pars encephalica;*
2. ein *sakraler* Teil, *Pars sacralis.*

1. Der **kraniale Teil,** *Pars encephalica,* hat seinen Ursprung im Mittel- und Rautenhirn. Seine Fasern verlaufen im N. oculomotorius (s. S. 188), N. facialis (s. S. 205), N. glossopharyngeus (s. S. 211) und im N. vagus (s. S. 212). Die Lage ihrer Ursprungszellen ist bei den genannten Hirnnerven angegeben.

Die Existenz von parasympathischen Ursprungskernen im **mittleren Rückenmarkbereich** ist bisher nicht erwiesen. Wahrscheinlich werden Körperwand und Extremitäten nur vom Sympathikus vegetativ versorgt, wobei dieser in der Regel cholinerge Fasern für die Vasodilatation und Piloarrektion führt.

2. Der **sakrale Teil** des Parasympathikus umfaßt alle parasympathischen Fasern, die aus dem sakralen Abschnitt des Rückenmarkes durch die vorderen Wurzeln austreten, und deren Ursprungszellen die *Nuclei parasympathici sacrales* der Substantia intermedia lateralis bilden, die im 3. und 4. Sakralsegment am stärksten ist.

Die efferenten Fasern des sakralen Teils ziehen zunächst mit den vorderen Wurzeln der Sakralnerven in den Plexus sacralis (s. S. 256) des zerebrospinalen Nervensystems und zweigen dann von diesem als selbständige Nerven, *Nn. splanchnici pelvini,* in den sympathischen *Plexus hypogastricus superior* (N. presacralis) und *inferior* (Plexus pelvinus) — letzterer mit dem angeschlossenen Plexus vesicoprostaticus bzw. uterovaginalis [Frankenhäuser] — ab. Hier wird ein Teil der Fasern auf das postganglionäre Neuron umgeschaltet. Für den Rest erfolgt die Umschaltung erst intramural.

Sie versorgen die Blase, die Harnröhre, die inneren und äußeren Geschlechtsorgane und den Darm vom linken Drittel des Colon transversum[1]) bis zum Anus. Sie wirken erregend auf die Blasen- und Darmmuskulatur, hemmend auf den M. sphincter vesicae internus und erweiternd auf die Gefäße der äußeren Geschlechtsorgane (Erektion, „Nn. erigentes").

1.4.3 Intramurales Nervensystem

Die an oder in den Wandungen *(intramural)* der Hohlorgane wie Herz, Magen, Darm, Blase und Uterus liegenden Nervengeflechte, die durch viele eingelagerte Ganglienzellen *(intrinsische Ganglien)* ausgezeichnet sind, haben gegenüber dem Sympathikus und Parasympathikus, obwohl sie aus beiden ihre Fasern beziehen, eine gewisse funktionelle Selbständigkeit. Daher wurden diese Eingeweidegeflechte zu einer besonderen Abteilung des Nervensystems, dem intramuralen System, zusammengefaßt.

Am bekanntesten sind die beiden intramuralen Geflechte des Magen-Darm-Kanals, der Meissnersche und der Auerbachsche Plexus, die übrigens schon im Ösophagus vorkommen.

Der Meissnersche Plexus liegt in der Submukosa und heißt deshalb **Plexus submucosus,** der Auerbachsche liegt zwischen den beiden Schichten der Muscularis, der Längs- und der Ringmuskelschicht, und heißt **Plexus myentericus.**

Beide Geflechte bestehen aus Längs- und Querfaserzügen, in deren Knotenpunkten zahlreiche Ganglienzellen liegen.

Der Plexus submucosus, der nach neueren Erkenntnissen weiter differenziert wird, innerviert die Schleimhaut und die Gefäße der Submucosa, der Plexus myentericus die Muskelschicht.

---

[1]) Die Grenze zwischen dem mittleren und linken Drittel des Colon transversum heißt *Cannon-Boehmscher Punkt.* Diese Stelle ist ein Grenzpunkt in mehrfacher Hinsicht: Art der Peristaltik am Colon, Gefäßversorgung (A. mesenterica superior und inferior) und parasympathische Innervation des Dickdarmes (N. vagus und sakraler Teil des Parasympathikus).

1.4.4 Paraganglien

Die Paraganglien stehen in enger genetischer und funktioneller Beziehung zum autonomen Nervensystem. Nach ihrer Abstammung kann man sympathische und parasympathische Paraganglien unterscheiden. Doch kommen in manchen Paraganglien sympathische und parasympathische Bestandteile nebeneinander vor. Da die Zellen der Paraganglien auch eine innersekretorische Funktion erfüllen, werden sie im Abschnitt der Innersekretorischen Drüsen (s. S. 279) besprochen.

2 SINNESSYSTEM

Allgemeine Einführung

Zum Sinnessystem gehören die Sinnesorgane: Sensibilitätsorgane der Haut, Geruchsorgan, Geschmacksorgan, Sehorgan, Hörorgan, statisches Organ. Sie stellen *Aufnahmeapparate (Rezeptororgane)* dar, die Reize aus der Umwelt *(Exterozeptoren)* bzw. aus dem Körperinneren *(Proprio-/Interozeptoren)* aufnehmen. Es sind wichtige Schutz- und Kontrollorgane des Organismus und sind bedeutungsvoll für das Überleben. Ihre fehlende Anlage oder pathologischen Veränderungen führen zu erheblichen Störungen der Auseinandersetzung des Menschen mit seiner Umwelt (z. B. bei Blindheit oder Taubheit).

Der Reizaufnahme dienen die Rezeptoren, die als Rezeptorzellen (Perikarya von Neuronen – Geruchsorgan – oder spezialisierten Epithelzellen – Sehorgan, Hörorgan, Geschmacksorgan, statisches Organ) bzw. als freie oder eingekapselte Nervenzellfortsätze (Dendriten-Hautsinnesorgan) auftreten. Jeder Rezeptor vermittelt nur einen Ausschnitt der Reizwirklichkeit und ist auf einen bestimmten Reiz spezialisiert. So wird verständlich, daß nur das Zusammenwirken mehrerer Sinnesorgane zur adäquaten Vermittlung der Umwelteinflüsse führt.

Die Sinnesorgane lassen sich nach verschiedenen Gesichtspunkten einteilen: Es gibt solche, die nur der Innenwelt dienen: Chemo-, Osmo- oder Barorezeptoren zur Regulation der Homöostase. Andere dienen der Reizaufnahme aus der Umwelt: Geruchs-, Geschmacks-, Gehör- und Sehorgan. Schließlich vermitteln Rezeptoren Afferenzen von der Außen- und Innenwelt: Hautsinnesorgane, Tiefensensibilität, statisches Organ, Schmerzsinn. Es können physikalische (Mechanorezeption, Vibrationssinn, Thermorezeption, Aufnahme von Licht- und Schallwellen, Flüssigkeitsbewegungen im statischen Organ) und chemische (Geschmacks-, Geruchs-, Schmerzsinn) Reize aufgenommen und registriert werden.

2.1 Tast- oder Sensibilitätsorgane, *Organum tactus*

Die **Tast-** oder **Sensibilitätsorgane** vermitteln uns eine große Zahl verschiedener Empfindungen: Tast-, Druck-, Erschütterungs-, Temperatur- (Kälte und Wärme), Lust- und Schmerzempfindungen. Diese Empfindungen sind vor allem in der Haut und der Schleimhaut (in der Zunge) lokalisiert und werden deshalb insgesamt als **Oberflächensensibilität** zusammengefaßt.

Die äußere Haut ist die größte, ungefähr $2 m^2$ betragende Sinnesfläche. Aber auch aus den tieferen Organen strömen Empfindungen (Muskel-, Sehnen- und Gelenkempfindungen) dem Nervensystem zu und unterrichten uns über die Stellung und Lage der Körperteile. Diese Empfindungen faßt man als **Tiefensensibilität** zusammen.

Für die verschiedenen Empfindungsarten der *Oberflächensensibilität* haben wir in der Haut ganz bestimmte Empfindungsstellen (Druck-, Kälte-, Wärme-, Lust- und Schmerzpunkte). Auf 1 cm^2 menschlicher Haut lassen sich im Mittel 2 Wärme-, 13 Kälte-, 25 Druck- und 200 Schmerzpunkte zählen. Schwierig und noch keineswegs völlig gelöst ist die Zuordnung bestimmter anatomischer Aufnahmeapparate oder Rezeptoren für diese Empfindungen.

Bekannt sind bisher folgende Rezeptoren:

1. Freie Nervenendigungen in der Epidermis
2. Tastzellen von Merkel
3. Meissnersche Tastkörperchen, Corpuscula tactus
4. Haarscheiben
5. Krausesche Endkolben
6. Genitalnervenkörperchen, Corpuscula genitalia
7. Vater-Pacinische oder Lamellenkörperchen, Corpuscula lamellosa.

MIKRO
Die Rezeptoren der Oberflächensensibilität sind nach folgendem mikroskopischen Prinzip gebaut:

a) Bei den freien Nervenendigungen liegen die marklosen Axone sensibler Nerven zwischen den oberflächlichen Epithelschichten und sprechen auf mechanische und chemische Reize an (Tast- und Schmerzempfindungen).

b) Die Nervenendkörperchen oder eingekapselten Nervenendigungen sind durch das Vorhandensein von epitheloiden Zellen (Abkömmlingen der Neuroglia), marklosen, terminalen Axonen der sensiblen Nerven und einer umhüllenden bindegewebigen Kapsel gekennzeichnet. Die epitheloiden Zellen sind bei den verschiedenen Nervenkörperchen spezifisch angeordnet. Diese Rezeptoren sprechen auf thermische und verschiedene mechanische Reize an.

Der *Tiefensensibilität* dienen die Muskel- und Sehnenspindeln. Sie sind mikroskopisch durch besondere Muskel- bzw. Sehnenfasern (intrafusale Muskel- oder Sehnenfasern) aufgebaut, die in einer bindegewebigen Kapsel stecken und sensibel innerviert werden. Die intrafusalen Muskelfasern werden auch motorisch versorgt. Die Spindelfasern werden durch Dehnung gereizt (Dehnungsrezeptoren).

2.2. Geschmacksorgan, *Organum gustus*

Das **Geschmacksorgan** ist ein disseminiertes Sinnesorgan, d. h., die Sinneszellen sind zwar in Gruppen, den *Geschmacksknospen*, zusammengefaßt, aber die Geschmacksknospen sind über den Anfangsteil des Verdauungsweges zerstreut. Sie kommen in dem Epithel der Zungenpapillen (Papillae vallatae, foliatae, bisweilen auch fungiformes) sowie an der Epiglottis vor.

MIKRO

Die **Geschmacksknospen**, *Caliculi gustatorii,* sind mikroskopische Gebilde, die an Schnitten als hellere Stellen auffallen. Sie liegen als tonnen- oder knospenförmige Gebilde im Epithel an den genannten Stellen (s. Abb. 107, 108). Über jeder Geschmacksknospe ist im Epithel eine feine Öffnung vorhanden, der *Geschmacksporus, Porus gustatorius,* durch den die geschmackserregenden Stoffe an die Sinneszellen gelangen.

Die Geschmacksknospen bestehen aus zweierlei Zellen: den außenliegenden *Mantel-, Stütz-* oder *Deckzellen* und den innenliegenden *Sinneszellen*. Die Sinneszellen sind langgestreckte, wie die Schnitze einer Apfelsine angeordnete Zellen, die an ihrem freien Ende die stark lichtbrechenden *Geschmacksstiftchen* tragen. Elektronenmikroskopisch sind die Geschmacksstiftchen durch büschelförmig angeordnete lange Mikrovilli gekennzeichnet. Die Geschmackszellen werden von Verästelungen (intragemmale Nervenendigungen) der geschmacksfasernführenden Nerven, Nn. glosso-

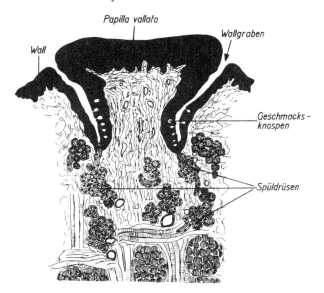

Abb. 107. Schnitt durch eine Papilla vallata.

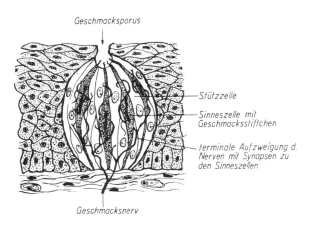

Abb. 108. Mikroskopischer Bau einer Geschmacksknospe.

pharyngeus und facialis, umsponnen (s. Abb. 108). Zwischen Sinneszellen und terminalen sensorischen Axonen werden typische Synapsen ausgebildet. Als Hilfseinrichtungen des Geschmacksorgans sind die von Ebnerschen serösen Drüsen im Bereich der Papillae vallatae aufzufassen. Sie münden in den Grund des Wallgrabens aus und können geschmackserregende Stoffe ausspülen und neuen Stoffen Platz machen. Nach dieser Funktion werden sie auch *Spüldrüsen* genannt (s. Bd. 2).

2.3 Geruchsorgan, *Organum olfactus*

Das **Geruchsorgan** liegt am Anfang des Atemweges und kann uns deshalb über die Beschaffenheit der eingeatmeten Luft orientieren. Es tritt in der Schleimhaut der Nasenhöhle als ein geschlossenes Sinnesfeld, **Riechfeld, Regio olfactoria,** auf. Das Riechfeld der Nasenschleimhaut hat eine Fläche von etwa 250 mm² und liegt im Bereich der oberen Muschel und dem gegenüberliegenden Abschnitt des Nasenseptums (siehe Abb. 109). Die Schleimhaut des Riechfeldes unterscheidet sich durch ihre gelblichbräunliche Färbung von der rötlichen der Regio respiratoria.

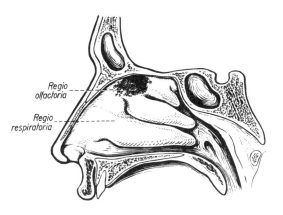

Abb. 109. Blick auf die seitliche Wand der Nasenhöhle. Regio olfactoria schwarz, Regio respiratoria weiß.

MIKRO

Bei der mikroskopischen Untersuchung zeigt sich, daß das Epithel der Regio olfactoria von dem der Regio respiratoria deutlich verschieden ist.

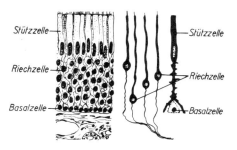

Abb. 110. Regio olfactoria. Links: Schnittbild, rechts: Zellen schematisch.

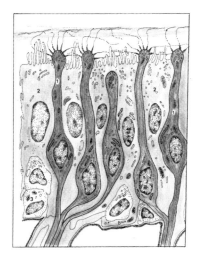

Abb. 111. Elektronenmikroskopische Darstellung des Riechepithels:
1 Sinneszelle mit Riechkolben und Sinneshärchen,
2 Stützzellen,
3 Basalzellen.

Das hochsprismatische Epithel ist mehrreihig und besteht aus Sinnes- und Stützzellen. Die Sinneszellen sind gleichzeitig die Somata des 1. Neuron der Riechleitung (Abb. 110, 111). Es sind bipolare Nervenzellen, deren apikales Ende kolbenförmig aufgetrieben ist und die sogenannten **Riechhärchen**, Kinozilien, trägt. Diese spezialisierten Zilien liegen in einem Schleimfilm, der das Riechepithel bedeckt. Der basale Fortsatz der Sinneszelle ist der Neurit, der jenseits der Basalmembran in einer Schwannschen Zelle liegt und zum Bulbus olfactorius zieht.

Die Stütz- oder Ersatzzellen liegen zwischen den spindelförmigen Sinneszellen. Sie besitzen chromatinreiche ovale Zellkerne und an der freien Seite Mikrovilli. Sie sind für die Bildung des oberflächlichen Schleimfilms verantwortlich. In diesem Schleimfilm werden die gasförmigen Moleküle gelöst, die dann die Riechhärchen reizen.

Unter dem Riechepithel liegt die bindegewebige Tunica propria, die einfache oder verästelte tubulöse Drüsen, *Glandulae olfactoriae (Bowman)*, enthält.

2.4 Sehorgan, *Organum visus*

Das Sehorgan, **Auge, Oculus**[1]), besteht aus dem optischen Apparat, dem *Augapfel, Bulbus oculi,* sowie verschiedenen Schutz- und Hilfseinrichtungen (Lider, Tränenorgane, Muskeln). Es dient der Aufnahme der elektromagnetischen Strahlen des Sonnenlichts im sichtbaren Bereich (λ = 400–760 nm). Dieser Vorgang der Photorezeption ist ein photochemischer Vorgang, bei dem die Sehfarbstoffe Rhodopsin und Jodopsin „gebleicht" werden und so bioelektrische Potentiale in den spezifischen Sinneszellen (Stäbchen und Zapfen) erzeugen und die Neurotransmission des Sehvorganges einleiten. Der photochemische Prozeß wird in schneller Folge wiederholt und ermöglicht so das Sehen und Erkennen von Bildabläufen.

Die paarige Anordnung von Augen im Gesicht und ihre nervale Anknüpfung ermöglicht einerseits ein Panoramasehen, andererseits das Raumsehen – stereoskopisches Sehen. Durch das Vorhandensein differenter Rezeptoren können das Hell-Dunkel-Sehen (skotopisches Sehen) und Farbsehen (photopisches Sehen) unterschieden

---

1) griech. = ophthalmos. Daher Ophthalmologie = Augenheilkunde.

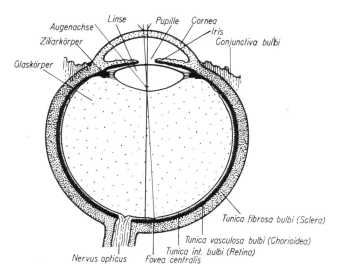

Abb. 112. Horizontalschnitt durch den rechten Augapfel.

werden. Das Auge ist ein wichtiges Schutzorgan des Körpers, das Gefahren auf Distanz erkennen und notwendige Schutzreflexe auslösen kann.

Der eigentliche optische Apparat des Sehorgans, der *Augapfel, Bulbus oculi,* ist ein annähernd kugelförmiger Körper, an dem man eine häutige *Kapsel* und einen von ihr umschlossenen *Inhalt* oder *Kern* unterscheiden kann. Die Ähnlichkeit mit einem Apfel wird durch einen an der Kapsel befestigten Stiel, dem *Sehnerven,* noch wesentlich vergrößert (s. Abb. 114).

Die häutige *Kapsel* besteht aus drei zwiebelschalenartig übereinandergelagerten Häuten, die man nach ihrer Funktion als Stütz-, Nähr- und lichtempfindliche Schicht bezeichnen könnte.

Vergleicht man das Auge mit einem photographischen Apparat, so würde die Stützschicht der Wand des Apparates, die lichtempfindliche Schicht der photographischen Platte entsprechen. Für die mittlere oder Nährschicht ist beim photographischen Apparat als einem leblosen Gegenstand natürlich kein entsprechendes Gebilde vorhanden.

1. **Die äußere Haut, Tunica fibrosa bulbi,** besteht aus einem durchsichtigen vorderen Teil: *Hornhaut, Cornea,* und einem weitaus größeren undurchsichtigen Teil: *Lederhaut, Sclera.* Sie ist die Stützschicht oder das Skelett des Augapfels.

2. **Die mittlere** oder **Gefäßhaut, Tunica vasculosa bulbi,** besteht aus drei Abschnitten: der *Aderhaut, Choroidea,* dem *Ziliarkörper, Corpus ciliare,* und der *Regenbogenhaut, Iris.* Neben ihrer Hauptfunktion als Nährschicht spielt die mittlere Augenhaut noch eine Rolle bei der Regulierung der einfallenden Lichtmenge (Adaptation) sowie beim Nahsehen (Akkommodation).

3. **Die innere Haut, Tunica interna** [sensoria] **bulbi,** besteht aus dem *Pigmentepithel, Stratum pigmenti,* und der *Netzhaut, Retina,* der Sinnes- oder lichtempfindlichen Schicht.

4. Der **Kern** oder **Inhalt** des Bulbus setzt sich aus drei hintereinandergeschalteten lichtbrechenden Medien: *Kammerwasser, Humor aquosus, Linse, Lens,* und *Glaskörper, Corpus vitreum,* zusammen.

2.4.1 Augapfel, *Bulbus oculi*

Der **Augapfel** ist kugelähnlich geformt und liegt geschützt in der Orbita. Eine Abweichung von der Kugelform ist vor allem dadurch bedingt, daß die Hornhaut stärker gekrümmt ist als die Lederhaut (s. Abb. 113). Dadurch entsteht am vorderen Bulbusabschnitt eine flache ringförmige Grenzfurche, *Sulcus sclerae* (s. Abb. 113).

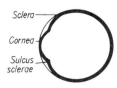

Abb. 113. Schema des Augapfels.

An dem Augapfel unterscheidet man wie an der Erdkugel einen vorderen und hinteren *Augenpol (Polus anterior* und *posterior)* sowie den *Äquator,* der den Bulbus in eine vordere und hintere Bulbushälfte teilt. Der vordere Augenpol liegt im Mittelpunkt der vorderen Hornhautfläche, der hintere im Mittelpunkt der hinteren Bulbushälfte. Die Verbindungslinie der beiden Pole ist die *äußere Augenachse, Axis bulbi externus.* Sie ist identisch mit der optischen

Augenachse *(Axis opticus)* während die *Sehlinie, Linea visus,* mit ihr einen kleinen Winkel bildet, da sie durch den Knotenpunkt des sogenannten „reduzierten" Auges und die Fovea centralis der hinteren Bulbushälfte geht (s. Abb. 112.). Die Augenachsen beider Augen liegen nahezu parallel zueinander. Die Abgänge der Sehnerven konvergieren nach hinten. Der vertikale Durchmesser des Auges beträgt beim Erwachsenen 23,5 mm, der transversale 24 mm. Der antero-posteriore Durchmesser beträgt z. Z. der Geburt 17,5 mm, während der Pubertät ca. 20 mm, beim Erwachsenen 24 mm. Bei Kurzsichtigkeit (Myopie) verlängert er sich auf 29 mm und bei Weitsichtigkeit (Hypermetropie) verkürzt er sich auf 20 mm.

2.4.1.1 Wandschichten des Bulbus oculi

Äußere Augenhaut, *Tunica fibrosa bulbi*

Sie bildet das Skelett des Augapfels, an dem sich die Augenmuskeln befestigen, sowie eine feste bindegewebige Hülle für den weichen Augeninhalt.

Der vordere, kleinere Teil der äußeren Augenhaut ist die lichtdurchlässige **Hornhaut, Cornea,** der weitaus größere Teil die undurchsichtige **Lederhaut, Sclera,** die beim lebenden Auge teilweise als Weißes des Auges zu sehen ist.

Lederhaut, Sclera

Die **Sclera**[1]), auch *Lederhaut* genannt, ist hart und fest, besitzt wie alles straffe Bindegewebe (Sehnen, Faszien, Bänder) eine weiße Farbe. Nur an ihrer Innenseite ist sie durch Einlagerung von Pigmentzellen schwach bräunlich gefärbt *(Lamina fusca sclerae).*

Sie ist in der hinteren Bulbushälfte am dicksten (1–2 mm), vor dem Äquator am dünnsten (0,4 mm).

Die Sclera ist aus platten Bündeln leicht gewellter Bindegewebsfasern aufgebaut, die sich in schiefen Winkeln überkreuzen und zum größten Teil in meridionalen oder äquatorialen Kreisen verlaufen.

An der Innenseite, nach der Aderhaut, Choroidea zu, lockert sich die Sclera zu lamellenartigen Bindegewebsblättern auf, den Supra-

---

1) griech. skleros = hart. derb, fest.

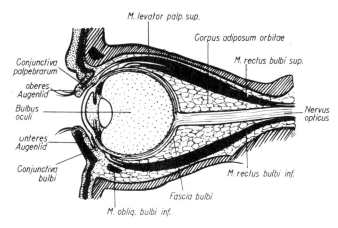

Abb. 114. Medianschnitt des Auges in situ.

choroideallamellen, deren Spalträume mit Lymphe erfüllt sind und in ihrer Gesamtheit als *Spatium perichoroidale* bezeichnet werden. Auch die Außenfläche der Sclera grenzt an einen ähnlichen Lymphraum, *Spatium intervaginale (Tenoni)*.

Die Sclera besitzt eine Reihe von Lücken für den Durchtritt von Nerven und Gefäßen. Die größte Lücke ist durch den Sehnerven bedingt, dicht neben dem hinteren Augenpol. Es handelt sich aber bei dieser Lücke nicht um ein einheitliches Loch für den Durchtritt des Sehnerven, sondern, da die Faserbündel des Sehnerven gesondert, durch Bindegewebsbalken getrennt, durchtreten, um eine siebartige Öffnung, *Area cribrosa*.

Hornhaut, Cornea[1]
Sie trägt ihren Namen zweifach mit Recht: sie ist hart wie Horn sowie durchsichtig und lichtdurchlässig wie dünne Hornscheiben. Infolge ihrer Klarheit und Durchsichtigkeit können wir hinter ihr im Inneren des Augapfels liegende Teile, wie z. B. die Iris, am lebenden Auge ohne weiteres deutlich erkennen. Sie wirft wie ein Konvex-

---

[1] lat. cornu = Horn, griech. keras = Horn. Daher Keratitis = Hornhautentzündung.

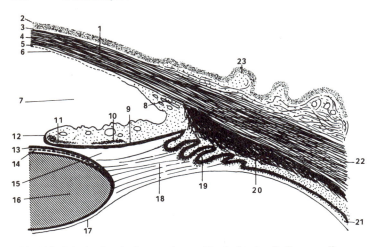

Abb. 115. Schnitt durch den vorderen Abschnitt des Bulbus oculi.

1 Cornea,
2 Epithel der Cornea,
3 Bowmansche Membran,
4 Substantia propria corneae,
5 Descemetsche Membran,
6 Endothel der Cornea,
7 Vordere Augenkammer,
8 Schlemmscher Kanal,
9 Strat. pigmenti iridis,
10 M. dilitator pupillae,
11 M. sphincter pupillae,
12 Iris,
13 Linsenkapsel,
14 Linsenepithel,
15 Hint. Augenkammer,
16 Linse,
17 Membrana vitrea,
18 Zonulafasern,
19 Proc. ciliaris,
20 M. ciliaris,
21 Pars ciliaris retinae,
22 Sclera,
23 Epithel der Conjunctiva bulbi.

spiegel einen Teil des Lichtes zurück. Daher glänzt das Auge im Leben. Nach dem Tode trübt sich die Hornhaut: „das Auge bricht".

Die Form der **Cornea** ist ungefähr die eines Uhrgläschens. Sie ist im Zentrum ca. 0,5 bis 0,6 mm, an der Peripherie ca. 1,2 mm dick, ihr Durchmesser wird mit 11,7 mm angegeben. Sie besitzt eine vordere konvexe und eine hintere oder innere konkave Fläche. Die Vorderfläche ist der Luft ausgesetzt und muß dauernd durch Berieselung mit einer Flüssigkeit (Tränenflüssigkeit) vor Austrocknung geschützt werden. Die Hinterfläche grenzt an einen mit Flüssigkeit erfüllten Spaltraum des Augapfels, die *vordere Augenkammer* (s. S. 305).

Der Mittelpunkt der Hornhaut bzw. ihr am weitesten vorspringender Teil ist der *Hornhautscheitel, Vertex corneae.*

MIKRO
Die Hornhaut ist von außen nach innen aus fünf **Schichten** aufgebaut:
1. Epithel.
2. Lamina limitans anterior (Bowmansche Membran).
3. Substantia propria.
4. Lamina limitans posterior (Descemetsche Membran).
5. Hornhautendothel oder Endothel der vorderen Augenkammer.

Das *Hornhautepithel* ist ein mehrschichtiges Plattenepithel, das ohne scharfe Grenze in das Epithel der Conjunctiva bulbi (s. S. 309) übergeht.

Die *Substantia propria* bildet die Hauptmasse der Cornea. Sie ist aus Bindegewebslamellen aufgebaut, zwischen denen spaltförmige Lücken, die *Saftlücken* der Hornhaut, vorhanden sind. Diese Lücken sind mit einer klaren Flüssigkeit ausgefüllt und stehen untereinander in Verbindung. In ihnen kommen verschiedene Zellarten vor: Hornhautzellen, die den Fibrozyten des Bindegewebes entsprechen, Mast- und Wanderzellen.

Die einzelne Hornhautlamelle ist aus sehr feinen, gleichlaufenden kollagenen Fibrillen aufgebaut, die durch eine Kittsubstanz zusammengehalten werden. In benachbarten Lamellen haben diese Fibrillen eine verschiedene Verlaufsrichtung und überkreuzen sich unter rechten oder schiefen Winkeln.

An der äußeren wie inneren Grenzfläche der Substantia propria bildet sich je eine homogene Grenzhaut aus. Der vorderen und dickeren *Grenzhaut, Lamina limitans anterior* (Bowman), sitzt das Epithel, der hinteren, *Lamina limitans posterior* (Descemet), das Endothel der Hornhaut auf, welches aus einer einfachen Schicht von platten Zellen besteht.

Die Bedeutung dieses Endothels erhellt auch die Tatsache, daß bei seiner Verletzung Kammerwasser (s. S. 304) in die Substantia propria eindringt und dadurch eine Trübung der Cornea entsteht. Die Cornea ist gefäßlos. Die Kapillaren der skleralen Conjunctiva enden schleifenförmig am *Limbus sclerocornealis.* Hier entsteht auch ein feiner annularer Nervenplexus, der feinste Fasern in die Substantia propria entsendet.

Das sklerokorneale Grenzgebiet
Der bereits erwähnte Sulcus sclerae gibt äußerlich die Grenze zwischen Hornhaut und Sclera an. Der Rand der Cornea, *Limbus corneae*, geht unmittelbar in die Sclera über, die besonders am oberen und unteren Hornhautrand mit ihrem äußeren Abschnitt schuppenartig auf die Cornea übergreift (s. Abb. 116, a). Bisweilen sind Cornea und Sclera falzartig miteinander verzahnt (s. Abb. 116, b).

An der Innenseite des sklerokornealen Grenzgebietes gibt es noch zwei für den Flüssigkeitsstrom im Auge sehr wichtige Einrichtungen: den *Schlemmschen Kanal, Sinus venosus sclerae*, und die Lücken des *skleralen Gerüstwerks, die Spatia anguli iridocornealis*.

Gegenüber der Iriswurzel, in dem Winkel, den Iris und Cornea miteinander bilden *(Angulus iridocornealis)*, ist die Sclera schwammartig aufgelockert. Sie besteht hier aus einem Bälkchen- oder Gerüstwerk, *Lig. pectinatum anguli iridocornealis* (Retinaculum trabeculare) dessen Lücken (früher *Fontanasche Räume)* mit Endothel ausgekleidet sind.

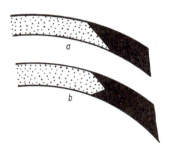

Abb. 116. Schema des Sklerafalzes
Sclera schwarz, Cornea punktiert.

Nach außen von diesem skleralen Gerüstwerk liegt ein venöser Ringsinus, der *Sinus venosus sclerae* (Schlemmscher Kanal), der stellenweise in zwei bis drei Arme aufgeteilt sein kann. Aus ihm fließt das venöse Blut durch die Vv. ciliares ab.

Die Lücken des skleralen Gerüstwerkes, die Spatia anguli iridocornealis, stehen mit der vorderen Augenkammer in Verbindung, nehmen das Kammerwasser auf und bringen es an den Schlemmschen Kanal heran, durch dessen Wand hindurch es dann in die Blutbahn übertritt. Schlemmscher Kanal und skleraler Gerüstwerk sind also wichtige Einrichtungen für den Abfluß der Augenflüssigkeit (s. Abb. 123).

Mittlere Augenhaut, *Tunica vasculosa bulbi*

Sie ist wegen ihres reichlichen Pigmentgehaltes schwarz gefärbt. Schält man von einem Bulbus die äußere weiße Haut ab, so sieht er wie eine dunkle Weinbeere aus. Der Kliniker bezeichnet deshalb die mittlere Augenhaut als *Uvea* (lat. = Weintraube). Diese Uvea läßt vorne und hinten ein kreisrundes Loch erkennen: das vordere entspricht der Pupille, das hintere dem Durchtritt des Sehnerven.

An der mittleren Augenhaut kann man drei Abschnitte unterscheiden: die Aderhaut, den Ziliarkörper und die Regenbogenhaut.

Aderhaut, Choroidea

Die **Aderhaut, Choroidea,** liegt zwischen der Sclera und Retina, diesen beiden Häuten dicht angeschlossen. Sie reicht vom Sehnervenaustritt bis zur Ora serrata der Retina (s. S. 298) und geht dort in das Corpus ciliare über.

Die Choroidea hat von außen nach innen folgende vier **Schichten:** 1. Lamina suprachoroidea, 2. Lamina vasculosa, 3. Lamina choroidocapillaris, 4. Glashaut, Lamina basalis.

Die *Lamina suprachoroidea* ist eine Schicht von lamellär angeordnetem Bindegewebe mit zahlreichen Spalträumen und Lücken zwischen den Lamellen, die mit Endothel ausgekleidet und mit Lymphe erfüllt sind. Die Gesamtheit dieser Hohlräume nennt man Spatium perichoroideale. Durch ihn ziehen zahlreiche Nerven und Gefäße hindurch, die sich nach Ablösung der Sclera als weißliche Stränge von der dunklen Uvea deutlich abheben.

Die *Lamina vasculosa* oder *Gefäßschicht* enthält die Verzweigungen der Aderhautgefäße, *Aa. choroideae* (etwa 20 Äste der Aa. ciliares postt., die in der Umgebung des N. opticus durch die Sclera eintreten und in meridionaler Richtung nach vorn ziehen). Die kräftigen 5–6 Venen, *Venae vorticosae,* treten am hinteren Umfang des Augapfels heraus, durchbrechen die Sclera und münden in die Vv. ophthalmicae. Sie besteht außerdem aus lockerem Bindegewebe (Stroma) mit zahlreich eingelagerten Pigmentzellen (Melanophoren), die in der Umgebung der Gefäße besonders dicht liegen und insgesamt die dunkle Farbe der Aderhaut bedingen. Außen liegen die gröberen, weiter innen die feineren Gefäßverzweigungen und zu allerinnerst dicht neben der Pigmentschicht der Retina die Kapillaren, die in ihrer Gesamtheit als besondere Schicht *Lamina choroidocapillaris* bezeichnet werden. Dieses Kapillarnetz ist dicht, liegt in einem unpigmentierten Bindegewebe und dient vor allem der Er-

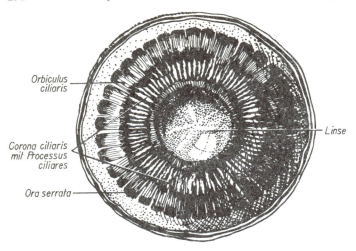

Abb. 117. Vordere Hälfte des Augapfels, von hinten gesehen.

nährung der angrenzenden äußeren Schichten der Retina, die selbst gefäßlos sind.

Die *Glashaut, Lamina* [Complexus] *basalis,* eine feine, 2 µm dicke homogene Haut, bildet die Grenzschicht der Aderhaut gegen die Pigmentschicht.

Sie enthält außen und innen kollagene, in der Mitte elastische Fasersysteme, die zur Lamina choroidocapillaris und Pars pigmentosa retinae durch Basallaminae abgegrenzt sind.

Ziliarkörper, Corpus ciliare

Dieser Teil der mittleren Augenhaut ist im Gegensatz zur glatten Choroidea durch Leisten, Falten und Fortsätze ausgezeichnet. Der **Ziliarkörper** ist ein 5,5 bis 6,5 mm breiter Ring und reicht von der Ora serrata (s. S. 298) bis zur Iriswurzel. Er läßt zwei Abschnitte unterscheiden: Orbiculus ciliaris und Corona ciliaris. Der *Orbiculus ciliaris* (Pars plana) ist ein 3–4 mm breiter Ring, der feine, nur mit der Lupe sichtbare, meridionale Leisten aufweist.

Die *Corona ciliaris* (Pars plicata) trägt die sichtbaren Falten und Fortsätze. Der Ziliarkörper dient als Aufhängeapparat für die Linse, dient der Akkomodation (Einstellung des Auges auf Nah- und Fernsehen) und produziert das Kammerwasser.

MIKRO

Sein histologischer Aufbau unterscheidet sich von dem der Aderhaut durch das Fehlen der L. choroidocapillaris, die hier im Bereich des blinden Teils der Retina überflüssig ist. Die feinen Gefäße und Kapillaren aus den langen und kurzen Aa. orbiculares postt. und den Aa. orbiculares antt. bilden im Orbiculus ciliaris Geflechte, durch welche die erwähnten feinen Leisten aufgeworfen werden. Zur Iris hin werden diese Leisten zu mit bloßem Auge gut sichtbaren Fortsätzen, *Processus ciliares,* die, 70–80 an der Zahl, den *Strahlenkranz* oder *Corona ciliaris* aufbauen (s. Abb. 117). Die **Processus ciliares** sind 2–3 mm lang und, von hinten nach vorne allmählich ansteigend, 1 mm hoch: Ihre Kämme sind bald stärker, bald schwächer gewunden und erscheinen durch Mangel an Pigment hell, während die Täler zwischen den Ziliarfortsätzen dunkel pigmentiert sind. In diesen Tälern liegen noch niedrige feine Fältchen als Fortsetzungen der Leisten des Orbiculus ciliaris, die *Plicae ciliares.* An und zwischen den Fältchen befestigt sich der Aufhängeapparat der Linse (Zonula ciliaris).

Die Processus ciliares bestehen aus einem bindegewebigen Stützgerüst, das reichlich Gefäße enthält. Sie sind überzogen von einer Fortsetzung der Lamina basalis der Aderhaut, einer Fortsetzung der Pigmentschicht (Stratum pigmenti corporis ciliaris) und einer stark reduzierten Fortsetzung der Retina (Pars ciliaris retinae). Die Zellen der Pigmentschicht sind auf der Höhe der Ziliarfortsätze weniger mit Pigment beladen als in ihren basalen Teilen (s. Abb. 118).

Die Processus ciliares sind höchstwahrscheinlich die Bildungsstätten der Augenflüssigkeit, des sogenannten Kammerwassers, das

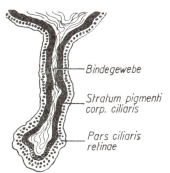

Abb. 118.
Querschnitt eines Processus ciliaris.

aus ihren Gefäßen austritt und durch ihr Epithel in die hintere Augenkammer gelangt (s. Abb. 123).

Ziliarmuskel, M. ciliaris

An der Außenseite des Corpus ciliare kann man bei der Präparation des Augapfels den ungefähr 7 mm breiten grauen Ring des M. ciliaris sehen. Sein Querschnitt ähnelt einem rechtwinkeligen Dreieck. Der M. ciliaris besteht aus Bündeln glatter Muskelzellen, die aber keine kompakte Muskelplatte, sondern ein von Spalten und Lücken durchsetztes Gerüstwerk bilden. In den Lücken liegt Bindegewebe, das elastische Fasern und Pigmentzellen enthält.

Die Muskelbalken dieses Gerüstwerkes verlaufen in dreierlei Richtungen: meridional, radiär und zirkulär.

Die *meridionalen* Muskelzüge, *Fibrae meridionales,* liegen in der äußeren, der Sclera zugewandten Zone des M. ciliaris. Sie entspringen von der hinteren Wand des Schlemmschen Kanals und ziehen in Streifen angeordnet gegen den Äquator, wo sie mit elastischen Sehnen an den Lamellen der Lamina suprachoroidea ansetzen. Die Gesamtheit dieser meridionalen Fasern wird auch als *M. tensor choroideae* oder *Brückescher Muskel* bezeichnet. Nach innen zu gehen die meridionalen Muskelzüge allmählich in *radiäre* über, *Fibrae radiales*. *Zirkulär* verlaufen die an der vorderen inneren Kante des M. ciliaris gelegenen Muskelzüge, *Fibrae circulares (Müllerscher Ringmuskel).*

Der M. ciliaris spielt eine sehr wichtige Rolle bei der *Akkommodation* (s. S. 316). Er wird vegetativ (sympathisch und parasympathisch) innerviert.

Regenbogenhaut, Iris

Dieser Teil der mittleren Augenhaut ist so verschiedenfarbig wie der Regenbogen und beim lebenden Auge ohne weiteres sichtbar. Die Regenbogenhaut ist eine runde, frontal im Bulbusraum stehende Scheibe, die eine zentrale, im Mittel 4 mm breite rundliche Öffnung, das *Sehloch, Pupilla,* umschließt, welches in Abhängigkeit von der einfallenden Lichtintensität verengt oder erweitert werden kann (Pupillenreflex, s. S. 316).

Die **Iris** liegt zwischen Hornhaut und Linse und teilt den zwischen beiden gelegenen Raum in eine größere vordere und eine kleinere hintere Augenkammer.

Die Iris besitzt einen freien und einen befestigten Rand. Der freie Rand, *Margo pupillaris,* begrenzt die Pupille. Der befestigte Rand oder die *Iriswurzel* heißt *Margo ciliaris*, da er mit dem Corpus ciliare zusammenhängt.

Der Pupillarrand ist dunkel pigmentiert und nicht ganz glatt. Etwa 1 mm von ihm entfernt verläuft eine ringförmige, etwas gezackte Leiste, die *Iriskrause*, ein Rest der Pupillarmembran. Durch sie werden an der Vorderfläche der Iris zwei Abschnitte abgegrenzt: eine schmale *Pupillarzone, Annulus iridis minor*, und eine breitere bis zur Iriswurzel reichende *Ziliarzone, Annulus iridis major*.

In beiden Abschnitten der Iris kommen an ihrer Vorderfläche individuell sehr wechselnd ausgebildete unregelmäßig begrenzte Vertiefungen (pupillare und ziliare Krypten) vor. Diese *Iriskrypten* sollen beim Abfluß des Kammerwassers eine Rolle spielen (s. Abb. 123).

MIKRO

Die Iris ist aus mehreren **Schichten** aufgebaut, die vom mittleren und vom äußeren Keimblatt abstammen.

Die Vorderfläche der Iris ist von dem *Endothel* der vorderen Augenkammer, Endothelium camerae anterioris, bedeckt, das beim Erwachsenen stellenweise Lücken aufweist.

Auf das Endothel folgt das vom mittleren Keimblatt abstammende bindegewebige *Stroma iridis*, mengenmäßig die Hauptschicht der Iris. An dem Stroma der Iris kann man wieder eine dünne vordere *Grenzschicht* aus dichter gelagerten Bindegewebszellen und eine *Gefäßschicht* unterscheiden. Letztere ist aus besonders lockerem Bindegewebe aufgebaut und enthält die Blutgefäße und Nerven der Iris. Größere Lücken als sonst im lockeren Bindegewebe sind im Irisstroma vorhanden, die sich von den Iriskrypten her mit Kammerwasser füllen können.

Auf das Stroma folgt eine die hintere Wand der Iris bildende tiefschwarz gefärbte *Pigmentschicht*, die bei genauerer Untersuchung aus zwei Schichten ektodermaler Herkunft besteht: dem *Stratum pigmenti iridis*, einer Fortsetzung der Pigmentschicht, und der *Pars iridica retinae*. Beide Schichten gehen am Pupillarrand ineinander über, und ihre Zellen sind stark mit Melaninkörnchen beladen, so daß sie nur nach Ausbleichung dieses Pigmentes als zwei gesonderte Schichten zu erkennen sind.

Fehlt das Pigment in allen Schichten der Iris gänzlich, wie bei den Albinos, so resultieren rote Augen. Ist nur in der hinteren Wandschicht Pigment vorhanden, so hat die Iris eine graue bis blaue Farbe. Sind außerdem die Bindegewebszellen des Irisstromas mehr oder minder stark pigmentiert, so entstehen dadurch die verschiedenen übrigen Augenfarben.

Das Spiel der **Pupille** – Verengerung bei Lichteinfall, Erweiterung bei Abblendung – ist ein reflektorischer Vorgang (Pupillenreflex) und wird durch zwei in der Iris liegende, vom Ektoderm abstammende Muskeln: M. sphincter und dilatator pupillae, vollführt (Adaptation).

Der *Pupillenverengerer, M. sphincter pupillae,* ist ein aus glatten Muskeln aufgebauter, ungefähr 1 mm breiter Ringmuskel, der in der Pupillarzone der Iris nahe ihrer hinteren Fläche liegt.

Der *Pupillenerweiterer, M. dilatator pupillae,* ist eine sehr dünne Lage von glatten Muskelzellen im Bereich der ganzen Ziliarzone der Iris mit vorwiegend radiärer Anordnung.

Der Innervationsweg dieser beiden Muskeln ist aus der Tabelle 16 zu ersehen.

Auf Grund der neuronalen Verknüpfung beider Augen reagieren auf den Lichtreiz stets beide Augen gleichzeitig und mit gleicher Intensität (consensuelle Reaktion), auch wenn nur eines der Augen belichtet wird.

Innere Augenhaut, *Tunica interna bulbi*

Die innere Augenhaut besteht aus zwei Blättern, die am Pupillarrand ineinander übergehen. Das äußere Blatt ist die Pigmentschicht, Stratum pigmenti (auch *Tapetum nigrum* genannt), das innere Blatt die Netzhaut, Retina[1]).

Beide Blätter sind Abkömmlinge des Prosencephalon (des späteren Diencephalon) und somit ektodermaler Abkunft.

Pigmentschicht. Stratum pigmenti

Die **Pigmentschicht** lagert sich der Innenseite der mittleren Augenhaut unmittelbar auf. Demnach kann man den drei Teilen der mittleren Augenhaut entsprechend auch drei Abschnitte der Pigmentschicht unterscheiden: Stratum pigmenti retinae, corporis ciliaris und iridis.

---

1) lat. Rete = Netz. Die Retina hat ihren Namen daher, daß die Bündel der Nervenfaserschicht (s. S. 304) nicht parallel verlaufen, sondern längliche Lücken begrenzen und so dieser Haut bei Betrachtung mit bloßem Auge ein nettes Aussehen verleihen.

Tabelle 16. Innervation der Pupillenmuskeln

M. sphincter pupillae

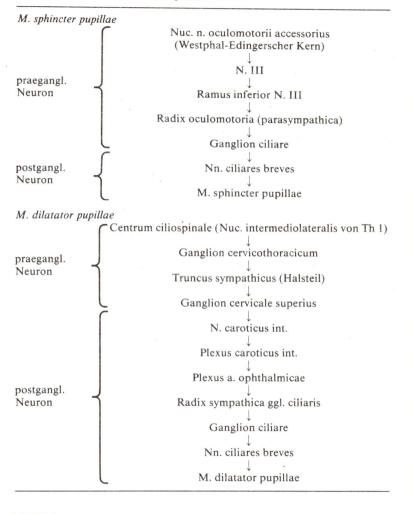

praegangl. Neuron:
- Nuc. n. oculomotorii accessorius (Westphal-Edingerscher Kern)
- N. III
- Ramus inferior N. III
- Radix oculomotoria (parasympathica)
- Ganglion ciliare

postgangl. Neuron:
- Nn. ciliares breves
- M. sphincter pupillae

M. dilatator pupillae

praegangl. Neuron:
- Centrum ciliospinale (Nuc. intermediolateralis von Th 1)
- Ganglion cervicothoracicum
- Truncus sympathicus (Halsteil)
- Ganglion cervicale superius

postgangl. Neuron:
- N. caroticus int.
- Plexus caroticus int.
- Plexus a. ophthalmicae
- Radix sympathica ggl. ciliaris
- Ganglion ciliare
- Nn. ciliares breves
- M. dilatator pupillae

MIKRO

Das *Stratum pigmenti retinae* ist im Bereich der Pars optica retinae ein einschichtiges Epithel, aufgebaut aus meistens sechsseitigen sehr regelmäßigen prismatischen Zellen. Die basale Seite dieser Epithelzellen ist mit der Glashaut der Choroidea verbunden. Ihre freie Seite ist dem Sinnesepithel der Retina zugekehrt und schickt schmale, fransenartige Fortsätze zwischen die Außenglieder der Stäbchen- und Zapfensehzellen. Der Zellkörper ist stark mit stäbchenförmigem Pigment (Melanin) beladen. Bei Belichtung strömen diese Pigmentstäbchen in die Fortsätze hinein, im Dunkeln kehren sie wieder zum Zellkörper zurück (s. Abb. 121).

Netzhaut, Retina
Die **Retina** ist eine sehr dünne und leicht zerreißliche Haut. Sie gliedert sich in zwei Abschnitte: einen hinteren und größeren lichtempfindlichen Teil, **Pars optica retinae**, und einen vorderen und kleineren lichtunempfindlichen oder blinden Teil, **Pars caeca retinae**. Dieser bedeckt das Corpus ciliare und die Hinterfläche der Iris und wird deshalb in eine *Pars ciliaris* und *iridica retinae* unterteilt.

Die **Pars optica retinae** bedeckt nicht nur die ganze hintere Bulbushälfte, sondern reicht bis etwa 10 mm vor dem Äquator in die vordere Bulbushälfte hinein. Hier geht sie in Form einer leicht gewellten girlandenartigen Grenzlinie, *Ora serrata*, in die Pars caeca über (s. Abb. 117). Die Pars optica retinae ist im lebenden Auge völlig glatt und durchsichtig. Im Dunkeln ist sie durch den *Sehpurpur, Rhodopsin*, purpurrot gefärbt, bei Belichtung wird sie farblos.

Betrachtet man mit dem Augenspiegel am Auge des lebenden Menschen die hintere Bulbushälfte, den sogenannten **Augenhinter-**

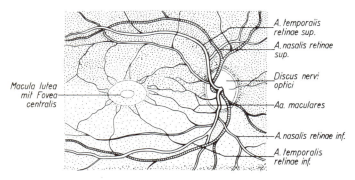

Abb. 119. Augenhintergrund. Größere Arterien weiß, größere Venen gestrichelt.

grund, so kann man an der Retina folgende Besonderheiten bemerken. Am meisten fällt ein runder weißer Fleck auf, von dessen Zentrum mehrere rötliche, sich verästelnde Stränge ausgehen. Das ist die Austrittsstelle des Sehnerven, die Sehnervenscheibe, **Discus nervi optici,** die in der Mitte eine leichte Aushöhlung, den Gefäßtrichter, *Excavatio disci,* aufweist. Die aus ihrem Zentrum auftauchenden Stränge sind die Äste der *A.* und *V. centralis retinae* (s. Abb. 119).

4 mm temporal von der Sehnervenaustrittsstelle liegt im Augenhintergrund ein gelblich pigmentierter Bezirk, der **gelbe Fleck, Macula [lutea],** von querovaler Form (querer Durchmesser 2 mm).

Im Bereich der Macula lutea liegt eine verdünnte und vertiefte Stelle der Retina, die *Zentralgrube, Fovea centralis.* Sie entspricht ziemlich genau dem hinteren Augenpol und ist die Stelle des schärfsten Sehens (s. Abb. 112).

MIKRO

Ein richtiges Verständnis für den feineren Aufbau der Retina bekommt man nur, wenn man die entwicklungsgeschichtliche Tatsache berücksichtigt, daß die Anlage des Auges, aus der die Retina hervorgeht, eigentlich eine Ausbuchtung der Hirnwand ist. So nimmt es denn nicht wunder, daß man an der Retina eine *Hirnschicht, Stratum cerebrale,* und eine *Sinnesschicht, Stratum neuroepitheliale,* unterscheidet.

Die Sinnesschicht besteht aus den Rezeptoren, den Sinnes- oder Sehzellen, die bei diesem Sinnesorgan in zweierlei Formen vorkommen: *Stäbchen- und Zapfensehzellen.*

Die Hirnschicht besteht aus mehreren relaisartig hintereinandergeschalteten Neuronen, die durch Interneurone miteinander verbunden sind und die Ableitung der Sinneserrregung zum Gehirn besorgen. Nach ihrer Funktion könnte man die Hirnschicht als *Leitungsschicht,* die Sinnesschicht dagegen als *Empfängerschicht* bezeichnen.

Am feineren Aufbau der Retina sind drei Arten von Zellen beteiligt: 1. Sinnes- oder Sehzellen, 2. Nerven- oder Ganglienzellen, 3. Stütz- oder Gliazellen.

1. Die *Sinnes- oder Sehzellen.* Es gibt zwei Arten von Sehzellen: Die *Stäbchensehzellen* oder *Lichtzellen* und die *Zapfensehzellen* oder *Farbenzellen.* Die Sinneszellen sind spezialisierte Nervenzellen und bilden das 1. Neuron der Sehbahn.

a) Die **Stäbchensehzellen** bestehen aus Stäbchen, Stäbchenkorn (Perikaryon) und Stäbchenfaser (Abb. 120).

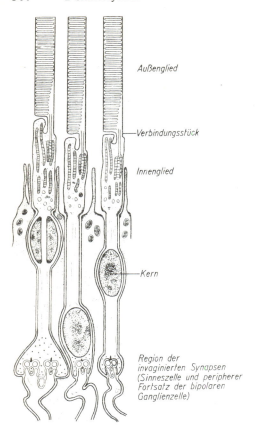

Abb. 120. Schema zum elektronenmikroskopischen Feinbau von Stäbchensehzellen (n. SJÖSTRAND).

Die *Stäbchen* sind nach außen gekehrte, feine zylindrische Gebilde von 60 µm Länge und 2 µm Dicke, an denen man noch ein *Außen-* und ein *Innenglied* unterscheiden kann. Im Außenglied sind zahlreiche membrangebundene Scheibchen angeordnet, die das Sehpigment (bei den Stäbchen Sehpurpur oder Rhodopsin) enthalten. Das Innenglied ist das Stoffwechselzentrum der Sehzellen. Es

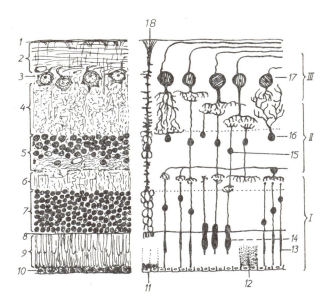

Abb. 121. Retina. Links: Schnittbild, rechts: Schema.

1 Membrana limitans interna,
2 Opticusfaserschnitt,
3 Ganglienzellschicht,
4 Innere retikuläre Schicht,
5 Innere Körnerschicht,
6 Äußere retikuläre Schicht,
7 Äußere Körnerschicht,
8 Membrana limitans externa,
9 Stäbchen- und Zapfenschicht,
10 Pigmentepithel,
11 Pigmentzelle (Dunkel),
12 Pigmentzelle (Licht),
13 Stäbchen,
14 Zapfen,
15 Bipolare Zelle,
16 Amakrine Zelle,
17 Multipolare Ganglienzelle,
18 Radiär- oder Stützfaser.

Neurone der Sehbahn:
I 1. Neuron,
II 2. Neuron,
III 3. Neuron.

enthält die Zellorganellen. Außen- und Innenglied sind durch eine schmale Plasmabrücke miteinander verbunden, die Mikrotubuli im Muster einer Zilie trägt.

Das *Stäbchenkorn* ist das Perikaryon, in dem der ellipsoide Kern liegt. Es bildet in seiner Gesamtheit die äußere Körnerschicht aus. Nach innen von ihm geht die Zelle in die dünne *Stäbchenfaser* über, die stellenweise etwas aufgetrieben sein kann und mit einer kleinen knopf- oder keulenförmigen Verdickung endet. Hier befindet sich die synaptische Verbindung zwischen der Sinneszelle und dem peripheren Fortsatz des 2. Neurons (der bipolaren Ganglienzelle) der Sehbahn. Die Synapsen sind sehr kompliziert gebaut (invaginiert, verzweigt).

b) Die **Zapfensehzellen** bestehen aus Zapfen, Zapfenkorn und Zapfenfaser. Auch die *Zapfen* sind nach ihrer Form benannte, nach außen gekehrte Bildungen der Sehzellen, an denen wie bei den Stäbchensehzellen ein Außenglied und Innenglied vorhanden ist. Die Zapfen sind kürzer als die Stäbchen.

Das *Zapfenkorn* ist der in der äußeren Körnerschicht liegende Kern dieser Art von Sinneszellen.

Die *Zapfenfaser* ist breiter und regelmäßiger gestaltet als die Stäbchenfaser und endet mit einer kegelförmigen Endplatte, die die synaptische Region darstellt (Abb. 121).

Die Zahl der Zapfenzellen in der menschlichen Retina wird auf 3–4 Millionen, die der Stäbchenzellen auf 75 Millionen geschätzt.

2. Die *Nerven- oder Ganglienzellen* der Retina bieten keine grundsätzlichen Abweichungen von den übrigen Nervenzellen und liegen in Schichten übereinander.

3. Die *Stütz- oder Gliazellen* der Retina haben als *Müllersche Stütz- oder Radiärfasern* eine besondere Ausbildung erfahren. Wie schon aus ihrer Bezeichnung hervorgeht, handelt es sich um schmale, fortsatzreiche Zellen, die fast alle Schichten der Retina durchsetzen. Ihre Kerne liegen in der inneren Körnerschicht. Mit ihren äußeren und inneren kegelförmigen Enden bilden sie die entsprechenden Grenzhäute der Retina, *Membrana limitans externa* und *interna.*

Alle Zellarten der Retina liegen nicht regellos durcheinander, sondern deutlich geschichtet. Im ganzen lassen sich an der Retina von außen nach innen[1] lichtmikroskopisch zehn Schichten unterscheiden (s. Abb. 121).

1. Pigmentzellschicht
2. Die *Schicht der Stäbchen und Zapfen* wird von den Außen- und Innengliedern beider Arten von Sehzellen gebildet (s. S. 300).
3. Die *Membrana limitans externa* ist, wie schon erwähnt, eine

---

[1] Das menschliche Auge ist ein inverses Auge, d.h., die Lichtstrahlen müssen die Schichten 2–10 der Retina durchsetzen, bevor sie die Rezeptoren, die außen gelegenen Sinneszellen, erreichen (s. Abb. 122).

2.4.1 Augapfel 303

Bildung der Müllerschen Stützfasern. Sie hat zahlreiche Öffnungen für die Stäbchen und Zapfen, ist also siebartig durchlöchert.

4. Die *äußere Körnerschicht* erhält ihr körniges Aussehen durch die Kerne der Sehzellen.

5. Die *äußere retikuläre Schicht* wird von den Stäbchen und Zapfenfasern mit ihren Knöpfchen und Endfüßchen sowie den Endbäumchen (Telodendriten) der in der nächsten Schicht 6 liegenden bipolaren Ganglienzellen gebildet. Die Stäbchen- und Zapfenzellen (Schicht 2, 3 und Teile von 4) bilden das **1. Neuron** (Stratum neuroepitheliale) der Sehbahn.

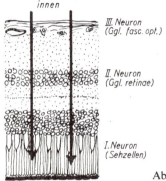

Abb. 122. Gang der Lichtstrahlen durch die Retina.

6. Die *innere Körnerschicht*, Stratum ganglionare retinae, enthält die Perikarya von bipolaren Ganglienzellen, die je einen Fortsatz in Schicht 5 und 7 schicken. Die Bipolaren leiten die Erregung von Stäbchen- und Zapfenzellen weiter (Stäbchen- und Zapfenbipolare). In diese Schicht müssen noch die Perikarya der Interneurone, der Horizontal- und amakrinen Zellen, eingefügt werden.

7. Die *innere retikuläre Schicht* wird von den Endverzweigungen der Nervenzellen in Schicht 6 und 8 gebildet (2. Synapsenregion). Die Schichten 5–7 bilden das **2. Neuron** der Sehbahn (Stratum ganglionare retinae). Sie enthält Interneurone.

8. Die *Ganglienzellschicht*, Stratum ganglionare n. optici, besteht aus einer Lage der Perikarya von großen multipolaren Ganglienzellen. In der Schicht 8 beginnt das **3. Neuron** der Sehbahn (Stratum ganglionare nervi optici).

9. Die *Optikusfaserschicht* wird von den zunächst markscheidenlosen Neuriten der multipolaren Ganglienzellen von Schicht 8 gebildet. Sie laufen parallel zur Oberfläche und strömen alle am Discus nervi optici zusammen und bilden dort den Nervus opticus (s. S. 109, Abb. 37). Die Sehnervenscheibe enthält also nur Nervenfasern und keine Sehzellen. Deshalb bedingt sie im Gesichtsfeld den „blinden Fleck".

10. Die *Membrana limitans interna* ist eine feine Grenzhaut, die von den Füßen der Müllerschen Stützfasern gebildet wird und dem Glaskörper unmittelbar anliegt.

Die Dendriten der Bi- und Multipolaren bilden polysynaptische und seltener monosynaptische Verbindungen zu den vorangehenden Neuronen aus, so daß den ca. 100 bis 130 Millionen Sinneszellen nur etwa 800000 bis 1 Million Fasern des N. opticus gegenüberstehen (Konvergenzprinzip). Hinzu kommt, daß durch die Horizontal- und amakrinen Zellen (in der äußeren bzw. inneren plexiformen Schicht) die Sinneszellen transversal miteinander verknüpft werden – Bildung von funktionellen rezeptorischen Feldern. Die inhibitorischen Verschaltungen durch die Interneurone sollen der Kontraststeigerung dienen.

In der Retina verlaufen die Netzhautgefäße (Aa. und Vv. retinae), die der augenärztlichen Untersuchung zugänglich sind (Augenhintergrundspiegelung). Aus Veränderungen dieser Gefäße beim Lebenden lassen sich vielfach Rückschlüsse auf Gefäß- und Stoffwechselkrankheiten ziehen (Abb. 119). Sie sind Äste der A. und V. centralis retinae, die aus der A. carotis interna stammen bzw. in die V. ophthalmica einfließen.

2.4.1.2 Kern oder Inhalt des Bulbus oculi

Bevor der Lichtstrahl die lichtempfindliche Schicht des Auges, die Retina, erreicht, durchsetzt er die Wand des Augapfels im Bereich der Cornea und im Inneren des Bulbus drei hintereinandergeschaltete lichtbrechende Medien: das Kammerwasser, die Linse und den Glaskörper.

Kammerwasser, *Humor aquosus*

Das **Kammerwasser** ist eine wasserklare Flüssigkeit mit Spuren von Eiweiß, welche die vordere und hintere Augenkammer erfüllt. Sie

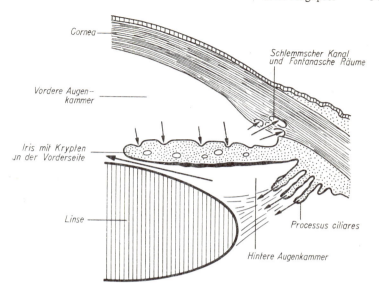

Abb. 123. Schema der Flüssigkeitsbewegung im Auge.

wird in der hinteren Augenkammer aus den Gefäßen des Corpus ciliare abgesondert. Von der vorderen Augenkammer strömt der Humor aquosus durch die Spatia anguli iridocornealis (s. S. 290) in den Sinus venosus sclerae und die Vv. ciliares ab.

Eine Störung des Kammerwasserabflusses führt zur Drucksteigerung in den Augenkammern und damit zur Funktionseinschränkung des Auges: grüner Star oder Glaukom.

Die **vordere Augenkammer** *Camera anterior bulbi,* wird vorne von der Cornea, hinten von der Iris und Linse begrenzt. Ihre seitlichen Randteile werden als **Iriswinkel** oder *Kammerbucht* bezeichnet (s. Abb. 115).

Die **hintere Augenkammer**, *Camera posterior bulbi,* wird vorne von der pigmentierten hinteren Irisfläche, hinten von dem Glaskörper begrenzt. Sie wird von den sich überkreuzenden Aufhängefasern der Linse, Fibrae zonulares (s. S. 306), durchsetzt (s. Abb. 112, 115).

Linse, *Lens*[1])

Die **Linse** liegt zwischen Iris und Glaskörper und ist durch eine besondere Einrichtung, die *Zonula ciliaris,* an den Processus ciliares aufgehängt. Sie ist ein farbloser, bikonvexer Körper, dessen vordere Fläche, die den Pupillarrand der Iris berührt, schwächer gekrümmt ist als die hintere Fläche. Beide Linsenflächen gehen am *Linsenäquator* ineinander über. Die Mittelpunkte der vorderen und hinteren Linsenfläche werden als *Linsenpole* bezeichnet, ihre Verbindungslinie ist die *Linsenachse,* die im Mittel 3,7 mm beträgt, bei der Akkommodation auf 4,4 mm ansteigt. Die Brechkraft der Linse ist beträchtlich, sie beträgt etwa 10 Dioptrien.

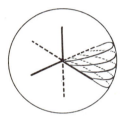

Abb. 124. Schema des Verlaufes der Linsenfasern. Linsenstern an der Vorderfläche schwarz ausgezogen, an der Hinterfläche punktiert.

Die Linse unseres Auges ist kein starres, sondern ein elastisches Gebilde, das seine Brechkraft durch Formänderung erhöhen kann (s. S. 307).

Die Linsensubstanz ist nicht ganz homogen, sondern läßt zwei Abschnitte unterscheiden, eine *Rindenschicht, Cortex lentis,* und den *Linsenkern, Nucleus lentis.* Beide gehen allmählich ohne scharfe Grenze ineinander über. Der Linsenkern besitzt eine größere Konsistenz als die Rindenschicht, ist im Alter gelblich gefärbt und trübt sich nach dem Tode zuerst[2]).

---

1) griech. phakos = Linse. Ist ein Auge z. B. durch eine Staroperation linsenlos geworden, so spricht man in der Augenheilkunde oder Ophthalmologie von einem aphakischen Auge.

---

2) Auch im Leben kann aus verschiedenen Ursachen eine Trübung und Lichtundurchlässigkeit der Linse, der sogenannte *Star oder Katarakt,* auftreten.

MIKRO

Am Aufbau der Linse beteiligen sich: die Linsenkapsel, das Linsenepithel und die Linsenfasern.

Die *Linsenkapsel, Capsula lentis,* eine Ausscheidung der Linsenzellen, ist eine elastische, strukturlose Haut, welche die weiche Linsensubstanz umschließt und vor Aufquellung und Trübung durch das Kammerwasser schützt. Sie ist an der Vorderfläche dicker als an der Hinterfläche, am dicksten am Linsenäquator, wo sie eine Reihe von meridional gestellten Leisten aufweist, die dem Ansatz der Aufhängefasern dienen.

Das *Linsenepithel* besteht aus einer Schicht von ziemlich niedrigen abgeplatteten Zellen, die am Äquator allmählich höher werden und in die Linsenfasern übergehen. Demnach trägt nur die Vorderfläche der Linse ein Epithel (s. Abb. 115).

Die *Linsenfasern, Fibrae lentis,* sind prismatische, bandförmige Zellen, die im Nucleus lentis kernlos sind. Anordnung und Verlauf dieser Linsenfasern sind beim Menschen sehr unregelmäßig und kompliziert.

An einer fixierten menschlichen Linse kann man sowohl an der vorderen wie an der hinteren Fläche je einen dreistrahligen *Linsenstern* wahrnehmen. Die Strahlen bilden einen Winkel von 120° miteinander und sind Nahtlinien, an denen die Enden von Linsenfasern zusammenstoßen (s. Abb. 124).

Der Aufhängeapparat der Linse, *Zonula ciliaris,* besteht aus einem System von feinen Fäserchen, die sich ringförmig zwischen der Linse und dem Corpus ciliare ausspannen (s. Abb. 115).

Die Aufhängefasern der Linse, *Fibrae zonulares,* gehen von den Processus ciliares oder den Tälern zwischen ihnen aus und befestigen sich in der Äquatorgegend der Linse. Vordere Fasern inserieren hinter dem Äquator, hintere vor dem Äquator und mittlere Fasern befestigen sich an ihm selbst.

Diese Aufhängefasern der Linse üben auf sie einen Zug aus, wodurch die elastische Linse abgeflacht wird und damit eine Form und Brechkraft erhält, wie sie für das Sehen in die Ferne geeignet ist. Zieht sich der M. ciliaris zusammen, so erschlaffen die Aufhängefasern der Linse, die Linsenkapsel wird entspannt, die Linse wölbt sich stärker und erhält dadurch eine größere Brechkraft, wie sie für das Sehen in der Nähe notwendig ist. Diesen ganzen Vorgang, die Naheinstellung des Auges, nennt man *Akkommodation*.

Glaskörper, *Corpus vitreum*

Der **Glaskörper** ist, wie sein Name richtig angibt, glasklar und durchsichtig[1]). Er bildet den Hauptanteil vom Kern des Bulbus. Seine lichtbrechende Wirkung ist sehr gering, da sein Brechungsindex dem des Wassers ähnlich ist. Seine Hauptaufgabe besteht darin, dem Bulbus eine entsprechende Spannung zu verleihen und dadurch die Wandschichten des Bulbus straff und glatt zu halten.

Der Glaskörper füllt den Raum zwischen Linse und Netzhaut aus und hat die Form einer Kugel, deren vorderer Pol zu einer Grube, *Fossa hyaloidea,* vertieft ist, welche die Linse aufnimmt (s. Abb. 112).

Durch Teilchenverdichtung bildet sich an der Oberfläche des Glaskörpers eine feine Haut, *Membrana vitrea.* Die Glaskörpersubstanz hat eine leicht gallertartige Beschaffenheit, ist aber beim lebenden menschlichen Auge so flüssig, daß sie bei Verletzungen abfließt.

Elektronenmikroskopisch sind im Glaskörper feinste periodisch quergestreifte Fibrillen nachweisbar. Neben 99 % Wasser enthält die Grundsubstanz Proteoglykane (Vitrein) und Hyaluronsäure.

2.4.2 Schutz- und Hilfsorgane des Auges

2.4.2.1 Augenlider, *Palpebrae,* und Bindehaut, *Tunica conjunctiva*

Die **Augenlider, Palpebrae,** sind bewegliche Weichteilfalten des Gesichtes, die den Augapfel von vorne bedecken und schützen.

Das *obere* Augenlid grenzt sich gegen die Stirn durch die *Augenbraue, Supercilium* ab, einen Hautwulst, in welchen Fasern der Mm. frontalis und orbicularis oculi einstrahlen und der dicht mit nach außen gerichteten Haaren besetzt ist.

Das *untere* Augenlid grenzt sich gegen die Wange durch eine unscharfe Furche, *Sulcus palpebromalaris,* ab.

An dem freien, etwa 2 mm breiten *Lidrand* kann man eine vordere und hintere Kante unterscheiden, die aber nur am oberen Lide deutlich ausgebildet sind.

---

1) Kleine stellenweise Trübungen des Glaskörpers machen sich im Gesichtsfeld als sogenannte „*mouches volantes*" bemerkbar.

Am freien Lidrand geht die äußere *Facies anterior* oder *Hautfläche* des Lides in die innere *Facies posterior* oder *Schleimhautfläche* über.

Diese Schleimhaut an der Innenseite der Lider heißt **Bindehaut, Tunica conjunctiva,** da sie die Lider mit dem Augapfel verbindet. Denn sie bedeckt nicht nur die Innenseite der Lider, sondern schlägt sich in der Nähe des Orbitalrandes unter plötzlicher Richtungsänderung auf den Augapfel um und bedeckt an ihm den vorderen Teil der Sclera bis zum Rand der Cornea. Diese beiden Abschnitte der Bindehaut werden als *Lidbindehaut, Tunica conjunctiva palpebrarum,* und *Augenbindehaut, Tunica conjunctiva bulbi,* von einander unterschieden. Die Umschlagstelle der Conjunctiva palpebrarum in die Conjunctiva bulbi nennt man das *Bindehautgewölbe, Fornix conjunctivae superior et inferior.* Die ganze zwischen den Lidern und dem Augapfel gelegene Schleimhauttasche heißt *Konjunktivalsack, Saccus conjunctivae* (s. Abb. 114). In ihm liegt in der Gegend des inneren Augenwinkels eine kleine leicht gebogene Schleimhautfalte, *Plica semilunaris conjunctivae,* die als Rest der bei Tieren gut entwickelten und beweglichen Nickhaut, Membrana nictitans, aufzufassen ist.

Die von den beiden Lidern begrenzte *Lidspalte, Rima palpebrarum,* ist ungefähr 30 mm lang und hat bei geöffnetem Auge mandelförmige Gestalt. Sie läuft nach außen in den äußeren oder temporalen *Augenwinkel, Angulus oculi lateralis,* aus. Der innere oder nasale *Augenwinkel, Angulus oculi medialis,* zeigt eine rundliche Ausbuchtung, den *Tränensee, Lacus lacrimalis.* Auf seinem Grunde erhebt sich das *Tränenwärzchen, Caruncula lacrimalis,* das unmittelbar neben der Plica semilunaris liegt. Dort, wo die bogenförmige Umrandung des Tränensees endet, findet man an jedem Augenlid im Bereich der hinteren Lidkante eine kleine kegelförmige Erhebung, *Papilla lacrimalis,* mit einer kleinen, punktförmigen Öffnung, dem *Punctum lacrimale* (s. S. 312).

MIKRO

Die äußere Haut des Augenlides ist dünn und fettlos. Feine Härchen, Talg- und Schweißdrüsen sind über die ganze Oberfläche verstreut. Längs der vorderen Lidkante stehen in mehreren Reihen dicht gedrängte besondere Haare, die *Augenwimpern, Cilia,* die am oberen Lide aufwärts gekrümmt und länger sind als am unteren Lid.

Auf die Subkutis folgt nach innen die dünne Muskelschicht der Pars palpebralis des M. orbicularis oculi. Nach innen von dieser

Schicht liegt in jedem Lide die *Lidfaserplatte, Tarsus palpebrae,* die dem Lid eine gewisse Festigkeit verleiht. Die Tarsalplatten sind, da sie nicht das ganze Lid durchsetzen, ein etwas verkleinertes Spiegelbild der Lidform. Der obere Tarsus ist also höher als der untere. Sie sind aus so dicht verfilztem Bindegewebe aufgebaut, daß sie fast Knorpelkonsistens haben, weswegen sie früher, als man ihren histologischen Aufbau noch nicht kannte, „Lidknorpel" hießen.

In die Tarsalplatten eingebettet liegen zahlreiche (im oberen Lid etwa 30) modifizierte Talgdrüsen, *Glandulae tarsales (Meibomsche Drüsen),* die an der hinteren Lidkante ausmünden. Außerdem kommt an den Lidern noch eine Abart der Schweiß- oder Knäueldrüsen der Haut vor, die *Glandulae ciliares (Mollsche Drüsen,* s. S. 353), die am Lidrande liegen und meistens in die Haarbalghöhlen der Zilien ausmünden. Mit der Hinterfläche des Tarsus ist die Conjunctiva palpebrarum fest und unverschieblich verbunden. Im tarsusfreien Teil der Lider dagegen ist ein lockeres subkonjunktivales Bindegewebe vorhanden, das durch Einlagerung zahlreicher Lymphozyten und sogar vereinzelter Lymphknötchen die Beschaffenheit des lymphoiden Gewebes annehmen kann.

Das Epithel der Conjunctiva palpebrarum ist am Lidrand und dicht hinter der hinteren Lidkante mehrschichtiges Plattenepithel, im übrigen aber ein mehrschichtiges Prismenepithel.

Die Blutversorgung der Augenlider erfolgt über Äste der A. palpebralis medialis aus der A. ophthalmica und der A. palpebralis lateralis aus der A. lacrimalis. Die sensible Versorgung von Haut und Bindehaut übernimmt für das obere Augenlid der N. ophthalmicus (N.V/1) und für das untere der N. maxillaris (N.V/2).

Muskeln der Lider: Beide Augenlider enthalten die Pars palpebralis des M. orbicularis oculi, der als Schließmuskel der Lidspalte wirkt (s. Bd. 1). Die Öffnung der Lidspalte erfolgt vor allem durch den oberen *Lidheber, M. levator palpebrae superioris,* der hinten in der Orbita am Canalis opticus entspringt und dicht unter dem Dach der Orbita, den M. rectus superior bedeckend, nach vorne zum Eingang der Orbita zieht. Hier geht er in eine Sehnenplatte über, die sich in zwei Schichten spaltet. Eine vordere oder oberflächliche zieht vor dem Tarsus nach abwärts bis zu den Zilien und gibt zahlreiche Faserzüge, die zwischen den Bündeln des M. orbicularis durchtreten, zur Haut. Die hintere oder tiefe Schicht befestigt sich am oberen Rande der oberen Tarsalplatte. Außerdem befestigt sich die Sehnenplatte des *Levator* mit einem medialen und lateralen Zipfel an den entsprechenden knöchernen Wänden der Orbita.

2.4.2 Schutz- und Hilfsorgane des Auges

Ferner kommen in den Augenlidern noch glatte Muskeln, die *Mm. tarsales,* vor.

2.4.2.2 Tränenapparat, *Apparatus lacrimalis*

Die Tränenflüssigkeit wird von der lateral oben in der Orbita gelegenen *Tränendrüse* gebildet, gelangt aus deren Ausführungsgängen in den oberen Fornix des Konjunktivalsackes und wird durch den Lidschlag (s. M. orbicularis oculi, Bd. 1) an der Vorderfläche des Augapfels vorbei zum medialen Augenwinkel befördert. Hier wird sie im sogenannten *Tränensee* von den Tränenpunkten an den Lidrändern aufgesogen und durch die *Tränenkanälchen* in den *Tränensack* überführt, der sich nach abwärts in den *Tränennasengang, Ductus nasolacriminalis,* fortsetzt und in den unteren Nasengang ausmündet.

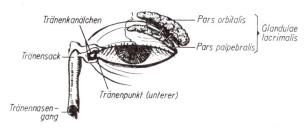

Abb. 125. Halbschematische Darstellung der Tränenorgane.

Die **Tränendrüse, Glandula lacrimalis,** liegt in der Fossa glandulae lacrimalis des Stirnbeins, lateral oben in der Orbita. Durch die Sehne des M. levator palpebrae wird sie unvollständig in einen größeren oberen Teil, *Pars orbitalis,* und einen unteren Teil, *Pars palpebralis,* geschieden (s. Abb. 125).

MIKRO
Beide Teile haben mehrere Ausführungsgänge, *Ductuli excretorii,* die in den Fornix conjunctivae superior münden.

Die Tränendrüse ist eine tubulo-alveoläre Drüse vom serösen Typ. Die Endstückzellen enthalten Sekretgranula, sie werden von Myoepithelzellen umgeben. Die Innervation erfolgt über das Ggl. pterygopalatinum (s. S. 196).

Die **Tränenkanälchen, Canaliculi lacrimales,** beginnen auf den Tränenpapillen mit einer feinen punktförmigen Öffnung, dem *Tränenpunkt, Punctum lacrimale* (s. S. 309), den man beim Lebenden mit bloßem Auge leicht sehen kann. Die Tränenkanälchen ziehen zunächst ein wenig vertikal, im unteren Lid nach abwärts, im oberen nach aufwärts, und gehen dann in leichtem Bogen in horizontalen Verlauf über. Sie münden entweder getrennt oder mit einem kurzen gemeinsamen Stück in den Tränensack. Die Weite der Kanälchen ist wechselnd, so daß man von einer *Trichterenge* und einer *Ampulle* mit 1 mm Weite spricht.

Der **Tränensack, Saccus lacrimalis,** liegt in der Fossa sacci lacrimalis und spiegelt ihre Form wider. Sein oberes blindes Ende heißt *Fornix sacci lacrimalis* und wird vom Lig. palpebrale mediale überquert. Sein unteres Ende setzt sich in den *Ductus nasolacrimalis* fort, der im Canalis nasolacrimalis liegt und diesen unten verschieden weit überragt. Er mündet in wechselnder Form in den *unteren* Nasengang. Die Mündung kann von einer klappenartigen Schleimhautfalte, *Plica lacrimalis (Hasnersche Klappe)* bedeckt sein.

Die Tränenflüssigkeit schützt den Bulbus oculi, insbesondere die Cornea, vor Austrocknung und hat außerdem bakterientötende Eigenschaften. Sie ist ziemlich reich an Kochsalz und schmeckt daher deutlich salzig. Wird bei seelischer Erregung mehr Tränenflüssigkeit als gewöhnlich gebildet, so daß die ableitenden Tränenwege sie nicht bewältigen können, so fließt sie über den unteren Lidrand über, wie das beim Weinen geschieht.

2.4.2.3 Muskeln des Auges, *Musculi bulbi*

In der Augenhöhle liegen sechs Muskeln, die den Bulbus oculi bewegen. Sie sind durch besonders dünne Muskelfasern ausgezeichnet. Vier verlaufen gerade, *Mm. recti bulbi,* und zwei schräg, *Mm. obliqui bulbi.*

Die vier geraden Augenmuskeln sind so angeordnet, daß je einer an der *oberen* Seite, **M. rectus bulbi superior,** an der *unteren* Seite, **M. rectus bulbi inferior,** an der *medialen* (nasalen) Seite, **M. rectus bulbi medialis,** und an der *lateralen* (temporalen) Seite, **M. rectus bulbi lateralis,** verläuft. Sie bilden einen Augenmuskelkegel, dessen Spitze der Spitze der Orbita entspricht und dessen Basis am Bulbus oculi vor dem Äquator liegt. Sie entspringen in der Umgebung des Canalis opticus und der Fissura orbitalis superior von einem *Sehnenring, Annulus tendineus communis,* und setzen mit 4–8 mm langen

2.4.2 Schutz- und Hilfsorgane des Auges

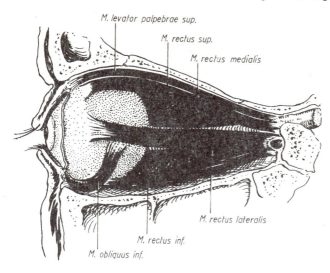

Abb. 126. Augenmuskeln.

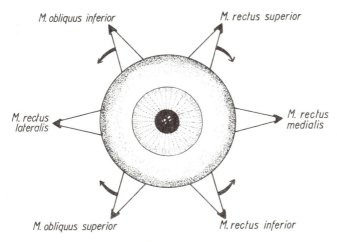

Abb. 127. Schema der Wirkung der äußeren Augenmuskeln auf den Bulbus.

Tabelle 17. Wirkung der Augenmuskeln

Muskel	Wirkung	Nerv
M. rectus medialis	reine Adduktion	III
M. rectus lateralis	reine Abduktion	VI
M. rectus superior	Hebung, Adduktion und Rotation der oberen Bulbushälfte nach innen	III
M. rectus inferior	Senkung, Adduktion und Rotation der oberen Bulbushälfte nach außen	III
M. obliquus superior	Abduktion, Senkung und Rotation der oberen Bulbushälfte nach innen	IV
M. obliquus inferior	Abduktion, Hebung und Rotation der oberen Bulbushälfte nach außen	III

dünnen Endsehnen *vor* dem Äquator des Bulbus an der Sclera an.

Der **M. obliquus bulbi superior** entspringt ebenso wie die Mm. recti an der Spitze der Orbita, aber nicht von dem Annulus tendineus communis, sondern ein wenig nasal vom Canalis opticus. Sein Muskelbauch verläuft im oberen medialen Winkel der Orbita gerade nach vorwärts etwas oberhalb und medial vom M. rectus medialis. Dicht vor der Fovea trochlearis der medialen Orbitawand geht er in eine rundliche Sehne über, die durch eine besondere Einrichtung, die *Trochlea* aus ihrer Richtung so abgelenkt wird, daß sie unter Bildung eines spitzen Winkels rückwärts und temporalwärts zum Augapfel zieht, wo sie auf der oberen Hälfte *hinter* dem Äquator ansetzt.

Die Trochlea ist ein kleines sattelförmiges Knorpelstückchen, das durch kurze Bindegewebsfasern an der Foveola trochlearis befestigt ist. Während die Sehne des M. obliquus superior sich um die Trochlea herumschlingt, ist sie von einer Sehnenscheide, *Bursa synovialis trochlearis,* umgeben.

Der **M. obliquus bulbi inferior** weicht in Lage und Ursprung von den übrigen Augenmuskeln völlig ab. Er entspringt vorne vom Boden der Orbita, dicht hinter deren unterem Rand, zieht bogenförmig zwischen dem Boden der Orbita und dem Rectus inferior temporal- und aufwärts, wo er sich mit platter Sehne an der temporalen Hälfte des Augapfels *hinter* dem Äquator an der Sclera befestigt.

2.4.3 Inhalt der Orbita

Außer dem Augapfel und dem Sehnerven bilden die Tränendrüse, die Augenmuskeln, Gefäße und Nerven sowie Fettgewebe den Inhalt der Orbita. Die knöchernen Wandungen der Augenhöhle, ihre Löcher und Spalten sind in Bd. 1 beschrieben worden.

Das Periost der Wandknochen der Orbita wird als *Periorbita* bezeichnet. Die Periorbita steht am Canalis opticus und an der Fissura orbitalis superior mit der Dura mater des Gehirns in Verbindung. Geht man von dieser aus, so spaltet sich am Canalis opticus die Dura mater in zwei Blätter: ein äußeres, die Periorbita, und ein inneres, die Durascheide des Nervus opticus (Abb. 37).

Nach vorne wird der Inhalt der Augenhöhle entsprechend den beiden Augenlidern durch je eine dünne bindegewebige Platte, das *Septum orbitale,* abgeschlossen. Das Septum orbitale ist am oberen bzw. unteren Rand der Augenhöhle befestigt und zieht von dort dicht hinter dem M. orbicularis oculi zum äußeren Rand der Tarsalplatte.

Das Orbitalfett oder der *Fettkörper der Orbita, Corpus adiposum orbitae,* bildet eine Füll- oder Polstermasse zwischen den eigentlichen Inhaltsorganen der Orbita. Schwindet er, so tritt der Augapfel weiter in die Orbita zurück („das Auge sinkt ein"), und der Sehnerv verläuft stärker geschlängelt. Gegen den Augapfel selbst grenzt sich der Fettkörper durch eine fibröse Haut oder Fascie, die *Vagina bulbi* (Tenonsche Kapsel) ab (s. Abb. 114), die mit dem Augapfel durch zahlreiche feine Fäserchen locker verbunden ist. Der von diesen Bindegewebsbälkchen durchzogene schmale Spaltraum, das *Spatium intervaginale,* enthält Lymphe (s. S. 287).

Der Augapfel liegt so in der Orbita, daß der Hornhautscheitel die Ebene des Augenhöhleneinganges berührt. Dadurch ist der vordere Teil der temporalen Hälfte des Bulbus frei zugängig und nicht durch Knochen geschützt. Auf diese Weise ist der laterale (temporale) Gesichtskreis erweitert.

2.4.4 Visuelle Reflexe

Zu den Schutz- und Fluchtreflexen im Kopf-Hals-Bereich gehören auch die visuellen Reflexe, die durch den Lichteinfall in das Auge reguliert werden. Die mit der Sehbahn verbundenen Zentren dafür sind in der Area pretectalis des Zwischen- und Mittelhirns sowie in den Colliculi craniales zu suchen, wobei Impulse über die Tractus tectobulbaris und tectospinalis die motorischen Kerne von Hirn- und Spinalnerven erreichen.

Der *Pupillenreflex* wird durch starken Lichteinfall ausgelöst und bedingt eine Verengung der Pupille. Durch die Verbindung eines Tractus opticus mit beiden Nucc. pretectales werden beide Pupillen gleichzeitig verengt (consensueller Pupillenreflex). Der efferente Reflexschenkel erreicht über den Nuc. oculomotorius accessorius (Westphal-Edinger) als parasympathischer Teil des N. oculomotorius nach Umschaltung im Ggl. ciliare den M. sphincter pupillae.

Der *Akkommodationsreflex* wird erst im Neocortex geschaltet. Seine efferenten Fasern erreichen über die Capsula interna den Nuc. oculomotorius accessorius und verlaufen über den N. oculomotorius zum Ggl. ciliare und zum M. ciliaris. Er reguliert das Fern- und Nahsehen.

Die *Konjunktivalreflexe,* die das Augenblinzeln unbewußt regulieren und für das Feuchthalten der Bindehaut verantwortlich sind, sowie die *Schutzreflexe* gegen das Einfliegen von Staubkörnchen oder Insekten oder das *reflektorische Abwenden* des Kopfes bei anfliegenden Gegenständen, sind kompliziert. Am afferenten Schenkel sind neben der Sehbahn auch noch der sensible N. ophthalmicus beteiligt. Die efferenten Schenkel erreichen verschiedene motorische Kopfnerven.

2.5 Statoakustisches Sinnesorgan, *Organum vestibulocochleare*

Das Ohr vereinigt morphologisch zwei Sinnesorgane, das Hör- und statische Organ.

Das **Hörorgan** ist der Aufnahmeapparat für die Schallwellen. Es ist in der Lage, die Intensität, die Richtung und Entfernung der Töne und Geräusche zu bestimmen und so mit Hilfe beider seitlich am Kopf befindlicher Ohren die Schallquelle zu orten und den Raumeffekt (Stereoton) zu vermitteln. Schließlich können reine und gemischte Töne *(Sound)* differenziert werden.

Die Schallwellen werden von den seitlich am Kopf liegenden Schalltrichtern, den Ohrmuscheln, aufgefangen, jeweils durch den äußeren Gehörgang zu einer Membran, dem Trommelfell, geleitet, das durch die Schallwellen in Schwingungen versetzt wird. Die

Schwingungen des Trommelfells werden durch die im Mittelohr liegenden Gehörknöchelchen auf das innere Ohr oder Labyrinth übertragen und verstärkt. Hier gehen die Bewegungen der Gehörknöchelchen auf eine Flüssigkeit, die Perilymphe, über, die durch Vermittlung einer weiteren Flüssigkeit im Innern des häutigen Labyrinths, der Endolymphe, die in der Schnecke gelegenen Sinneszellen erregt.

Das **statische oder Gleichgewichtsorgan** besitzt mehrere im Hohlraum des Labyrinths geschickt angeordnete Sinnesbezirke, deren Sinneszellen (Rezeptoren) durch die Verschiebung der inneren Flüssigkeitssäule (Endolymphe) infolge von Kopfbewegungen gereizt werden. Auf diese Weise werden uns Gleichgewichts-, Raum- und Beschleunigungssinn nach Intensität und Richtung vermittelt.

Die Sinnesreize des statoakustischen Organs werden über den N. vestibulocochlearis – früher N. statoacusticus – (N. VIII, s. S. 210) zum ZNS geleitet und dort entsprechend wahrgenommen.

Das statoakustische Organ wird in der Regel als *Ohr* bezeichnet. An ihm lassen sich drei Abteilungen unterscheiden:
1. **Äußeres Ohr,** *Auris externa,* **Mittelohr,** *Auris media,* und 3. **Inneres Ohr oder Labyrinth,** *Auris interna.*

Das äußere und das mittlere Ohr stehen ausschließlich im Dienste des Hörorgans und können unter der Bezeichnung *Schalleitungsapparat* zusammengefaßt werden.

Das innere Ohr oder Labyrinth dagegen enthält die Rezeptoren sowohl für das Hör- wie auch für das Gleichgewichtsorgan.

2.5.1 Äußeres Ohr, *Auris externa*

Dazu werden gerechnet: Ohrmuschel, äußerer Gehörgang und das Trommelfell.

2.5.1.1 Ohrmuschel, *Auricula*

Die **Ohrmuschel** ist eine Hautfalte, die von dem Ohrknorpel gestützt wird. Nur ihr unterster Abschnitt, das *Ohrläppchen, Lobulus auriculae,* ist frei von Knorpel und besteht nur aus Haut und subkutanem Fettgewebe, das sonst im Bereich der Ohrmuschel fehlt.

Form und Größe der Ohrmuschel schwanken sehr und sind für den einzelnen Menschen kennzeichnend.

318 2 Sinnessystem

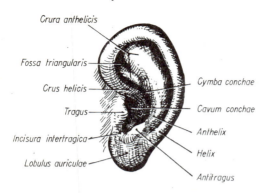

Abb. 128. Ohrmuschel.

Die äußere Fläche der Ohrmuschel ist im ganzen konvex, die innere konkav, doch gibt es an beiden besondere Erhöhungen und Vertiefungen, deren Vorkommen und Benennung aus Abb. 128 zu ersehen sind.

Die Auricula ist wie ein Sammeltrichter aufzufassen, der die Schallwellen in den engen Gehörgang leitet.

Die Ohrmuschel wird von der Haut, dem Ohrknorpel, Bändern und einigen kleinen, beim Menschen rudimentären und praktisch ganz unwichtigen Muskeln aufgebaut.

Der fibroelastische *Ohrknorpel* besteht aus zwei Teilen: dem *Muschelknorpel, Cartilago auriculae,* und dem *Gehörgangsknorpel, Cartilago meatus acustici.*

Der Muschelknorpel hat im großen und ganzen die Form der Ohrmuschel, dehnt sich aber nach unten (Ohrläppchen) nicht so weit aus und zeigt einige unwichtige Formabweichungen. Er geht durch den *Isthmus* in den Gehörgangsknorpel über. Dieser bildet die Wand des knorpeligen Abschnittes des äußeren Gehörganges. Er ist aber keine geschlossene Knorpelröhre, sondern nur eine Rinne, welche die vordere und untere Wand des äußeren Gehörganges bildet. Auch diese Knorpelrinne ist nicht ganz einheitlich, sondern an zwei Stellen durch Spalten, Incisurae cartilaginis meatus acustici, fensterartig durchbrochen (s. Abb. 129).

Innervationsverhältnisse: Die rudimentären Muskeln werden von Ästen des N. facialis versorgt. Die Haut wird sensibel vom N. occipitalis major et minor der Halsnerven (hintere und obere Abschnitte), Ramus auricularis n. vagi (Teil der Konkavität), N. auriculotemporalis des N. V (vordere Abschnitte) und Ästchen des N. facialis versorgt.

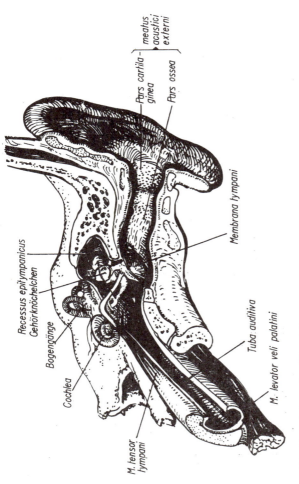

Abb. 129. Linkes Ohr. Übersicht.

2.5.1.2 Äußerer Gehörgang, *Meatus acusticus externus*

Der **äußere Gehörgang** (2,5 cm lang) setzt sich aus einem äußeren knorpeligen Teil, einer unmittelbaren Fortsetzung der Ohrmuschel, und einem inneren knöchernen Teil zusammen.

Der äußere Gehörgang verläuft nicht gerade, sondern leicht S-förmig gekrümmt, so daß bei der Betrachtung des Trommelfells (Ohrspiegelung) durch Zug der Ohrmuschel nach hinten und oben die Krümmungen ausgeglichen werden müssen. Der Querschnitt ist oval und besitzt 2 Engen: eine am Übergang vom knorpeligen zum knöchernen Teil und eine am Isthmus im knöchernen Abschnitt.

Die Wand des knorpeligen Teils des äußeren Gehörganges wird vom Ohrknorpel gebildet, die des knöchernen Teils von der Pars tympanica und (oben) von der Pars squamosa des Schläfenbeins.

Der knöcherne Gehörgang endet mit einer Furche, *Sulcus tympanicus*, in die das Trommelfell eingefalzt ist.

Der äußere Gehörgang ist mit Haut ausgekleidet, die im äußeren Drittel Haare[1]) und Talgdrüsen besitzt. Außerdem kommen noch, besonders im knorpeligen Teil, große tubuläre Drüsen *(Gll. ceruminosae)* vor, die einen Bestandteil des *Ohrschmalzes, Cerumen* (s. S. 353), liefern.

Innervation: N. auriculotemporalis, der Kontakte zu Vagusästen hat (Brechreiz bei mechanischer oder entzündlicher Reizung des Gehörgangs).

2.5.1.3 Trommelfell, *Membrana tympani*

Das **Trommelfell** ist eine etwa $1/10$ mm dicke Membran, welche die Scheidewand zwischen dem äußeren und mittleren Ohr bildet (s. Abb. 129). Es ist eine nicht ganz kreisförmige Scheibe, deren Durchmesser in der Richtung von hinten-oben nach vorn-unten 10–11 mm, in der dazu senkrechten Richtung 9 mm beträgt. Die Fläche beträgt ca. 55 mm^2. Es ist der äußeren Untersuchung (Ohrenspiegelung) zugängig.

Das Trommelfell hat beim Lebenden eine rauchgraue Farbe und ist so weit durchscheinend, daß man hinter ihm liegende Gebilde

---

[1]) Am Eingang zum Gehörgang sind bei älteren Leuten besonders dicke und kräftige Haare, *Tragi*, vorhanden, die das Eindringen von kleinen Fremdkörpern verhindern sollen.

2.5.1 Äußeres Ohr

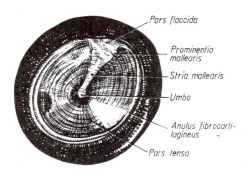

Abb. 130. Rechtes Trommelfell von außen.

der Paukenhöhle wahrnehmen kann. Es ist an seinem Rande durch einen Ring von Faserknorpel, *Annulus fibrocartilagineus,* im Sulcus tympanicus befestigt. Dieser weitaus größte Teil des Trommelfells ist straff gespannt: *Pars tensa.* An seinem oberen Umfang, wo statt des Sulcus tympanicus die Incisura tympanica der Pars squamosa des Schläfenbeins das Trommelfell aufnimmt, ist es in einem kleinen Bezirk nicht gespannt, sondern schlaff und wesentlich dünner: *Pars flaccida* oder *Shrapnellsche Membran.*

Das Trommelfell ist keine völlig ebene Platte, sondern wird durch den ihm innen anliegenden Hammer in seiner Form beeinflußt.

Der Handgriff des Hammers bewirkt einen Längsstreifen, die *Stria mallearis,* sein kurzer Fortsatz eine äußere Vorwölbung an der Grenze von Pars tensa und flaccida, die *Prominentia mallearis.* Die Spitze des Hammerhandgriffes zieht das Trommelfell nach innen. Dadurch entsteht der *Nabel, Umbo membranae tympani,* und das Trommelfell bekommt die Form eines ganz flachen Trichters.

Das Trommelfell steht nicht senkrecht zur Horizontalachse des äußeren Gehörganges, sondern ist stark nach unten und vorne geneigt. Es bildet mit der Horizontalebene einen nach außen offenen Winkel von 45–50°, mit der Medianebene einen nach hinten offenen Winkel von ungefähr gleicher Größe.

MIKRO

Das Trommelfell besteht aus drei **Schichten:** Hautschicht, Lamina propria und Schleimhautschicht.

Die *Hautschicht,* Stratum cutaneum, ist eine verdünnte Fortsetzung der Haut des äußeren Gehörganges.

Die *Lamina propria,* die an der Pars flaccida fehlt, besteht aus zwei Schichten von straffem Bindegewebe mit verschiedener Verlaufsrichtung der Fasern. In der äußeren Schicht verlaufen die Fasern radiär, *Stratum radiatum,* in der inneren zirkulär, *Stratum circulare.*

Das Fibrillenmaterial ist kollagen und elastisch, es ist netzartig verbunden und von Fibroblasten durchsetzt. Beide Epithelschichten sind durch Basallaminae vom Bindegewebe abgegrenzt.

Die *Schleimhautschicht,* Stratum mucosum, überzieht als Fortsetzung der Paukenhöhlenschleimhaut die Innenseite des Trommelfells und ist mit einschichtigem Flimmerepithel bedeckt.

2.5.2 Mittelohr, *Auris media*

Das Mittelohr[1]) ist ein irregulärer, seitlich zusammengedrückter Hohlraum im Schläfenbein, die Paukenhöhle; sie ist von Schleimhaut, die gleichzeitig das Periost bildet, ausgekleidet, beherbergt die 3 Gehörknöchelchen und stellt über die Ohrtrompete die Verbindung zum Schlund und über den Aditus ad antrum (s. S. 330) den Zugang zu den Nebenhöhlen des Ohres dar. Sie ist luftgefüllt und mißt vertikal 15 mm, transversal im oberen Abschnitt 6, im unteren 4 und im Bereich des eingezogenen Trommelfells nur 2 mm. Von topographisch-anatomischer Bedeutung sind die 6 Wände der Cavitas tympanica.

2.5.2.1 Wände der Paukenhöhle *(Cavitas tympanica)*

1. Die *obere* Wand, *Paries tegmentalis,* oder das *Dach* der Paukenhöhle, wird von einer dünnen Knochenplatte *(Tegmen tympani),* die der Pyramide des Os temporale angehört, gebildet und so Mittelohr von der Schädelhöhle trennt[2]).

2. Die *untere* Wand, *Paries jugularis,* der *Boden* der Paukenhöhle, ist abgerundet und schmal und entspricht der Fossa jugularis an der äußeren Schädelbasis. Die dünne Knochenplatte trennt den

---

1) Mittelohrentzündung – Otitis media; griech. ous, otos = Ohr; Otologie = Ohrenheilkunde.
2) Im kindlichen Schädel kann die nichtkalzifizierte Sutura petrosquamosa (s. Bd. 1, 4) einen Infektionsweg vom Mittelohr zu den Meningen darstellen.

2.5.2 Mittelohr

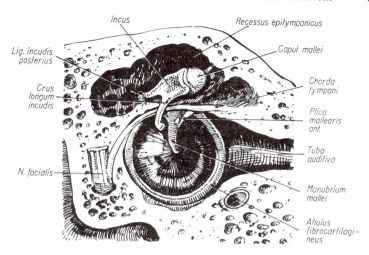

Abb. 131. Laterale Wand der Paukenhöhle.

Bulbus venae jugularis vom Mittelohr. Am medialen Rand läßt eine Apertura den Ramus tympanicus des N. IX aus dem Canalis tympanicus hindurch.

3. Die *vordere* Wand ist gleichzeitig die hintere des Canalis caroticus und wird deshalb als *Paries caroticus* bezeichnet.

Sie wird perforiert durch die Nn. caroticotympanici (sympathisch) und Rr. tympanici der A. carotis int. In ihrem oberen Abschnitt öffnen sich der *Semicanalis m. tensoris tympani* (s. S. 326) und die Pars ossea der Tuba auditiva, *Semicanalis tubae auditivae*. (s. S. 328). Zwischen beiden Halbkanälen, die gemeinsam den *Canalis musculotubarius* bilden, befindet sich eine dünne Knochenlamelle, die nach dorso-lateral zum löffelartigen *Proc. cochleariformis* ausläuft und der Sehne des M. tensor tympani als Hypomochlion dient.

4. Die *hintere* Wand steht in Beziehung zu den Cellulae mastoideae und heißt deshalb *Paries mastoideus*. An ihr befindet sich der Zugang zum Antrum mastoideum (Aditus ad antrum) sowie ein kleiner kegelförmiger Knochenvorsprung, *Eminentia pyramidalis*, auf dessen Spitze aus einer feinen Öffnung die Sehne des M. stapedius austritt.

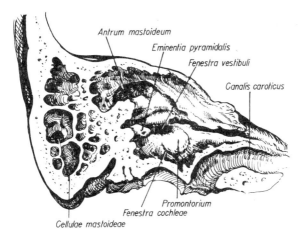

Abb. 132. Mediale Wand der Paukenhöhle.

5. Die *laterale* Wand, *Paries membranaceus* (s. Abb. 131) entspricht dem Trommelfell und dem *Annulus fibrocartilagenius* (tympanicus), der im oberen Bereich (Pars flaccida membranae tympani) unterbrochen ist. Am hinteren und oberen Umfang öffnet sich der *Canaliculus posterior chordae tympani,* durch den der Facialisast die Paukenhöhle betritt. Die Chorda tympani verläßt die Pauke durch den *Canaliculus anterior chordae tympani,* der vorn oberhalb des Trommelfells beginnt und medial von der *Fissura petrotympanica* liegt.

Durch die Fissur selbst erreicht eine kleine Arterie aus der A. maxillaris die Cavitas tympanica.

6. Die *mediale* oder Labyrinthwand, *Paries labyrinthicus* (s. Abb. 132) ist gleichzeitig die laterale Wand des Innenohres und besteht zum größten Teil aus einer rundlichen, durch die basale Schneckenwindung hervorgerufenen Vorwölbung, dem *Vorgebirge, Promontorium.* Oberhalb des Promontoriums liegt in einer grubenförmigen Vertiefung das ovale *Vorhofsfenster, Fenestra vestibuli,* das von der Fußplatte des Steigbügels ausgefüllt wird.

Unterhalb des Promontoriums liegt, ebenfalls in einer nischenförmigen Vertiefung, das runde *Schneckenfenster, Fenestra cochleae,* das zur Scala tympani der Schnecke führt und durch eine feine Haut, *Membrana tympani secundaria,* verschlossen ist.

2.5.2 Mittelohr

Oberhalb der Fenestra vestibuli liegt eine Vorwölbung, *Prominentia canalis facialis,* die durch die Wand des Canalis facialis hervorgerufen wird.

2.5.2.2 Gehörknöchelchen, *Ossicula auditus*

Die drei **Gehörknöchelchen**: *Hammer, Amboß* und *Steigbügel* liegen im oberen Teil der Paukenhöhle und verbinden das Trommelfell mit der Labyrinthwand der Paukenhöhle. In der Kette der Gehörknöchelchen bildet der zum Teil mit dem Trommelfell fest verbundene Hammer das äußere Glied, der Amboß das mittlere und der im Vorhofsfenster der Labyrinthwand sitzende Steigbügel das innere Glied. Alle drei Gehörknöchelchen sind nach ihnen ähnlichen Gegenständen benannt worden.

Die Gehörknöchelchenkette vermag die Druckamplitude der auf das Ohr einwirkenden Schallwellen um den Faktor 22 zu verstärken.

1. Der **Hammer, Malleus,** hat mehr die Form einer Keule als die eines Hammers. Er besitzt an seinem oberen Ende eine rundliche, fast kugelige Auftreibung, das *Köpfchen, Caput mallei,* mit einer sattelförmigen Gelenkfläche für den Amboß. Ferner besteht der Hammer aus dem in das Trommelfell eingewebten *Handgriff, Manubrium mallei,* und zwei Fortsätzen, die nahe dem Köpfchen abzweigen. Der eine, *Processus anterior* (Folianus), ist ein dünnes, zartes Knochenstäbchen, das nach vorwärts und abwärts bis in die Fissura

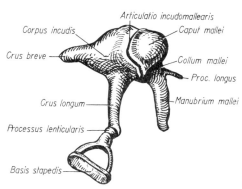

Abb. 133. Kette der Gehörknöchelchen.

petrotympanica reicht. Der andere Fortsatz, *Processus lateralis,* ist kurz, nach außen gerichtet und bewirkt am Trommelfell die bereits erwähnte kleine äußere Vorwölbung, Prominentia mallearis.

2. Der **Amboß, Incus,** hat am meisten Ähnlichkeit mit einem Bakkenzahn mit zwei etwas weit auseinandergespreizten Wurzeln. Sein Körper, *Corpus incudis,* liegt hinter dem Hammerkopf und trägt eine Gelenkfläche für diesen. Von ihm gehen ebenfalls zwei Fortsätze aus. Der lange Fortsatz, *Crus longum,* zieht in der Paukenhöhle nach abwärts, hinter und medial vom Manubrium mallei, und endet, indem er sich ein wenig nach innen umbiegt, mit einem kleinen ovalen, linsenförmigen Köpfchen, *Processus lenticularis,* das die gelenkige Verbindung mit dem Steigbügel aufnimmt. Der kurze Fortsatz, *Crus breve,* zieht fast horizontal rückwärts und ist durch das hintere Amboßband, *Lig. incudis posterius,* an der hinteren Wand der Paukenhöhle befestigt.

3. Der **Steigbügel, Stapes,** trägt seinen Namen sehr zu recht. Er ist wirklich ein winzig kleiner Steigbügel. Er besteht aus einem Köpfchen, zwei Schenkeln und einer Fußplatte.

Das *Köpfchen, Caput stapedis,* trägt eine konkave Knorpelscheibe und bildet so die Pfanne des Amboß-Steigbügelgelenkes.

Die beiden *Schenkel* werden nach ihrem Verlauf unterschieden. Der vordere ist gerade: *Crus anterius,* der hintere leicht gebogen: *Crus posterius.* Beide Schenkel tragen an ihren Innenseiten eine Furche, in der das Verschlußband des Steigbügels, *Membrana stapedis,* befestigt ist.

Die *Fußplatte, Basis stapedis (3,2 mm^2),* ist nierenförmig wie das ovale Fenster, in dem sie durch ein Ringband, *Lig. annulare stapedis,* beweglich fixiert ist.

Die Bewegungen der Gehörknöchelchen werden von zwei Muskeln reguliert: dem Trommelfellspanner oder *Hammermuskel, M. tensor tympani,* und dem *Steigbügelmuskel, M. stapedius.*

Der **M. tensor tympani** liegt im Semicanalis m. tensoris tympani. Seine Sehne biegt vor dem Processus cochlearisformis rechtwinklig um, zieht in querer Richtung durch die Paukenhöhle und befestigt sich an der Wurzel des Hammerhandgriffes. Der Muskel ist eine Abspaltung des M. pterygoideus medialis und wird deshalb vom gleichen Nerven innerviert. (N. pterygoideus medialis des N. mandibularis n. trigemini.)

Der **M. stapedius** ist der kleinste Muskel des menschlichen Körpers. Er füllt den Hohlraum der Eminentia pyramidalis aus, und seine Sehne, fein wie ein Haar, tritt an der Spitze dieser Erhebung aus und zieht zum Köpfchen des Steigbügels. Er wird vom N. facialis innerviert.

2.5.2.3 Schleimhaut und Buchten der Paukenhöhle

Die Paukenhöhle ist mit Schleimhaut ausgekleidet. Diese überzieht alle Wände sowie die in der Paukenhöhle liegenden Organe (z. B. Gehörknöchelchen). Sie bildet dabei eine Reihe von Falten, von denen die vordere und hintere Hammerfalte, *Plica mallearis anterior* und *posterior*, besonders erwähnt werden sollen (s. Abb. 131), sowie Ausbuchtungen *(Recessus)*.

MIKRO
Die **Schleimhaut** der Paukenhöhle steht entwicklungsbedingt mit der Pharynxwand in kontinuierlichem Zusammenhang, sie ist dünn, blaß und mäßig vascularisiert. Sie übernimmt auch die Funktion des Periosts. Sie trägt ein einschichtiges prismatisches Flimmerepithel. An verschiedenen Stellen (Teile des Trommelfells, Ossicula, hintere Wand) ist es niedriger und häufig zilienlos. Die *Blutversorgung* erfolgt über feine Ästchen aus 5 Arterien: A. maxillaris, A. auricularis post., A. meningea media, A. pharyngea ascendens und A. carotis interna. Der *venöse* Abfluß erfolgt über verschiedene Plexus: Plexus venosus pterygoideus, jugularis s. pharyngicus, Sinus petrosus superior. Die *Nervenversorgung* ist sehr engmaschig. Der *Plexus tympanicus* wird durch den N. tympanicus aus dem N.IX (parasympathisch, sensibel) und dem N. caroticotympanicus (sympathisch) gebildet (Jacobsonsche Anastomose). Der Plexus tympanicus versorgt die Schleimhaut von Cavitas tympanica, Tuba auditiva und Cellulae mastoideae, gibt einige Ästchen zum N. petrosus major ab und bildet den parasympathischen N. petrosus minor, der das Ggl. oticum erreicht.

Die Paukenhöhle weist mehrere **Buchten, Recessus,** auf.
1. *Recessus epitympanicus (Atticus), Kuppelraum*. Diese Kuppel der Paukenhöhle reicht von ihrem Dach bis zur Sehne des M. tensor tympani und enthält den Kopf des Hammers und den Körper des Ambosses (s. Abb. 131).
2. *Recessus membranae tympani superior, obere Trommelfelltasche* oder *Prussakscher Raum*. Er wird medial vom Kopf des Hammers und dem Körper des Ambosses, lateral von der Pars flaccida des Trommelfells begrenzt.

3. *Recessus membranae tympani anterior, vordere Trommelfelltasche*, zwischen Trommelfell und Plica mallearis anterior.
4. *Recessus membranae tympani posterior, hintere Trommelfelltasche*, zwischen Trommelfell und Plica mallearis posterior.

2.5.2.4 Die Ohrtrompete, *Tuba auditiva*

Die **Ohrtrompete** ist eine 3–4 cm lange Röhre, welche die Paukenhöhle mit dem Pharynx verbindet. Sie beginnt an der vorderen Wand der Paukenhöhle mit dem *Ostium tympanicum tubae auditivae*, zieht leicht absteigend medial und vorwärts und mündet mit weiter Öffnung, *Ostium pharyngeum tubae auditivae*, in die Pars nasalis des Pharynx. Sie setzt sich aus einem medialen knorpeligen Abschnitt, *Pars cartilaginea*, und einem lateralen knöchernen kürzeren Abschnitt, *Pars ossea*, zusammen. Die Grenze zwischen diesen beiden Teilen ist zugleich der engste Teil der Tube und heißt deshalb *Isthmus tubae*.

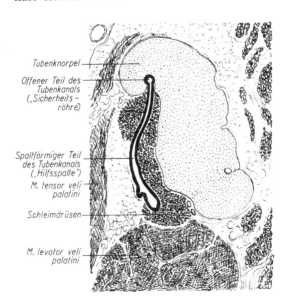

Abb. 134. Schnitt durch die Ohrtrompete.

Die Wand des knorpeligen Abschnittes wird vom *Tubenknorpel, Cartilago tubae,* gebildet, der kein geschlossenes Rohr ist, sondern eine Knorpelplatte, deren oberer Rand hakenförmig umgebogen ist. Dadurch entsteht ein Halbkanal oder eine Knorpelrinne, die lateral unten ziemlich weit offen ist. Hier wird die Wand der Pars cartilaginea von einer bindegewebigen Haut, Lamina membranacea, gebildet (s. Abb. 134).

Die *Pars ossea* der Tube ist das untere Stockwerk des Canalis musculotubarius, der Semicanalis tubae auditivae.

MIKRO

Die **Schleimhaut** der Tube trägt ein einschichtiges Flimmerepithel mit zahlreichen Becher- und Ersatzzellen. Im knorpeligen Teil kommen auch Schleimdrüsen, *Glandulae tubariae,* vor.

Die Lichtung der Tube ist im knorpeligen Teil nicht immer und überall frei und offen. Ein kleiner, völlig vom Tubenknorpel umschlossener Teil ist immer offen und wird deshalb als *„Sicherheitsröhre"* bezeichnet. Im übrigen Teil ist die Tubenlichtung kaum vorhanden, höchstens spaltförmig. Man nennt deshalb diesen Teil auch die „Hilfsspalte". Diese Hilfsspalte wird auf der einen Seite von der Lamina membranacea begrenzt, von der zum Teil der M. tensor und levator veli palatini entspringen, so daß beim Schlucken jedesmal die Tubenlichtung etwas erweitert wird (s. Abb. 134).

Die Bedeutung der Tube liegt darin, daß durch sie der Paukenhöhle vom Pharynx her dauernd Luft zugeführt werden kann. Ist sie durch eine entzündliche Schwellung ihrer Schleimhaut, einen Tubenkatarrh, völlig verstopft, so wird der Luftvorrat in der Paukenhöhle resorbiert, es entsteht ein Unterdruck in der Paukenhöhle, und das nur einseitig vom Luftdruck belastete Trommelfell vermag nicht mehr zu schwingen: es tritt Schwerhörigkeit ein. Drückt man durch eine solche entzündete Tube Luft hindurch, so tritt sofort wieder volle Hörfähigkeit auf.

2.5.2.5 Nebenhöhlen der Paukenhöhle und Cellulae mastoideae

Wie die Nasenhöhle hat auch die Paukenhöhle **Nebenhöhlen,** die dadurch entstehen, daß ihre Schleimhaut zu einem bestimmten Zeitpunkt der Entwicklung in den sich entwickelnden Warzenfortsatz hineinwächst, indem sie den Knochen resorbiert, die Hohlräume auskleidet und so mit Luft erfüllte, d. h. pneumatisierte Knochenabschnitte schafft.

Streng genommen gehören diese wie auch die Paukenhöhle zu den Nasennebenhöhlen. Die praktisch wichtigsten Nebenräume der Paukenhöhle sind die Hohlräume des Warzenfortsatzes, die **Cellulae mastoideae**. Wir finden in ihnen das reduzierte zilienfreie Epithel des Respirationstraktes. Die Verbindung der Paukenhöhle mit den Cellulae mastoideae wird durch einen besonderen Hohlraum, den Vorhof, *Antrum mastoideum,* hergestellt. Dies ist ein ovaler Raum, etwa von der Größe einer kleinen Bohne (mittlere Höhe 10 mm), der durch einen kurzen Kanal, *Aditus ad antrum,* an der hinteren Wand der Paukenhöhle ausmündet. Es besteht auch die Möglichkeit, daß Teile des Felsenbeines und des Processus zygomaticus pneumatisiert werden. Die Lufträume entstehen erst am Ende der Embryonalzeit und nach der Geburt.

Durch diese Verbindungsräume kann eine Mittelohrentzündung auf das übrigens individuell sehr wechselnd ausgebildete Höhlensystem des Warzenfortsatzes fortgeleitet werden und zu einer Entzündung oder Vereiterung des Processus mastoideus (Mastoiditis) führen, die eine Aufmeißelung erforderlich macht.

2.5.3 Inneres Ohr, *Auris interna* (Labyrinth)[1]

Während das äußere und das mittlere Ohr nur der Schalleitung dienen, enthält das innere Ohr oder Labyrinth die Sinnesepithelien für das akustische oder Hörorgan und für das statische oder Gleichgewichtsorgan sowie Raumsinnesorgan.

Das Labyrinth liegt ebenfalls mit seinen verschiedenen Hohlräumen in der Felsenbeinpyramide. Man kann an ihm die knöcherne Wand oder Kapsel, das *knöcherne* Labyrinth, und das darin befindliche *häutige* Labyrinth unterscheiden.

2.5.3.1 Knöchernes Labyrinth, *Labyrinthus osseus*

Das **knöcherne Labyrinth** besteht aus einem mittleren Abschnitt, dem *Vorhof, Vestibulum.* Vor ihm liegt die *Schnecke, Cochlea,* die

---

[1] Das innere Ohr hat wirklich so verzwickte Formverhältnisse, daß es einem Irrgang oder Labyrinth ähnelt.

2.5.3 Inneres Ohr

das Hörorgan enthält, hinter ihm liegen die *Bogengänge, Canales semicirculares,* die dem Gleichgewichtssinn dienen.

Das Hohlraumsystem ist vom Periost ausgekleidet und von einer klaren Flüssigkeit, der Perilymphe, die das häutige Labyrinth umspült, ausgefüllt.

Zum knöchernen Labyrinth rechnet man sinngemäß auch den inneren Gehörgang. *Meatus acusticus internus,* da er ein Zuleitungsrohr für die beiden Sinnesnerven und für die Gefäße des Labyrinthes darstellt.

Innerer Gehörgang, *Meatus acusticus internus*

Der **innere Gehörgang** beginnt mit einer Öffnung an der hinteren Wand der Felsenbeinpyramide, dem *Porus acusticus internus,* und zieht in der Felsenbeinpyramide lateralwärts. Er enthält den Gesichtsnerven *(N. facialis),* den Hörnerven *(N. cochleae)* und den Gleichgewichtsnerven *(N. vestibuli)* sowie die *A. labyrinthi.* Sein blindes Ende heißt Grund des inneren Gehörganges, *Fundus meatus acustici interni,* und trägt für den Durchtritt der von der Schnecke und vom Vorhof kommenden Nerven eine Reihe von Öffnungen. Durch eine horizontale Leiste, *Crista transversa,* wird er in ein oberes und unteres Feld geteilt.

Das obere Feld enthält eine Öffnung, die den Eingang zum Kanal des Gesichtsnerven darstellt: *Area n. facialis.* Lateral von diesem Loch liegt ein Bezirk mit mehreren kleinen Öffnungen für Äste des N. vestibuli: *Area vestibularis superior.* Das untere Feld, *Area cochleae,* zeigt einen spiraligen Streifen, *Tractus spiralis foraminosus,* mit zahlreichen Löchelchen, durch die die Faserbündel des N. cochleae hindurchtreten. Eine weitere kleine Löchergruppe ist die *Area vestibularis inferior.* Schließlich ist noch eine einzelne Öffnung vorhanden, das *Foramen singulare,* für den N. ampullae posterioris des N. vestibuli.

Vorhof, *Vestibulum*

Der **Vorhof** ist das Mittelstück des Labyrinthes. Dieser Raum ist eiförmig und Vorhof für zweierlei Gebilde: nach vorne gelangt man von ihm in die Schnecke, nach hinten in die Bogengänge. Sein sagittaler Durchmesser beträgt ca. 5 mm, sein vertikaler ca. 3 mm.

Seine äußere oder *laterale* Wand entspricht der medialen Wand der Paukenhöhle und enthält die beiden bereits erwähnten (s. S. 324) Öffnungen: *Fenestra vestibuli* und *cochleae,* die durch die Fußplatte und das Lig. annulare stapedis bzw. durch die Membrana tympani secundaria verschlossen sind.

Seine innere oder *mediale* Wand entspricht dem Grunde des inneren Gehörganges (s. S. 331). Sie trägt zwei flache Vertiefungen, die durch eine senkrechte Leiste, *Crista vestibuli,* voneinander getrennt werden. Die vordere Bucht, *Recessus sphericus,* nimmt den *Sacculus* des häutigen Labyrinthes (s. S. 336) auf, die hintere etwas größere Grube, *Recessus ellipticus,* nimmt den *Utriculus* auf.

Die mediale Wand des Vorhofes ist an drei Stellen siebartig durchlöchert, *Maculae cribrosae,* die den durchlöcherten Stellen am Grunde des inneren Gehörganges entsprechen (s. oben).

Die Crista vestibuli läuft am Boden in eine pyramidenförmige Erhebung aus, an deren vorderen Umfang eine seichte Vertiefung, Recessus cochlearis, erscheint, die das vestibuläre Ende des Schneckenkanals aufnimmt.

Am unteren Rand des Recessus ellipticus befindet sich noch der *Aquaeductus vestibularis.* Die hintere Wand des Vorhofes trägt die 5 Öffnungen für die knöchernen Bogengänge, die vordere Wand eine elliptische Öffnung für die Scala vestibuli der Schnecke.

Knöcherne Bogengänge, *Canales semicirculares ossei*

Die drei **knöchernen Bogengänge:** ein *vorderer, hinterer* und *lateraler,* gehen vom Vorhof aus und kehren nach bogenförmigem Verlauf, der nahezu zwei Drittel eines Kreises umfaßt, wieder zu ihm zurück. Man sollte demnach sechs Mündungen der Bogengänge in den Vorhof erwarten, in Wirklichkeit sind aber nur fünf vorhanden, weil zwei Bogengänge, der obere und der hintere, eine gemeinsame Mündung haben.

Jeder Bogengang hat zwei *Schenkel.* Der eine Schenkel weist bei jedem Bogengang eine deutliche Erweiterung, *Ampulla ossea,* auf und heißt deshalb *Crus ampullare,* der andere Schenkel ist einfach oder schlicht: *Crus simplex.*

Der **vordere** oder **obere Bogengang,** *Canalis semicircularis anterior* 15 bis 20 mm lang, steht senkrecht zur Längsachse der Felsenbeinpyramide und ruft an ihr die Eminentia arcuata hervor. Sein Crus simplex verschmilzt mit dem des hinteren Bogenganges zum gemeinsamen Schenkel, *Crus commune.*

Der **hintere Bogengang,** *Canalis semicircularis posterior,* steht in einer Ebene, die ungefähr der hinteren Fläche der Felsenbeinpyramide entspricht. Er ist der längste Bogengang, 18 bis 22 mm lang,

2.5.3 Inneres Ohr 333

während der **laterale Bogengang,** *Canalis semicircularis lateralis,* der kürzeste ist, 12 bis 15 mm lang. Dieser hat eine horizontale Lage und nähert sich der Paukenhöhle so sehr, daß eine *Prominentia canalis semicircularis lateralis* an der medialen Wand des Aditus ad antrum mastoideum entsteht.

Die *Ampullen* der knöchernen Bogengänge werden wie sie selbst als *Ampulla ossea anterior, posterior* und *lateralis* unterschieden.

Die Ebenen der drei Bogengänge bilden eine nach oben und lateral sich öffnende räumliche Ecke.

Knöcherne Schnecke, *Cochlea*

Die **Schnecke** bildet den vorderen Abschnitt des Labyrinthes. Man unterscheidet an ihr eine *Basis,* die fast senkrecht steht und dem Grund des inneren Gehörganges anliegt, Durchmesser 9 mm, und eine lateral gerichtete, dem Semicanalis tensoris tympani anliegende *Spitze* oder *Kuppel, Cupula cochleae.* Die Längsachse der Schnecke heißt *Schneckenspindel, Modiolus,* und besteht aus spongiöser Knochensubstanz und enthält das *Ggl. spirale.* Ihre Höhe mißt etwa 9 mm. Um sie herum legt sich in 2½ Windungen das im Vorhof mit einer Öffnung beginnende *Schneckenrohr, Canalis spiralis cochleae,* dessen Gesamtlänge 30 mm beträgt. Die Windungen dieses Schneckenrohres liegen nicht in einer Ebene wie bei einem Posthorn, sondern wie bei der Gartenschnecke in verschiedenen Ebenen. Nur die letzte halbe Windung liegt neben dem Ende der zweiten Windung.

Von der Außenfläche des Modiolus springt bis in die Mitte des Canalis cochleae ein dünnes Knochenblättchen vor, die *Lamina spiralis ossea,* an deren freiem Rande eine bis zur lateralen Wand des Schneckenkanales reichende Haut, die *Membrana spiralis,* ansetzt. Auf diese Weise wird der Canalis cochleae in zwei Gänge aufgeteilt, die wie Wendeltreppen um die Schneckenachse herumziehen und deshalb als Treppen, Scalae, bezeichnet werden.

Die obere heißt *Vorhofstreppe, Scala vestibuli.* Sie beginnt im Vorhof und hat über die Fenestra vestibuli funktionellen Kontakt zur Paukenhöhle. Die Öffnung wird bekanntlich (s. S. 324) durch die Steigbügelplatte verschlossen. Die untere Treppe, die durch die Fenestra cochleae mit dem Tympanon in Beziehung steht, heißt *Paukentreppe, Scala tympani.*

Im Bereich der Schneckenkuppel sind die beiden Treppen durch eine Öffnung, das *Schneckenloch, Helicotrema,* miteinander verbunden.

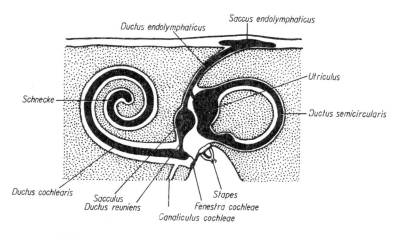

Abb. 135. Schema des häutigen Labyrinths.

Eine 3. Öffnung an der Schneckenbasis ist der feine *Aquaeductus [Canaliculus] cochlearis*, der eine Kommunikation zwischen dem Subarachnoidalraum und der Scala tympani durch das Felsenbein herstellt. In ihm verläuft eine zarte Vene zum Sinus petrosus inferior.

Der perilymphatische Raum trennt das knöcherne vom häutigen Labyrinth und ist mit einer Flüssigkeit, der *Perilymphe* ausgefüllt. Er steht über den Aquaeductus cochlearis mit dem Subarachnoidalraum in Verbindung und ist von retikulären, fibroblastähnlichen Zellen ausgekleidet, die einerseits zum Periost und andererseits (mit Ausnahme der Scalae) zum häutigen Labyrinth Kontakt haben. Auf diese Weise wird, ausgenommen in der Cochlea, der Perilymphraum gekammert.

In einem ungefähr 2000fach vergrößerten Ohrmodell mit senkrecht gestellter Schneckenachse könnte ein mittelgroßer Mensch in aufrechter Haltung von der Paukenhöhle aus folgenden Rundgang durch die Schnecke machen: Durch die Fenestra vestibuli gelangt er in den Vorhof und von dort in die Scala vestibuli. Auf der Lamina spiralis ossea, wie auf einer Wendeltreppe aufwärts steigend, erreichte er die Schneckenkuppel und klettert hier durch das Helicotrema auf die Scala tympani. Auf dieser Treppe steigt er abwärts bis zur Fenestra cochleae und erreicht durch diese Öffnung wieder die Paukenhöhle.

2.5.3.2 Häutiges Labyrinth, *Labyrinthus membranaceus*

Das **häutige Labyrinth** wird vom knöchernen Labyrinth umschlossen, ist aber keineswegs ein genauer Abguß von letzterem. Es füllt die Hohlräume des knöchernen Labyrinthes nicht vollkommen aus. Das häutige Labyrinth ist von Flüssigkeit, der *Endolymphe,* erfüllt.

Am häutigen Labyrinth kann man folgende Teile unterscheiden, die miteinander kommunizieren:
1. Utriculus,
2. Sacculus,
3. Ductus semicirculares (3),
4. Ductus cochlearis,
5. Ductus endolymphaticus.

1–3 gehören zum Gleichgewichtsorgan, 4 steht im Dienste des Hörorgans, 5 dient dem Druckausgleich.

Lage und Bau des Gleichgewichtsorganes im häutigen Labyrinth

Die Sinnesepithelien für das Gleichgewichtsorgan liegen im Utriculus und Sacculus sowie in den Ampullen der häutigen Bogengänge, *Ductus semicirculares.*

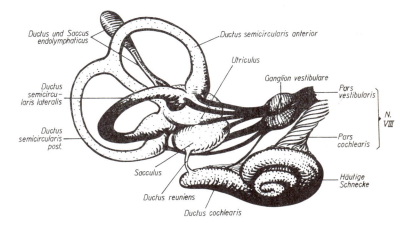

Abb. 136. Rechtes häutiges Labyrinth, von lateral gesehen (nach HARDY).

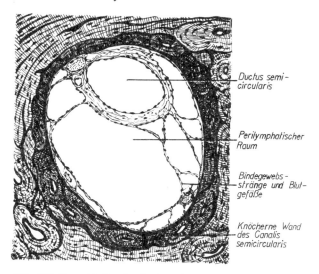

Abb. 137. Querschnitt durch den oberen Bogengang.

Der **Utriculus** ist ein wenig größer als der Sacculus und liegt im hinteren Recessus ellipticus des Vestibulum.

Sein Boden und seine laterale Wand tragen die 3 × 2 mm große *Macula utriculi* (Sinnesepithel). In ihm münden von dorsal die 5 Öffnungen der häutigen Bogengänge. An seiner medialen Wand geht der *Ductus utriculosaccularis* ab (s. u.).

Der **Sacculus** ist ein wenig kegelförmig. In seiner Vorderwand liegt rechtwinklig zur Macula utriculi die *Macula sacculi*. Nach medial finden wir über den Ductus utriculosaccularis die Verbindung zum *Ductus endolymphaticus*. In der kaudalen Wand befindet sich der *Ductus reuniens* zur häutigen Schnecke.

Die häutigen **Bogengänge** nehmen $1/4$ des knöchernen Kanals ein, und tragen in ihrem erweiterten Teil, den *Ampullae membranaceae*, eine quer zur Längsachse gestellte Leiste, *Crista ampullaris*, die das Sinnesepithel trägt.

Der Y-förmige *Ductus endolymphaticus* steht über die beiden kürzeren Schenkel (Ductus utricolosaccularis) mit Utriculus und Sacculus in Verbindung (s. o.) und zieht durch den *Canaliculus vestibularis* in die Schädelhöhle, wo er sich an der hinteren Kante der Felsenbeinpyramide sackartig erweitert *(Saccus endolymphaticus)* und von einer Duplikatur der Dura mater umscheidet wird.

MIKRO
Die häutigen Elemente des Gleichgewichtsorgans zeigen äußerlich ein feines gefäßführendes Bindegewebe, das Beziehungen zu den Perilymphzellen und dem Endost hat. Die mittlere Schicht ist aus zartestem Bindegewebe aufgebaut, die innere Schicht, durch eine Basallamina von den übrigen getrennt, trägt ein plattes bis isoprismatisches Epithel, das im Bereich der Maculae und Cristae ampullares spezialisiert ist. Im nichtspezialisierten Epithel erkennen wir elektronenmikroskopisch organellenarme helle und organellenreiche, durch Plasmalemmeinfaltungen gekennzeichnete dunkle Zellen. Letztere zeigen Zeichen erhöhter Stoffwechselaktivität und der Resorption/Sekretion. Sie sollen eine Aufgabe bei der Kontrolle der ionalen Zusammensetzung der Endolymphe haben. Die spezialisierten Zellen in den Sinnesepithelien lassen sich in die Haar-(Sinnes-)zellen und Stützzellen differenzieren. Im Bereich der *Crista ampullaris* können wir zwei Haarzelltypen erkennen:

Typ I: Sie stecken in becherartig ausgebildeten Nervenendigungen und bilden so eine großflächige Synapse.

Typ II: Sie werden von zahlreichen afferenten und efferenten Nervenendigungen erreicht und bilden mit diesen zahlreiche Synapsen. Die afferenten, nichtgranulierten *Boutons* dienen der Sensorik, die efferenten, granulierten der Modulation der Erregung. An ihrem epithelialen Ende tragen die Sinneszellen Stereozilien in hexagonaler Anordnung und 1 Kinozilie je Zelle mit dem typischen Basalkörperchen. Die Stützzellen enthalten reichlich Organellen, Mikrovilli und Inklusionen. Sie sind also stoffwechselaktiv. Auf dem Sinnesepithel sitzt eine gelatinöse, schwingfähige *Cupula,* in der die Sinneshaare (Stereo- und Kinozilien) stecken und die die gegenüberliegende Bogenwand erreicht. Bei Bewegung der Endolymphe (erfolgt bei jeder Kopfbewegung) werden durch die Cupula die Sinneshaare ausgelenkt und so gereizt.

Die Haar- und Stützzellen der Maculae entsprechen in ihrem Bau denen der Cristae. Sie werden von einer flacheren *Statolithen-* oder *Otolithenmembran [Membrana statoconiorum]* bedeckt, die in ihrer gelartigen Matrix proteingebundene Calcitkristallite *(CaCO$_3$), Statoconia,* enthält. Auch hier werden durch die Verschiebung der Otolithenmembran im Endolymphstrom die Haarzellen gereizt.

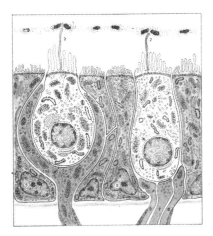

Abb. 138. Elektronenmikroskopisches Schema der Sinneszellen einer Macula:
1 Otolithenmembran,
2 Zentrales Cilium einer Sinneszelle,
3 Typ-I-Sinneszelle mit großflächiger Synapse zur afferenten Nervenfaser (4),
5 Stützzellen,
6 Typ-II-Sinneszelle mit basalen Synapsen für afferente (7) und efferente (8) Nervenfasern.

Lage und Bau des Hörorgans im häutigen Labyrinth

Das Sinnesepithel des Hörorgans liegt in Gestalt des Cortischen Organs im *Ductus cochlearis*. Dieser beginnt im Vorhof in der Nähe des Sacculus, mit dem er durch einen kurzen Gang, *Ductus reuniens*, verbunden ist, mit einem blinden Ende, dem *Vorhofsblindsack, Caecum vestibulare*, windet sich in gleicher Weise wie das knöcherne Schneckenrohr um die Schneckenachse und endet in der Schneckenkuppel mit dem *Kuppelblindsack, Caecum cupulare*.

Der **Ductus cochlearis** ist nicht rundlich, sondern im Querschnitt dreiseitig. Er liegt in der lateralen Hälfte des Schneckenrohres und grenzt an die Scala vestibuli und tympani. Seine drei **Wände** werden demnach als *vestibulare, laterale* und *tympanale* Wand unterschieden (s. S. 333).

Die vestibulare Wand ist die *Membrana vestibularis* oder *Reißnersche Membran*, die den Ductus cochlearis von der Scala vestibuli

2.5.3 Inneres Ohr

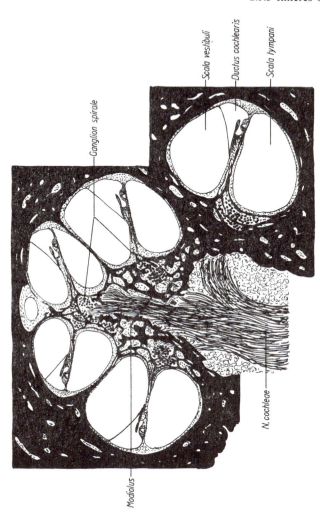

Abb. 139. Längsschnitt durch die Schnecke.

trennt. Sie ist ein dünnes Häutchen, das an der Lamina spiralis beginnt, schräg zur lateralen Wand des Canalis spiralis cochleae aufsteigt und aus einem flachen perilymphatischen und einem platten endolymphatischen Epithel besteht. Dazwischen befindet sich eine Basalmembran. Angenommen wird, daß die Epithelien einen Stoffaustausch zwischen beiden Flüssigkeitssäulen vermitteln.

Die laterale Wand des Ductus cochlearis *(Paries externus ductus cochlearis)* ist ein Teil der lateralen Wand des Canalis spiralis cochleae. Sie besteht aus dem oberen Anteil der *Crista spiralis (Lig. spirale)* und dem Gefäßstreifen, *Stria vascularis,* der durch seinen Gefäßreichtum mit intraepithelialen Kapillaren und das mehrschichtige Epithel gekennzeichnet ist. Das Epithel enthält drei Zelltypen: oberflächliche dunkle (chromophile) Zellen mit hochspezialisierten Strukturen für einen hohen Stoffwechselumsatz, intermediäre helle (chromophobe) Zellen und basale Zellen. Die dunkleren Epithelzellen sollen an der Endolymphbildung beteiligt sein. Die *tympanale Wand* bildet den Boden des Ductus cochlearis und ist die häutige Fortsetzung der Lamina spiralis ossea: *Paries tympanicus ductus cochlearis* (Membrana spiralis). Sie reicht vom Labium limbi tympanici zu einer bindegewebigen Verdickung der seitlichen Schneckenwand: *Crista spiralis (Lig. spirale).* Am Paries tympanicus unter-

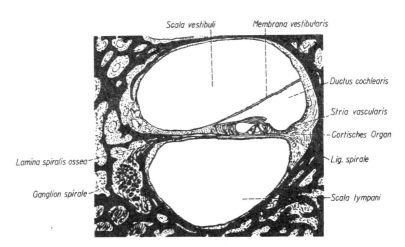

Abb. 140. Schnitt durch eine Schneckenwindung.

scheiden wir zwei Zonen: Die innere *Zona arcuata* reicht vom Limbus spiralis zu den äußeren Pfeilerzellen (s. u.) und enthält radiär gestellte kollagene Filamente von 8–10 nm Durchmesser.

Die äußere *Zona pectinata* ist dicker und enthält kollagene Fibrillennetze. Sie verbreitert sich kuppelwärts von ca. 0,21 auf 0,36 mm. Die tympanale Oberfläche der Wand ist von einem gefäßhaltigen Bindegewebe und perilymphatischen Zellen bedeckt. *Ein Gefäß ist in der Nachbarschaft des inneren Tunnels* (s. u.) besonders konstant und größer: *Vas spirale*.

Auf der Zona arcuata der Membrana spiralis liegt das **Organum spirale (Corti)**[1]), das das Sinnesepithel des Hörorgans enthält. Es ist vom verdickten Periost der Lamina spiralis ossea, dem *Limbus laminae spiralis osseae*, mit ihren beiden Labia (vestibulare und tympanicum) durch den *Sulcus spiralis internus* getrennt.

Am *Labium limbi vestibulare* ist die *Membrana tectoria* (s. u.) befestigt. Das Epithel des *Labium limbi tympanicum* geht in das erhöhte Sinnesepithel des *Cortischen Organs* über, das in besonderer Weise durch die Stütz- und Sinnes- (Haar-) Zellen gekennzeichnet ist. Zentrale Elemente sind zwei Reihen von *Pfeilerzellen* – innere und äußere Pfeiler-(Corti-)Zellen. Diese sind mit ihren Fußplatten in der Membrana spiralis verankert und stehen schräg zueinander, so daß ihre Kopfplatten wie ein Radgelenk miteinander verbunden sind. Sie begrenzen zwischen sich einen dreieckigen *inneren Tunnel (Corti-Tunnel)*. Dieser Typ der Stützzellen ist durch stabile Elemente des Cytoskeleton (Filamente und Tubuli) gekennzeichnet.

Die äußere Pfeilerzelle bildet nach außen den Phalangenfortsatz, der sich mit den gleichnamigen Fortsätzen der 3–4 lateral gelegenen Deitersschen Phalangenzellen zur *Membrana reticularis* verbindet. Medial von den Pfeilerzellen liegt *1 innere Haarzellreihe*, lateral liegen, den Phalangenzellen aufgelagert, die *3–4 äußeren Haarzellreihen*.

Zwischen den äußeren Pfeilerzellen und den haarzelltragenden Phalangenzellen befindet sich der *Nuelsche Raum*. Zwischen den Phalangenzellen und den säulenartigen Hensenschen Stützzellen entsteht der *äußere Tunnel*.

Die Kopfplatten der Pfeilerzellen und die apikalen Enden der Fortsätze der Phalangenzellen bilden eine stabile *Membrana reticularis*, in deren Maschen die apikalen Enden der inneren und äuße-

---

1) Nach A. CORTI, dem Prosektor des Anatomen HYRTL in Wien benannt, von dem es 1851 entdeckt wurde.

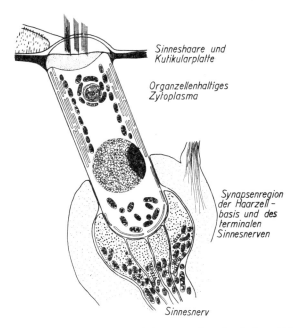

Abb. 141. Schema zum elektronenmikroskopischen Feinbau einer äußeren Haarzelle des Cortischen Organs (n. ENGSTRÖM und SJÖSTRAND).

ren Haarzellen mit ihren Stereozilien stecken. Dadurch erreicht das Reizsystem eine besondere Stabilität.

Die *Haarzellen* sind zylindrisch oder birnenförmig. Sie tragen 50–100 Stereozilien/Zelle und zeigen an ihrer Basis synaptische Kontakte zu afferenten (sensorischen) und efferenten (modulierenden) Nervenendigungen.

Es wurden ca. 3500 innere und 12 000 äußere Haarzellen ausgezählt. An der Schneckenbasis finden wir 3, cupulawärts 4–5 äußere Haarzellreihen. Nach elektronenmikroskopischen Aufnahmen sind die äußeren Haarzellen höher differenziert. Die Anordnung der Stereozilien ist sehr regelmäßig und bildet typische Muster. Die zu- und abführenden Nervenfasern liegen z. T. interepithelial, z. T. frei in den Tunnelräumen. Sie haben Beziehungen zum Ggl. spirale im Modiolus der Schnecke. Die extrazelluläre Flüssigkeit in den Tun-

2.5.3 Inneres Ohr

Tabelle 18. Übersicht über die Zellen des Cortischen Organs

Sinneszellen	Stützzellen	Grenzzellen
innere und äußere Haarzellen	1. Pfeilerzellen *(Corti)* 2. Phalangenzellen *(Deiters)*	1. Innere Grenzzellen *(Held)* 2. Äußere Grenzzellen *(Hensen)*

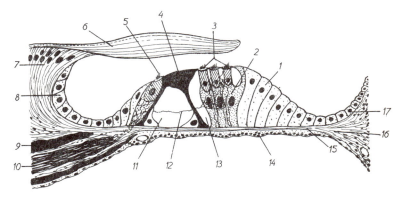

Abb. 142. Cortisches Organ (halbschematisch).
1 Hensensche Zellen,
2 Deitersche Zellen,
3 Äußere Hörzellen,
4 Pfeilerzellen,
5 Innere Hörzelle,
6 Membrana tectoria,
7 Limbus spiralis,
8 Epithel des Sulcus spiralis,
9 Lamina spiralis ossea,
10 Fasern des N. cochleae,
11 Tunnel,
12 Nervenfasern,
13 Nuelscher Raum,
14 Tympanale Belegschicht,
15 Lamina basilaris,
16 Lig. spirale,
17 Epithel des Ductus cochlearis.

nelräumen wird als *Cortilymphe* bezeichnet. Sie steht weder mit der Peri- noch Endolymphe in Zusammenhang.

Die vom Labium limbi vestibularis ausgehende **Membrana tectoria** überdeckt den *Sulcus spiralis internus* („Canalis spiralis") und liegt dem Cortischen Organ auf. In ihr stecken die Stereozilien der Haarzellen. Sie ist eine gelatinöse Membran, die nach elektronenmikroskopischen Untersuchungen feinste Keratinfilamente, die in einer proteoglykanen Matrix stecken, enthält. Zur Schneckenkuppel wird sie dicker und breiter.

Die durch Schallwellen erzeugte mechanische Schwingung der Gehörknöchelchen verursacht eine Bewegung der Flüssigkeit in den Perilymphräumen, die auf den Endolymphraum und die intraepithelialen Räume des Corti-Organs übertragen wird. Dadurch werden die in der Membrana tectoria sitzenden Stereozilien der Haarzellen ausgelenkt. Dieser Reiz wird in bioelektrische Potentiale transformiert und über die Synapsen zum Hörnerv geleitet (Einzelheiten s. Lehrbücher der Physiologie).

2.5.3.3 Blutversorgung des Labyrinths

Die *A. labyrinthi* aus der A. basilaris teilt sich in 1 *Ramus cochlearis* und 1 *Ramus vestibularis*. Sie erhält noch Zuflüsse aus dem Ramus stylomastoideus der A. auricularis post. Der R. cochlearis teilt sich in 12–14 Ästchen, die über den Modiolus zur Lamina spiralis ziehen und die Membrana spiralis erreichen. Die vestibulären Äste erreichen Sacculus, Utriculus und Ductus semicirculares.

Die Venen bilden Plexus, die den Sinus petrosus superior und den Sinus transversus erreichen. Eine basale Vene der Cochlea erreicht über den Canaliculus cochlearis die V. jugularis interna.

3 HAUTSYSTEM

Zum Hautsystem rechnet man die Haut und ihre Anhangsgebilde wie Drüsen, Haare, Nägel.

3.1 Haut, *Integumentum commune*

Die **Haut** ist eine die ganze äußere Oberfläche des Körpers bedeckende und schützende, zugleich dehnbare und elastische Hülle, die bei mittlerer Körpergröße eine Fläche von etwa 1,5–2 m² bedeckt. Sie hat eine bestimmte, von Mensch zu Mensch wechselnde *Farbe*, die von ihrem Blut- und Pigmentgehalt sowie der Dicke der Oberhaut abhängt.

Die Haut ist ein *lebenswichtiges* Organ. Wird sie über ein gewisses Maß hinaus zerstört, z. B. bei Verbrennungen, so geht der Organismus zugrunde. Die Haut hat eine ganze Reihe von Funktionen. Sie wirkt 1. als Schutzhülle, 2. als Speicherorgan, 3. als Wärmeregulator, 4. als Absonderungsorgan, 5. als Sinnesorgan, 6. Abwehrorgan.

Als *Schutzhülle* wirkt sie dadurch, daß sie mechanische, thermische, elektrische und chemische Einwirkungen bis zu einem gewissen Ausmaß von unserem Körper abhält und das Eindringen von Bakterien verhindert. Zu dieser Schutzfunktion ist die Haut durch ihre äußerste Schicht, die *Horn*schicht (s. S. 347), besonders befähigt.

Als *Speicherorgan* wirkt die Haut dadurch, daß in ihrer tiefsten Schicht, der Unterhaut, Fettgewebe in beträchtlicher Menge (10–15 kg) abgelagert sein kann.

Als *Wärmeregulator* wirkt die Haut durch ihre Blutgefäße und durch ihre Schweißsekretion. Im Rahmen der Regulation der Körpertemperatur stellt die Haut eine wesentliche Steuergröße dar, die von der Umwelt abhängig ist.

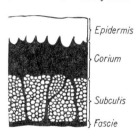

Abb. 143. Die drei Hauptschichten der Haut (schematisch).

Als *Absonderungsorgan* wirkt die Haut durch die Talg- und Schweißdrüsen, durch deren Sekrete Gifte und andere Stoffe ausgeschieden werden können (s. S. 350) und andererseits die Haut eingefettet wird.

Als *Sinnesorgan* wirkt die Haut durch ihre zahlreichen *Reizaufnahmeorgane* (s. Sinnesorgane S. 278).

Die Haut beteiligt sich in spezifischer Weise am *immunologischen Abwehrmechanismus* des Körpers (Ausschläge bei Infektionskrankheiten: Masern, Röteln, Scharlach, Reaktionen bei Testimpfungen).

Die Haut steht in inniger Wechselbeziehung zum übrigen Organismus. Sie ist also ein Spiegel des gesundheitlichen Zustandes, des Alters, der Konstitution und eignet sich vorzüglich zur allgemeinen Diagnostik zahlreicher Erkrankungen.

Die Haut ist die Kontaktfläche des Körpers zur Außenwelt. Wie alle Grenzflächen muß sie deshalb ein Grenzflächen- oder Epithelgewebe als äußerste Schicht tragen. Dieses Epithelgewebe ist die *Oberhaut, Epidermis*[1]).

Unter jedem Epithel liegt Bindegewebe. So auch bei der Haut. Diese derbe und straffe Bindegewebsschicht der Haut ist die *Lederhaut, Corium.*

Oberhaut und Lederhaut bilden die eigentliche Haut oder *Cutis.*

Da die Haut auf ihrer Unterlage (Faszien der Muskeln oder Periost der Knochen) verschieblich sein muß, so liegt zwischen der Haut und ihrer Unterlage eine aus lockerem Bindegewebe aufgebaute Verschiebeschicht, die *Unterhaut, Subcutis* oder *Tela subcutanea.*

---

1) griech. derma = Haut, epi = auf, darauf. Dermatologie = Lehre von der Haut (Hautkrankheiten).

Die Haut (s. Abb. 143) besteht demnach aus drei **Schichten**:
1. Oberhaut, Epidermis,
2. Lederhaut, Corium,
3. Unterhaut, Tela subcutanea (Subcutis).

Die Oberfläche der Haut ist rhombisch gefeldert. In den Furchen wachsen Haare, auf der Höhe der Felder münden Schweißdrüsen aus. Im Bereich von Handflächen und Fußsohlen zeigt die Haut Leisten, deren Muster genetisch determiniert sind (Bedeutung für die Gerichtsmedizin und Kriminalistik – Fingerabdrücke). Auch hier münden Schweißdrüsen aus.

3.1.1 Schichten der Haut

3.1.1.1 Oberhaut, *Epidermis*

Die **Oberhaut** ist ein mehrschichtiges Plattenepithel, dessen oberflächliche Zellagen verhornt sind.

Dadurch gliedert sich die Epidermis in zwei Hauptschichten: eine tiefe, unverhornte *Keimschicht, Stratum germinativum,* die den Zellnachschub besorgt, und eine oberflächliche *Hornschicht, Stratum corneum.*

Die Epidermis ist an den verschiedenen Körperstellen sehr verschieden dick, am dicksten dort, wo sie mechanisch am stärksten beansprucht wird, z. B. an der Fußsohle (1,5–2 mm), am Handteller und der Volarseite der Finger (etwa 1 mm), an übrigen Körperstellen weniger als 1 mm dick. Diese Dickenunterschiede sind im wesentlichen durch die Hornschicht bedingt.

MIKRO
Die Zellen des **Stratum germinativum** sind im Bereich des *Stratum basale* hochprismatisch und durch zahlreiche ablaufende Mitosen gekennzeichnet (Regeneration). Die Zellen der daraufliegenden Schicht sind polygonal gestaltet und durch zahlreiche Desmosomen fest miteinander verbunden. Zwischen den Desmosomen werden weite Interzellularspalten sichtbar, so daß die Zellen stachlige Ausziehungen zeigen – *Stratum spinosum.* Die Tonofilamente der Desmosomen bilden insgesamt in der Zellschicht ein funktionelles System zur Festigkeit der Haut (trajektoriell). Das darauffolgende *Stratum granulosum* und das *Stratum lucidum* zeigen deutliche

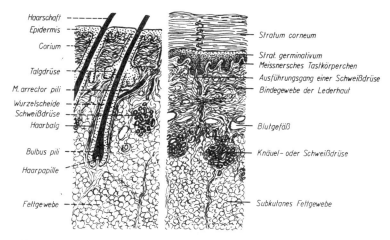

Abb. 144. Haut. Mikroskopisches Schnittbild (halbschematisch). Linkes Bild: Haut mit Haaren (Kopfhaut). Rechtes Bild: Haut ohne Haare (Vola manus).

Übergangsstufen zur Hornschicht. Die Zellen enthalten Keratohyalingranula bzw. Eleidin.

Aus den Zellen der Keimschicht gehen die Elemente der Hornschicht hervor, die als Hornschüppchen an der Hautoberfläche laufend abgestoßen werden. Im Bereich der basalen Schichten der Epidermis treten besondere Zelltypen auf – *Melanocyten* (Melanoblasten). Sie sind dendritisch verzweigt und produzieren das braunschwarze Pigment Melanin. Abhängig von der Rasse enthalten die Zellen mehr oder weniger Pigmentgranula (Melanosomen). Das *Pigment* stellt einen Schutz der Haut gegen zu starke Belichtung dar. Auch bei pigmentarmen Menschen sind stärker pigmentiert: die Brustwarze und der Warzenhof (s. S. 353), die Haut der Achselhöhle und der äußeren Geschlechtsorgane. Die Melanocyten geben Melanosomen an die Epidermiszellen ab.

Fortsatzreiche, sternförmige Langerhanszellen enthalten membrangebundene, nur elektronenmikroskopisch sichtbare Granula. Sie sind mesodermaler Abkunft und stehen im Dienste der Immunabwehr.

Die innere Oberfläche der Epidermis ist nicht glatt und eben, sondern gerillt und zerklüftet, weil Epidermis und die darunterliegende Lederhaut stark untereinander verzahnt sind. Die Verzahnung ist besonders stark an Stellen mit hoher mechanischer Beanspruchung ausgebildet. Dadurch sind Epidermis und Corium gegen mechanische Abscherung geschützt.

Die Lederhaut springt warzen- oder leistenförmig in Gestalt der gefäß- und nervenführenden *Coriumpapillen* in die gefäßfreie Epidermis vor und sichert so die Ernährung und teilweise nervale Versorgung.

3.1.1.2 Lederhaut, *Corium*

Die **Lederhaut** hat ihren Namen daher, daß sie bei tierischen Häuten nach dem Gerben das Leder liefert.

MIKRO
Sie besteht histologisch aus straffem Bindegewebe.

Dementsprechend finden wir hier Fibroblasten und alle freien Zellen des Bindegewebes (Histiocyten, Mastzellen u. a.), die geformten Elemente des Stützgewebes (kollagene, retikuläre und elastische Fasern) als auch die gelartige Grundsubstanz. Es dominieren die kollagenen Fasern. Sie durchkreuzen und durchflechten sich netzartig unter Beimischung von elastischen Fasern.

Man unterscheidet an der Lederhaut eine äußere, an die Epidermis grenzende Schicht, das *Stratum papillare,* so genannt, weil diese Schicht die Papillen ausbildet, und eine innere Schicht, das *Stratum reticulare.*

Stratum papillare und reticulare sind nicht scharf gegeneinander abgegrenzt, sondern gehen allmählich ineinander über.

Im Stratum papillare sind die Fasern fein und bilden ein sehr dichtes Geflecht. Im Stratum reticulare sind die Fasern bzw. Faserbündel dicker und bilden ein grobmaschiges, aber zugfestes Netzwerk.

Die Coriumpapillen enthalten entweder eine kapillare Gefäßschlinge *(Gefäßpapillen)* oder einen nervösen Reizaufnahmeapparat, *Meißnersches Tastkörperchen (Nervenpapillen).*

In der Lederhaut können auch Ansammlungen von glatten Muskelzellen vorkommen, wie z. B. in der Brustwarze, im Warzenhof und als zusammenhängende Schicht im Scrotum *(Tunica dartos).*

3.1.1.3 Unterhaut, *Tela subcutanea (Subcutis)*

Die **Tela subcutanea (Subcutis)** besteht aus lockerem Bindegewebe und mehr oder minder reichlich eingelagertem Fettgewebe *(Panniculus adiposus)*.

Stärkere Bindegewebszüge, die von dem Stratum reticulare der Lederhaut ausgehen und sich an der Unterlage der Haut (Faszien, Sehnen, Periost) befestigen, heißen *Haltebänder* der Haut, *Retinacula cutis*.

An einzelnen Körperstellen können diese Retinacula so stark und zahlreich sein, daß sie z. B. an der Kopfhaut diese und ihre Unterlage, die Galea aponeurotica, zu einem einheitlichen, in sich unverschieblichen Gebilde, der Kopfschwarte, zusammenschweißen.

Besondere Bildungen der Subcutis sind die *Schleimbeutel, Bursae subcutaneae,* welche allgemein dort vorhanden sind, wo die Haut oft gegen eine harte, unnachgiebige Unterlage (Knochen) gedrückt wird, z. B. am Ellenbogen, an der Kniescheibe, an der Ferse (s. Bd. 1).

Das lockere Bindegewebe der Subcutis benutzt der Arzt, weil am lebenden Körper am leichtesten erreichbar, zur Verabreichung von Arzneimitteln in gelöster Form (subkutane Injektion).

In der Unterhaut liegen die Schweißdrüsen, die basalen Abschnitte der Haarfollikel und Rezeptoren der Haut (Vater-Pacinische Körperchen).

3.2 Anhangsorgane der Haut

Zu den Anhangsorganen der Haut gehören die Hautdrüsen und die Horngebilde (Nägel und Haare).

3.2.1 Drüsen der Haut, *Glandulae cutis*

Auf die Oberfläche der Haut ergießen sich zwei Arten von Sekret, ein wässeriges, der *Schweiß, Sudor,* der im Dienste der Wärmeregulation steht, und ein fettiges, der *Hauttalg, Sebum cutaneum*.

Nach der Art der *Sekretion* kann man die Hautdrüsen in zwei Gruppen, die holokrinen und merokrinen Drüsen, einteilen.

Bei der *holokrinen* Sekretion wird die ganze Drüsenzelle (holos, griech. = ganz) in Sekret umgewandelt und ausgestoßen, bei der *merokrinen* Sekretion werden nur Bestandteile (meros = Teil) der Zelle abgesondert, entweder in Form kleinster Sekretgranula (*ekkrine* Sekretion) oder der freien Zellkuppen (*apokrine* Sekretion – große Sekrettropfen.

Einteilung der Hautdrüsen nach Art der Sekretion:

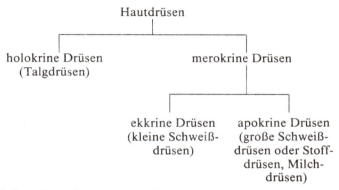

Nach ihrer *Form* kann man zwei Gruppen von Hautdrüsen unterscheiden: *tubuläre* und *alveoläre*. Die tubulären, zu denen die Schweißdrüsen gehören, werden auch wegen ihrer besonderen Form als Knäueldrüsen bezeichnet, die alveolären Drüsen sind die Talgdrüsen.

3.2.1.1 Knäueldrüsen, *Glandulae glomiformes*

Die **Knäueldrüsen** sind tubuläre Drüsen, deren sezernierendes Endstück nicht gerade gestreckt, sondern knäuelartig gewunden ist.

Nach ihrer *Größe* teilt man die Knäueldrüsen in *kleine* und *große Knäueldrüsen* ein.

Kleine Knäueldrüsen oder Schweißdrüsen,
Glandulae sudoriferae

Jede **Schweißdrüse** besteht aus dem sezernierenden Endstück, *Corpus*, das knäuelartig gewunden ist und entweder in der tiefsten Schicht des Corpus reticulare der Lederhaut oder in der obersten Schicht der Subkutis liegt, und dem Ausführungsgang, *Ductus sudo-*

rifer, welcher die Leder- und Oberhaut in der Regel senkrecht zur Oberfläche durchsetzt, auf der er mit einer feinen Öffnung, der Schweißpore, *Porus sudorifer,* ausmündet.

MIKRO
Der knäuelartige *Drüsenkörper* wird von einer einfachen Lage prismatischer Zellen gebildet, die Fetttröpfchen und Pigmentgranula enthalten und auf einer zarten Basalmembran sitzen. Eine Schicht längsverlaufender glatter Muskelzellen (myoepitheliale Zellen) umgibt die Endstücke.

Der *Ausführungsgang* verläuft nicht ganz gerade, sondern leicht gewunden, in der Epidermis sogar spiralig, korkenzieherartig gedreht (s. Abb. 143). Er ist aus zwei Lagen von Epithelzellen aufgebaut, von denen die äußere eine Fortsetzung der Muskelschicht, die innere eine Fortsetzung der Drüsenzellschicht ist.

Die Schweißdrüsen sind über die ganze Haut verbreitet. Am dichtesten liegen sie in der Haut der Vola manus und Planta pedis (300–400 auf 1 cm^2), am seltensten am Nacken, Rücken und Gesäß (50–100). Das Sekret der Schweißdrüsen, der *Schweiß, Sudor,* ist eine Flüssigkeit, die zu 98 % aus Wasser besteht, soviel Kochsalz (0,6–0,8 %) enthält, daß sie deutlich salzig schmeckt, ferner noch Ammoniak und Harnstoff. Durch den Gehalt an diesen beiden Substanzen können die Schweißdrüsen die Nieren bei ihrer exkretorischen Funktion wesentlich unterstützen, ja bis zu einem gewissen Grade stellvertretend für sie eintreten.

Große Knäueldrüsen, *Glandulae glomiformes majores*

Die *großen* Knäueldrüsen sind nicht so allgemein verbreitet wie die kleinen oder Schweißdrüsen. Sie kommen nur an bestimmten Stellen des Körpers vor und werden nach ihrem Standort benannt: Glandulae ciliares, ceruminosae, vestibulares nasi, axillares, areolares mammae und circumanales. Auch die Milchdrüsen, Glandulae mammae, gehören zu dieser Gruppe.

Diese Hautdrüsen sondern keinen gewöhnlichen Schweiß ab, sondern spezifische, durch Duft, Farbe und andere Eigenschaften ausgezeichnete Sekrete, welche den charakteristischen Geruch des einzelnen Menschen bedingen[1]). Man hat einen Teil dieser Drüsen-

---

1) Daher die ursprünglich wohl wörtlich, später in übertragenem Sinne gebrauchte Redensart: „Den kann ich nicht riechen", um einen Menschen zu bezeichnen, der einem unangenehm ist.

gruppe „*Stoffdrüsen*" genannt. Bei der Frau sind sie stärker entwickelt als beim Manne und kommen noch an anderen als den eben erwähnten Stellen vor (Bauch, Leistenbeuge, Mons veneris und Labia majora). Die am stärksten entwickelte Drüse dieser Art ist bei der Frau die Milch- oder Brustdrüse.

Die *Glandulae ciliares* (*Mollsche Drüsen*, s. S. 310) liegen in den Augenlidern und münden in den Balg eines Wimperhaares.

Die *Glandulae ceruminosae* oder Ohrschmalzdrüsen liegen im knorpeligen Teil des äußeren Gehörganges und tragen zur Bildung des „Ohrschmalzes", Cerumen, bei[1]).

Die *Glandulae vestibulares nasi* (Gl. sudiferae nasales) liegen in geringer Zahl (35) im Vestibulum nasi an der inneren Grenze der Vibrissae und münden an der Seite der Haarfollikel aus.

Die *Glandulae axillares* sind die größten Knäueldrüsen. Sie liegen in der Haut der Achselhöhle und bilden zusammen mit den Schweißdrüsen eine makroskopisch präparierbare Drüsenmasse, die man auch *Axillarorgan* nennt. Sie unterscheiden sich durch eine rötliche Pigmentierung von den Schweißdrüsen und zeigen bei der Frau ebenso wie die Mamma dem Genitalzyklus gleichlaufende Volumenschwankungen.

Die *Glandulae areolares mammae* liegen in kleinen Erhebungen des Warzenhofes, Areola mammae (s. u.).

Die *Glandulae circumanales* oder Afterdrüsen sind um die Afteröffnung herum ringförmig angeordnet.

3.2.1.2 Brust- oder Milchdrüsen, *Mammae*

Die **Brust- oder Milchdrüse, Mamma,** ist die größte Hautdrüse, deren Sekret, die *Milch, Lac,* eine eiweiß- und fettreiche Flüssigkeit, dem Neugeborenen und Säugling zur Nahrung dient. Nach ihr hat eine ganze Klasse der Wirbeltiere, die Säugetiere *(Mammalia),* ihre wissenschaftliche Bezeichnung erhalten.

Daß dieses Organ nur beim weiblichen Geschlecht vollentwickelt wird und in Funktion tritt, braucht wohl nicht besonders auseinandergesetzt zu werden.

Bei der geschlechtsreifen Frau bilden die Brustdrüsen oder Brüste zwei halbkugelige oder kegelförmige Vorwölbungen, die im Bereich der 3.–6. (7.) Rippe liegen und deren Achsen etwas nach außen di-

---

1) Das Cerumen kann man mit einer Salbe vergleichen. Die Talgdrüsen des äußeren Gehörganges liefern das Fett, die Salbengrundlage, und die Gll. ceruminosae nur die spezifischen Duft- und Geschmacksstoffe. Hinzu kommen abgeschilferte Epithelien.

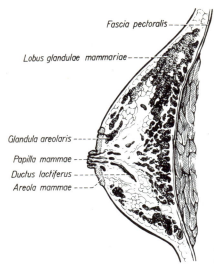

Abb. 145. Sagittalschnitt durch eine weibliche Brustdrüse.

vergieren. Zwischen den beiden Brüsten liegt eine individuell verschieden weite, längliche Furche, der *Busen, Sinus mammarum.*

Ungefähr in der Mitte der Brustdrüsenhalbkugel springt ein kleiner, kegelförmiger Fortsatz über die Oberfläche vor, die *Brustwarze, Papilla mammae (Mamilla),* deren Haut runzelig und dunkel gefärbt ist. Auch ein die Brustwarze umgebender, kreisrunder Hof, der *Warzenhof, Areola mammae,* ist durch starke Pigmentierung der Haut dunkler gefärbt und weist leichte Erhebungen auf, die durch die Glandulae areolares mammae (s. o.) bedingt sind.

Die Mamma besteht aus dem Drüsenkörper, *Corpus mammae,* und einem ihn umhüllenden Fettpolster, dessen schwankende Mächtigkeit in erster Linie die individuellen Größenunterschiede der Mammae bedingt. Das eigentliche Drüsengewebe, *Glandula mammaria,* stellt einen festen, fast kreisrunden abgeplatteten Körper dar, dessen Basis dem Brustmuskel aufliegt und durch Bindegewebszüge *(Ligg. suspensoria mammae)* mit der Brustfaszie so verbunden ist, daß er normalerweise auf seiner Unterlage verschieblich ist (Abb. 145).

Ist dieser Binde- und Halteapparat der Brust nicht kräftig und gut entwickelt, so ist sie schlaff und sinkt herab („Hängebrust").

3.2.1 Drüsen der Haut

Blutversorgung: Die *arterielle* Versorgung der Mamma erfolgt in ihrem medialen Abschnitt durch die Rr. mammarii der A. thoracica interna, im lateralen Abschnitt durch die Rr. mammarii aus der A. thoracica lateralis. Perforierende Äste der Aa. intercostales durchziehen die Mamma zentral bis zur Mamilla. Der *venöse* Abfluß erfolgt über ein oberflächliches und ein tiefes Netz. Das oberflächliche Netz mündet in die V. thoracica lat. bzw. int. und das tiefe Netz in die Vv. intercostales.

Von großer praktischer Bedeutung ist der *Lymphabfluß* (Metastasierungsweg der bösartigen Brustdrüsentumoren): Auch hier gibt es miteinander verbundene Gefäßsysteme, die die oberflächliche bzw. tiefe Lymphe sammeln und zu den regionalen Lymphknoten weiterleiten. Folgende Hauptbahnen sind klinisch bedeutungsvoll:

1. *axilläre Abflußbahn:* Aus dem oberen und lateralen Abflußgebiet gelangt die Lymphe am lateralen Rand des M. pectoralis über die Nodi lymphatici (Nod. l.) pectorales (Sorgiussche Lymphknoten) zu den Nod. l. centrales der Achselhöhle.

2. *intercostale Abflußbahn:* Aus dem medialen Teil der Brustdrüse strebt die Lymphe den Nod. l. parasternales zu, die entlang der A. und V. thor. int. angeordnet sind und deren Abflußbahnen die Nod. l. cervicales profundi bzw. direkt den Truncus subclavius erreichen.

3. *intermuskuläre Abflußbahn:* Aus den zentralen Drüsenbereichen ziehen die Lymphbahnen durch den M. pectoralis major und finden Anschluß an die Nod. l. interpectorales zwischen beiden Brustmuskeln und ziehen direkt zu den Nod. l. apicales der Achselhöhle.

Die Brustdrüse ist aus 15–20 kegelförmigen Lappen, *Lobi glandulae mammariae,* zusammengesetzt, die radiär um die Brustwarze angeordnet sind, durch Bindegewebe voneinander getrennt werden und sich in größere und kleinere Läppchen, *Lobuli,* zerlegen lassen.

MIKRO

Jeder Lappen ist eine zusammengesetzte alveoläre Drüse mit einem Ausführungsgang, dem *Milchgang, Ductus lactifer.* Der Lappenzahl entsprechend gibt es 15–20 Ductus lactiferi, die zur Brustwarze hinziehen und sich, bevor sie diese erreichen, zu kleinen Aussackungen, den *Milchsäckchen, Sinus lactiferi,* erweitern. Die Milchgänge münden mit feinen Öffnungen, den *Milchporen,* auf der Brustwarze.

Die Drüsenendkammern oder *Alveolen* sind bei Kindern beiderlei Geschlechts und beim erwachsenen Manne klein und fast ohne Hohlraum. Mit der Pubertät beginnt beim weiblichen Geschlecht eine stärkere Entwicklung der Alveolen, die mit Schwangerschaft und Laktation ihren Höhepunkt erreicht. Die Alveolen erweitern sich zu richtigen Bläschen, deren Wand von einer einschichtigen Lage von Epithelzellen, dem *Milchepithel,* und einer Basalmembran gebildet wird. Myoepitheliale Zellen umgeben die Endstücke. Der Inhalt der Alveolen ist während der Laktation die alveoläre Milch, eine Flüssigkeit mit zahllosen Fetttröpfchen. Diese werden in den Zellen des Milchepithels gebildet und zusammen mit den übrigen Bestandteilen der Milch nach dem apokrinen Sekretionstypus von den Zellen abgegeben.

Im Warzenhof und in der Brustwarze kommt reichlich glatte Muskulatur vor, die durch mechanische Reizung, z. B. durch den Mund des Säuglings, zur Kontraktion gebracht wird und eine Erektion der Brustwarze hervorrufen kann, die sie leichter faßbar macht.

Das Vorkommen überzähliger Brustwarzen *(Hyperthelie)* und Brüste *(Hypermastie),* die nicht nur an der Brust, sondern auch am Bauch und in der Leistengegend auftreten können, ist aus der Entwicklungsgeschichte des Organs *(Milchleiste!)* ohne weiteres zu erklären.

3.2.1.3 Talgdrüsen, *Glandulae sebaceae*

Die *Talgdrüsen* sind alveoläre Einzeldrüsen, die in der Lederhaut liegen und in der Regel an die Haare gebunden sind, in deren Hülle, den Haarbalg, sie nahe der Hautoberfläche einmünden. Man nennt sie deshalb auch *Haarbalgdrüsen.* Sie verbreiten sich wie die Haare fast über den ganzen Körper und lassen nur die unbehaarte Vola manus und Planta pedis frei.

Nicht an Haare gebundene, sogenannte *freie Talgdrüsen* kommen dort vor, wo Haut in Schleimhaut übergeht, z.B. am Lippenrot, am Anus, an den männlichen und weiblichen äußeren Geschlechtsorganen sowie an der Brustwarze und dem Warzenhof.

MIKRO

Der *Drüsenkörper* besteht zum größten Teil aus großen, vieleckigen Talgzellen, deren Zelleib mit zahlreichen Fetttröpfchen erfüllt ist. In den zentralen Teilen der Drüsenendkammer lösen sich die Zellen auf (holokrine Sekretion) und verschmelzen zu einem einheitlichen Fettbrei, der durch den *Ausführungsgang* in den Haarbalg und von dort auf die Oberfläche der Haut gelangt, wo er als *Hauttalg, Sebum cutaneum,* die Haare und die Haut mit einer dünnen, schützenden Fettschicht überzieht.

Die Zellregeneration erfolgt von der Peripherie des Drüsenkörpers aus.

Prall mit Sekret gefüllte Talgdrüsen heißen *Mitesser (Comedonen).*

3.2.2 Horngebilde der Haut

3.2.2.1 Nägel, *Ungues*

Die *Nägel* sind Hornplatten, die den Rücken der Finger- und Zehenendglieder bedecken und als Schutzorgane, natürliche Waffen und Werkzeuge dienen. Diese Hornplatten sind mit ihren hinteren und seitlichen Rändern in Furchen der Haut eingeschoben, während ihr vorderer Rand, *Margo liber,* frei hervorragt. Man kann außerdem einen hinteren, besonders versteckt liegenden Rand, *Margo occultus,* und je einen Seitenrand, *Margo lateralis,* unterscheiden.

Der hintere Abschnitt des Nagels, die *Nagelwurzel, Radix unguis,* ist besonders dünn und fast ganz von Haut bedeckt. Nur ein kleines halbmondförmiges Stückchen von weißer Farbe, das *Möndchen, Lunula,* ist oft sichtbar.

Der mittlere Teil des Nagels ist der *Nagelkörper, Corpus unguis,* seine Unterlage das *Nagelbett, Hyponychium.* Die den Nagel umgebende Hautfalte nennt man *Nagelwall,* die Furche, in die er eingeschoben ist, *Nagelfalz,* und den Teil der Haut, der vom freien Rand des Nagels überragt wird, *Nagelsaum.*

3.2.2.2 Haare, *Pili*[1])
(Siehe Abb. 144)

Die **Haare** sind Hornfäden, die zum Teil in der Haut wurzeln, *Haarwurzel, Radix pili,* zum Teil frei über die Oberfläche der Haut als *Haarschaft, Scapus pili,* hervorragen. Sie dienen zum Schutz und Schmuck, vergrößern die Verdunstungsoberfläche für den Schweiß und wirken als Tasthebel. Die Haare sind über den ganzen Körper verbreitet und fehlen nur an der Palma manus und Planta pedis, an der dorsalen Seite der Finger- und Zehenendglieder, an der Glans penis et clitoridis und an der Innenfläche des Preputium.

---

1) griech. trichos = Haar; z. B. in Hypertrichosis = Überbehaarung.

Nach ihrer *Länge* und *Dicke* unterscheidet man drei Arten von Haaren: die Wollhaare, die Kurz- oder Borstenhaare und die Langhaare.

Die *Wollhaare, Lanugo,* sind feine Härchen (bis 14 mm lang), die im Gesicht, am Rumpf und an den Extremitäten, an den Labia minora und der Caruncula lacrimalis vorkommen.

Das erste oder primäre Haarkleid des Fetus besteht nur aus Wollhaaren.

Kurz- oder *Borstenhaare* ($\frac{1}{2}$–1$\frac{1}{2}$ cm) sind die Haare der Augenbrauen, *Supercilia,* die *Wimpern, Cilia,* die Haare des Naseneinganges, *Vibrissae,* und des äußeren Gehörganges, *Tragi.*

Zu den Langhaaren gehören die Kopfhaare, *Capilli,* die Barthaare, *Barbae,* die Haare der Achselhöhle, *Hirci,* die Schamhaare, *Pubes,* und die Brusthaare.

Das einzelne Haar besteht aus den beiden schon erwähnten Hauptteilen: Wurzel und Schaft. Die Wurzel steckt in einer Hülle, dem *Haarbalg, Folliculus pili.* Sie endet mit einer Anschwellung, der *Haarzwiebel, Bulbus pili,* in die sich eine bindegewebige und gefäßhaltige Fortsetzung des Haarbalges als *Haarpapille, Papilla pili,* hineinschiebt.

MIKRO

Das Haar besteht aus dem *Mark,* der *Rinde* und dem *Haaroberhäutchen, Cuticula.* Der Haarbalg setzt sich aus einem äußeren bindegewebigen und einem inneren epithelialen Anteil zusammen.

Der *bindegewebige* Haarbalg ist aus einer äußeren Faserhaut mit längsverlaufenden (kollagenen und elastischen) Fasern und einer inneren Faserhaut mit ringförmig verlaufenden Fasern aufgebaut. Gegen den epithelialen Teil ist er durch die feine *Glashaut* abgegrenzt, die beim Ausreißen des Haares immer im Haarbalg zurückbleibt.

Der *epitheliale* Haarbalg oder die *Wurzelscheide* gliedert sich wieder in eine *äußere* Wurzelscheide, die eine Fortsetzung des Stratum germinativum der Epidermis ist, und eine wesentlich dünnere *innere* Wurzelscheide, die bis zur Talgdrüsenmündung eine Fortsetzung des Stratum corneum ist, unterhalb davon aus zwei Schichten besteht: einer *äußeren (Henleschen)* und einer *inneren* oder *Huxleyschen Schicht.* Die innere Begrenzung der Wurzelscheide wird von einem feinen Oberhäutchen, der *Wurzelscheidencuticula,* gebildet, die unmittelbar der Haarkutikula anliegt.

In enger Beziehung zu den Haaren stehen die Haarbalg- oder

Talgdrüsen (s. S. 356) und die *Haarbalgmuskeln,* **Mm. arrectores pilorum.** Diese Muskeln sind schmale, dünne Bündel von glatten Muskelzellen, die neben den Haarbälgen und Talgdrüsen liegen. Sie entspringen mit zarten elastischen Sehnen von der Lederhaut und ziehen dicht an den Talgdrüsen vorbei schräg nach innen durch den stumpfen Winkel hindurch, den das Haar mit der Hautoberfläche gewöhnlich bildet, bis zum Haarbalg. Durch diese Anordnung vermögen sie bei ihrer Kontraktion aus dem stumpfen einen rechten Winkel zu machen, also das Haar aufzurichten, und haben von dieser Wirkung ihren Namen „Haaraufrichter" bekommen. Da sie dicht an den Talgdrüsen vorbeiziehen, wirken sie auch fördernd auf die Sekretentleerung dieser Drüsen ein. Deshalb hat man nach dieser Funktion den einzelnen Haarbalgmuskel auch *Expressor sebi* genannt.

Die Zusammenziehung der Mm. arrectores pilorum ruft an der Haut ein eigenartiges Aussehen, die *Gänsehaut, Cutis anserina,* hervor.

Diese Muskeln können nicht willkürlich kontrahiert werden, da sie als glatte Muskeln dem autonomen Nervensystem unterstehen.

In den Wurzelscheiden der Haare bilden terminale sensible Axone eine Manschette. Es handelt sich um sensible Nervenendigungen – Mechanorezeptoren, die Berührungen der Haare registrieren. Besonders stark sind diese Nervenmanschetten bei den Tasthaaren ausgebildet.

4 INKRETSYSTEM

Zum Inkretsystem gehören alle **Drüsen mit innerer Sekretion** (endokrine, innersekretorische oder inkretorische Drüsen oder Organe). Wie bereits in der Einführung (vgl. Bd.1 und Bd.2) mitgeteilt, ist ihnen allen gemeinsam, daß sie keinen Ausführungsgang besitzen und ihr Sekret (Inkret, Hormon) in die Blut- oder Lymphbahnen abgeben und z.T. sehr enge genetische, topographische und funktionelle Beziehungen zum zentralen und peripheren vegetativen Nervensystem haben. Das Inkretsystem und das vegetative Nervensystem beeinflussen einander, indem sie einem Regelkreis mit hormonaler und chemischer Signalgebung mit Rückkoppelung vergleichbar sind. Es werden zwei Gruppen von endokrinen Organen unterschieden: die *rein*-innersekretorischen und die *gemischt*-innersekretorischen Drüsen (Abb. 146).

Hier sollen nur die rein-innersekretorischen Drüsen behandelt werden, während die *gemischt-innersekretorischen Drüsen:* Pankreas mit Langerhansschen Inseln (s. Bd.2), die Placenta und Keimdrüsen (s. Bd.2) mit den Leydigschen Zwischenzellen des Hodens und dem Follikelepithel und den Corpora lutea des Ovariums bereits bei den Organsystemen, zu denen sie nach ihrer Hauptfunktion gehören, besprochen wurden. Zu den *rein-innersekretorischen Drüsen* werden folgende Organe gezählt:
1. Hirnanhang, Hypophysis cerebri, morphologisch und funktionell mit dem Zwischenhirn gekoppelt (Zwischenhirn-Hypophysen-System),
2. Zirbeldrüse, Epiphysis cerebri,
3. Schilddrüse, Glandula thyroidea,
4. Beischilddrüsen, Glandulae parathyroideae,
5. Nebennieren, Glandulae suprarenales und Paraganglien.

Abb. 146 gibt eine Übersicht über die Verteilung dieser Organe im Körper.

4 Inkretsystem

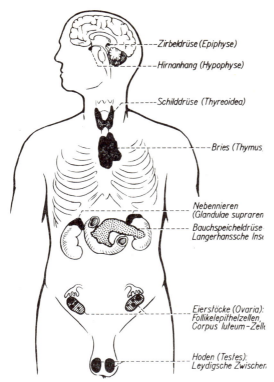

Abb. 146. Schematische Übersicht über das Inkretsystem.

Der folgende **allgemeine Aufbau** ist in allen Drüsen mit innerer Sekretion mehr oder weniger verwirklicht: Sie bestehen aus großen plasmareichen, epithelähnlichen (epitheloiden) Zellen, die in Form von Haufen, Strängen oder Ballen angeordnet sind und — mit Ausnahme bei der Schilddrüse[1]) — keine Lumina oder Oberflächen begrenzen. Diese Zellgruppen sind vom Bindegewebe begrenzt und reichlich von sinusartig erweiterten Blutkapillaren (Sinusoiden) durchsetzt, die einerseits die Basisstoffe an die Drüsenzellen heranführen und andererseits die Drüsenprodukte (Hormone) abführen.

---

1) In der Schilddrüse (s. dort) begrenzen die funktionstüchtigen Drüsenzellen einen sekreterfüllten Hohlraum.

Es besteht kein prinzipieller Unterschied zwischen der Sekretproduktion in den Drüsenzellen mit äußerer und innerer Sekretion. Lediglich die Sekretabgabe ist different: *exokrine Drüsen* geben ihr Sekret in den Ausführungsgang der Drüse ab und die *endokrinen Drüsen* in das umfangreiche Gefäßnetz, das sie umgibt und durchsetzt, da sie ja keinen Ausführungsgang haben.[1])

Unter *parakriner Sekretion* verstehen wir die unmittelbare Abgabe des Hormons/Peptids an die zu regulierende Zelle *(Targetzelle).*

4.1 Hirnanhang, *Hypophysis [Glandula pituitaria]* (Zwischenhirn-Hypophysen-System)

Die **Hypophyse** ist ein kleines, 0,6—0,7 g schweres, walzenförmiges Organ, das die *Fossa hypophysialis* der Sella turcica (Abb. 167) fast vollständig ausfüllt und dessen Längsdurchmesser quergestellt ist. Durch den Hypophysenstiel, Infundibulum, ist die Hypophyse mit dem Hypothalamus des Zwischenhirns verbunden.

Die Hypophyse ist von einer bindegewebigen Kapsel *(Stratum fibrosum)* umhüllt, die durch ein gefäßreiches *Stratum vasculare* vom Periost der Fossa hypophysialis des Türkensattels getrennt wird. Nach oben wird sie von einer Duraplatte, dem Diaphragma sellae, bedeckt, die nur das Infundibulum und die begleitenden Gefäßäste durchläßt. Der die Hypophyse umgebende venöse Gefäßring (Sinus cavernosi et intercavernosi) sorgt für eine weiche (nachgiebige) Lagerung dieser endokrinen Drüse. Eine krankhafte Vergrößerung der Hypophyse kann röntgenologisch an der Vergrößerung oder Verflachung des Türkensattels, gelegentlich auch klinisch an der Störung des Gesichtssinnes erkannt werden (Abb. 167).

Der Hirnanhang besteht aus zwei entwicklungsgeschichtlich, histologisch und funktionell unterschiedlichen Anteilen, der **Adenohypophyse** (Drüsenteil) und der **Neurohypophyse** (Hirnteil).

---

1) Eine eingehende Darstellung des Feinbaus und der Funktion der Organe kann hier nicht erfolgen (s. Lehrbücher der Histologie, Physiologie und Biochemie).

Die *Blutversorgung* erfolgt über Äste aus dem Circulus arteriosus cerebri *(Aa. superiores hypophysis)* für die Adenohypophyse und aus der A. carotis interna *(Aa. inferiores hypophysis)* für die Neurohypophyse. Beide Gefäßgruppen anastomosieren miteinander. Der venöse Abfluß aus dem sinusoidalen Kapillarnetz erfolgt über das Stratum vasculare der Hypophysenkapsel in den Sinus cavernosus. Daneben wurde ein *hypophysäres Pfortadersystem* nachgewiesen, das die Kapillaren des Tuber cinereum des Diencephalon mit den Sinusoiden der Adenohypophyse über das Infundibulum verbindet (Strömungsrichtung des Blutes: cerebrofugal). Dadurch ist eine neurohumorale Beeinflussung über die Liberine und Statine (s. S. 106) der Adenohypophyse durch den Hypothalamus möglich.

Entwicklung: Die Adenohypophyse geht aus einer frühzeitigen taschenförmigen Aussackung des Ektoderms unmittelbar vor der Rachenmembran – Rathkesche Tasche – gegen die Hirnanlage hervor, verliert den Zusammenhang mit dem Muttergewebe und verbindet sich sekundär mit der Neurohypophyse, die als Abkömmling des Gehirns aus einer Verdickung des Zwischenhirnbodens entsteht und zeitlebens die Verbindung zum Muttergewebe durch das Infundibulum beibehält. Auf diese Weise sind die funktionellen Beziehungen zwischen Hypophyse und Zwischenhirn (diencephales – hypophysäres System) entwicklungsgeschichtlich bedingt.

Adenohypophyse: Sie umfaßt etwa $2/3$ des Gesamtorgans. Der *Vorderlappen* (Lobus anterior) enthält eine Vielzahl von unterschiedlich großen epitheloiden Zellen, die zu Zellsträngen oder -platten vereinigt sind und ein schwammartiges Netzwerk ergeben. An ihrer Oberfläche sind die Zellen von einer Basalmembran und einer Gitterfaserhülle umgeben. Zwischen den unregelmäßigen Zellsträngen

Tabelle 19. Gliederung der Hypophyse

Adenohypophyse *(Pars glandularis)*	Neurohypophyse *(Pars nervosa)*
Vorderlappen *(Lobus anterior,* Prehypophysis) Trichterlappen *(Pars tuberalis)* Zwischenlappen *(Pars intermedia)*	Hinterlappen *(Lobus posterior)* Hypophysenstiel *(Infundibulum)*

erscheinen sinusartig erweiterte Kapillaren (Sinusoide), die ein gefenstertes Endothel und eine Basalmembran besitzen. Im Stroma gibt es auch marklose Nervenfasern.

MIKRO

Mit Hilfe histologischer Färbemethoden sind zahlreiche selbständige Zelltypen zu erkennen, deren spezifische Granula sich färberisch different verhalten. Die einzelnen Zellarten sind aus der undifferenzierten Stammzelle hervorgegangen und sind für die Produktion bestimmter Hormone verantwortlich. Nur einige sollen hier Erwähnung finden: Die α-Zellen besitzen azidophile Granula und

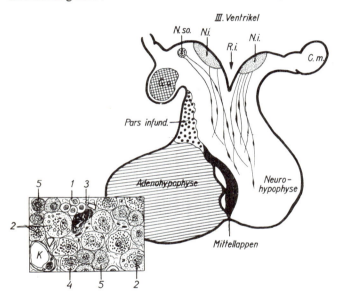

Abb. 147. Schema eines Medianschnittes der Hypophyse.
C.o. = Chiasma opticum,
C.m. = Corpus mamillare,
N.so. = Nucleus supraopticus,
N.i. = Nucleus infundibularis mit neurosekrethaltigen Nervenfasern.
R.i. = Recessus infundibuli des III. Ventrikels.

Inset: Zelltypen der Adenohypophyse:
1 indifferente Stammzellen,
2 α-Zellen,
3 hyperchrome und
4 normochrome β-Zellen,
5 γ-Zellen.
K — Kapillare.

sind meist rundlich oder oval und machen ca. 40% aller Zellen aus. Entsprechend ihrer Funktion und Differenzierung können sie sich hypo-, normo- oder hyperchromatisch verhalten. Sie produzieren das Somatotropin, das Wachstumshormon. Isolierte, geschwulstartige Wucherungen der α-Zellen (α-Zelladenom) bedingen Riesenwuchs oder Akromegalie. Die β-Zellen sind relativ basophil, in Gestalt und Größe sehr variabel. Sie sind meist in ca. 10% vertreten. In ihnen sollen die wichtigen gonadotropen Hormone für die Stimulierung der Keimdrüsen gebildet werden. In besonderen β-Zellen, die vorwiegend zentral und gegen den Zwischenlappen hin liegen, soll auch das thyrotrope Hormon zur Beeinflussung der Schilddrüsenfunktion produziert werden. Die γ-Zellen sind chromophob, und ihre Granula färben sich nur sehr schwach an. Sie stellen mit 40–50% die häufigste Zellart dar. Ihre Funktion ist noch nicht eindeutig geklärt. Die δ-Zellen lassen mit Anilinblau anfärbbare Granula erkennen. Sie sind schwierig von den β-Zellen zu trennen. Weitere Zellformen werden beschrieben (z. B. ε-Zellen, Schwangerschaftszellen), dennoch ist die Zahl der Hypophysenhormone größer als die Anzahl der erkannten Zelltypen. Für den Organismus ist das adrenocorticotrope Hormon (ACTH) für die Stimulierung der Nebennierenrinde besonders wichtig. Der differenzierte Aufbau der Zelltypen konnte elektronenmikroskopisch und immunhistochemisch bestätigt werden.

Nach modernen immunohistochemischen Untersuchungen werden die Zellen nach den von ihnen produzierten Hormonen eingeteilt (s. Tabelle 21).

Das Auftreten von Pseudofollikeln in den epitheloiden Zellverbänden ist durch merokrine oder holokrine Kolloidbildung zu erklären.

Der *Trichterlappen* (Pars tuberalis) lagert sich dem vorderen Umfang des Hypophysenstiels vor und besteht aus längsangeordneten Zellsträngen, die von gleichlaufenden Gefäßen begleitet werden. In ihm sind wenige β-Zellen und den γ-Zellen verwandte Zellformen zu erkennen. Die Bedeutung der Zellen ist unbekannt.

Der *Zwischenlappen* (Pars intermedia) stellt die Grenzzone zwischen Adeno- und Neurohypophyse dar. Er ist beim Menschen schwach entwickelt und enthält mit Kolloid gefüllte Hohlräume (Hypophysenhöhle, Zysten). Neben den zahlreichen undifferenzierten Zellen werden noch β- und γ-Zellen gefunden. Außerdem lassen sich hier im reichlichen bindegewebigen Stroma vielgestaltige basophile Zellen und tubulöse Drüsen differenzieren. Dieser Hypophy-

Tabelle 20. Hormone der Adenohypophyse und ihre Hauptwirkungen

Hormon	produzierender Zelltyp	Wirkung
Somatotropes Hormon (STH, Wachstumshormon – Somatotropin)	α-Zellen (STH-prod. Zellen)	Förderung des Längenwachstums Vermehrung der Muskelmasse pathologisch: Riesenwuchs, Akromegalie
Thyroideastimulierendes Hormon (TSH; Thyreotropin)	β-Zellen (TSH-prod. Zellen)	Aktivierung der Schilddrüsen pathologisch: Überfunktion – Morbus Basedow; Unterfunktion – Kretinismus
Adrenocorticotropes Hormon (ACTH, Corticotropin)	γ-Zellen (ACTH-prod. Zellen)	Aktivierung der Nebennierenrinde pathologisch: Überfunktion – Morbus Cushing; Unterfunktion – Morbus Addison
Follikelstimulierendes Hormon (FSH)	β(δ)-Zellen (FSH-prod. Zellen)	Anregung der Oo- und Spermiogenese
Luteinisierungshormon (LH, Luteotropin, zwischenzellstimulierendes Hormon – ICSH)	β(δ)-Zellen (LH-prod. Zellen)	Anregung der Testosteronproduktion, Auslösung der Ovulation, Förderung des Aufbaus des Gelbkörpers
Prolactin	α(ε)-Zellen (prolactinprod. Zellen)	Anregung der Progesteronbildung im Gelbkörper, Förderung der Laktation nach der Entbindung

senabschnitt ist für die Bildung des Melanophorenhormons verantwortlich.

Neurohypophyse: Der *Hinterlappen* (Lobus posterior) besitzt eine sehr verwickelte Struktur, die erst nach Untersuchung mit modernen Verfahren offenkundig wurde.

MIKRO

Als Aufbauelemente sind vorhanden: eine spezifische Neuroglia, marklose Nervenfasern, Bindegewebe und Gefäße. Ganglienzellen kommen beim Menschen nicht vor. Die mit Silbersalzen darstellbaren Neurogliazellen, bald fortsatzreich, bald abgerundet, stimmen nicht mit den sonstigen Gliazellen des zentralen Nervensystems überein, sie stellen spezifische Gliazellen, die *Pituizyten,* dar[1]), die den protoplasmatischen Astrozyten ähneln. Das Bindegewebe ist besonders reichlich um die Gefäße angeordnet und bildet hier Gitterfaserhüllen.

Die marklosen Fasern bilden ein sehr dichtes Flechtwerk. Sie kommen vom Zwischenhirn (Nucleus paraventricularis, Nucleus supraopticus, Nuclei tuberales) über den Hypophysenstiel oder entstammen dem sympathischen Plexus caroticus. Im Hinterlappengewebe erscheinen weiter unregelmäßige Einschlüsse, die mit Spezialfärbemethoden dargestellt werden können. Es handelt sich um die Stapelform des Neurosekretes, das in den Ganglienzellen des Hypothalamus gebildet und in speziellen Nervenfasern zur Neurohypophyse transportiert wird (Herringkörper – s. S. 104).

Der *Hypophysenstiel* (Infundibulum) enthält in seinem oberen Teil die Trichterhöhle (Recessus infundibuli des 3. Ventrikels), die mit Ependym ausgekleidet ist. Er enthält im wesentlichen die gleichen Elemente wie der Hinterlappen. Die marklosen Nervenfasern gehören dem *Tractus hypothalamohypophysialis* an, der von den neurosekretorisch tätigen Ganglienzellen des Hypothalamus zum Hypophysenhinterlappen zieht. Auch hier sind die neurosekrethaltigen Anschwellungen der marklosen Nervenfasern nachzuweisen. Das Neurosekret enthält die Hormone (Vasopressin – Adiuretin und Oxytocin).

Zwischenhirn-Hypophysensystem: Es wurde schon mehrfach auf die engen genetischen, topographischen und funktionellen Beziehungen zwischen Hypothalamus und Hypophyse hingewiesen. Ihre wechselseitige Beeinflussung im Sinne eines Regelkreises findet in der nervalen (Tractus hypothalamohypophysialis), in der neurosekretorischen Tätigkeit hypothalamischer Zentren und der Ausbildung eines portalen Kreislaufes zwischen Hypothalamus und Ade-

---

[1]) Pituizyten, von Glandula pituitaria abgeleitet = Schleimdrüse; alte Bezeichnung, die auf der Vorstellung beruhte, daß der Schleim der Nasenhöhle von der Hypophyse gebildet würde.

nohypophyse ihr morphologisches Substrat. Es sind hypothalamische Wirkstoffe („releasing factors" – Liberine und „release inhibiting factors" – Statine) nachgewiesen worden, die auf dem Blutwege den Vorderlappen erreichen und seine Funktion beeinflussen (s. S. 106, Abb. 35).

4.2 Zirbeldrüse, *Corpus pineale (Epiphysis cerebri)*

Die **Zirbeldrüse** wurde wegen ihrer Ähnlichkeit mit einem Pinienzapfen *Corpus pineale*[1]) genannt. Sie ist ca. 1 cm lang, ca. 170 mg schwer und aus dem Dach des Zwischenhirns hervorgegangen, mit dem sie durch die Habenulae verbunden bleibt. Sie liegt den Colliculi craniales des Mittelhirns auf. In ihre Basis reicht der Recessus pinealis des III. Ventrikels.

Die Oberfläche der Epiphyse wird von einer gefäßreichen Bindegewebshülle, die der Pia mater entstammt, umgeben. Davon ausgehende Septen teilen das Parenchym in unvollständige Läppchen. Das Bindegewebe, das aus gliösen (ektodermalen) und mesodermalen Elementen aufgebaut ist, nimmt im Alter zu. Das Parenchym der Epiphyse enthält Pinealzellen und Gliazellen, marklose sowie markhaltige Nervenfasern und zahlreiche, z. T. sinusoid erweiterte Kapillaren.

MIKRO

Die Pinealzellen stellen polymorphe Zellen mit zahlreichen Fortsätzen dar, die in ein dichtes Gliagerüst eingebaut sind. Ihre Zellkerne sind chromatinarm, ihr Zytoplasma ist z. T. granuliert, z. T. vakuolig. Es enthält besonders bei älteren Menschen Pigmentkörnchen. Die Pinealzellen können auch zu Zellsträngen oder Zellhaufen (fälschlich als „Follikel" bezeichnet) vereinigt sein. Mit zunehmendem Alter nehmen die Gliafasern zu. Die Pinealzellen werden herdweise eingeschmolzen, so daß Hohlräume (Zysten) entstehen.

Beim Erwachsenen findet man in der Epiphyse eigenartige, konzentrisch geschichtete, kalkhaltige Konkremente, die äußerlich an Beeren oder kleine verästelte Korallen erinnern. Sie werden seit alters her als *Hirnsand, Acervulus,* bezeichnet. Diese Körperchen be-

---

[1] Von den alten Anatomen auch als „Penis cerebri" bezeichnet.

sitzen eine organische Grundlage, in die später Kalzium- und Magnesiumsalze eingelagert werden. Sie können relativ groß und bei Schädelaufnahmen röntgenologisch nachweisbar werden.

Die Bedeutung der Epiphyse für den Menschen ist noch unklar. Ihre Aufgabe, in der Jugendzeit die Bildung der Geschlechtshormone zu hemmen und so den Eintritt der Pubertät zu verzögern („endokrine Bremse", „Unschulds- oder Keuschheitsdrüse"), wird diskutiert. Ein Ausfall dieses Organs soll zu vorzeitiger Geschlechtsreife (pineale Pubertas praecox) führen. Es gelang der Nachweis eines Epiphysenhormons, *Melatonin*, das bei niederen Wirbeltieren auf den Pigmentstoffwechsel Einfluß hat und dem hypophysären Pigmenthormon entgegenwirkt.

4.3 Schilddrüse, *Glandula thyroidea*

Die **Schilddrüse** liegt im Halsbereich und ist beim Lebenden nicht sichtbar und tastbar. Sie ist ein ungefähr hufeisenförmiges, 20–30 g schweres Organ, das aus den 2 Seitenlappen, *Lobus dexter* und *sinister*, und einem brückenartigen Verbindungsstück, dem *Isthmus glandulae thyroideae*, besteht. Der Isthmus liegt quer vor der Trachea in Höhe des 2.–4. Trachealknorpels. Von ihm geht häufig (bis zu 50%) ein schmaler kranialer Fortsatz aus, *Lobus pyramidalis*, der gelegentlich bis in Höhe des Zungenbeines reicht. Er stellt ein entwicklungsgeschichtliches Residuum dar und zeigt den Weg des Schilddrüsendescensus vom entodermalen Mundhöhlenepithel (spätere Stelle des Foramen caecum am Zungengrund). Die topographische Lage von Isthmus und Lobus pyramidalis ist klinisch wichtig bei einer Tracheotomie (Luftröhrenschnitt). Die Seitenlappen liegen der Trachea und in der Regel auch dem Schildknorpel an und haben häufig Kontakte zum Ösophagus bzw. Pharynx. Ihre dorsale Seite berührt die Gefäß-Nervenstraße des Halses, so daß diese engen topographischen Beziehungen zur A. carotis communis, zum N. vagus und zum N. laryngeus recurrens bei einer Kropfoperation beachtet werden müssen. Eine pathologische Vergrößerung der Schilddrüse kann gelegentlich das Lumen der Trachea einengen (Säbelscheidentrachea), Schluckbeschwerden oder durch Druck auf den N. recurrens Heiserkeit auslösen.

Die Schilddrüse ist vorne von den unteren Zungenbeinmuskeln und der Lamina pretrachealis der Fascia cervicalis bedeckt. Die

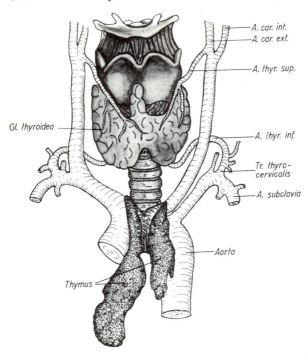

Abb. 148. Topographische Anatomie und Blutversorgung von Schilddrüse und Thymus.

Drüse selbst ist von einer doppelten bindegewebigen Hülle eingeschlossen, der äußeren *Fascia thyroidea* und der inneren *Capsula fibrosa*. Von der letzteren gehen bindegewebige Septen in die Tiefe, die das Drüsengewebe in mehr oder weniger ungleiche Lobuli aufteilen sowie Gefäße und marklose Nerven in das Organinnere leiten. Die Schilddrüse ist durch einen großen *Gefäßreichtum* ausgezeichnet: nicht weniger als vier, bisweilen auch fünf Arterien (2 Aa. thyroideae inferiores aus der A. subclavia, 2 Aa. thyroideae superiores aus der A. carotis externa und in 10% der Fälle die A. thyroidea ima aus dem Arcus aortae). Die Gefäße bilden einen Gefäßplexus, der sich zwischen den Bindegewebshüllen ausbreitet. Der venöse

Abfluß erfolgt über gleichnamige Venen, wobei die Vena thyroidea ima ziemlich konstant vorkommt und in die V. brachiocephalica sinistra mündet (Vorsicht bei der Tracheotomie!). Die Lymphbahnen ziehen zu den Nodi lymphatici cervicales profundi oder Nodi lymphatici tracheales. Im Innern des Organs fallen neben dem engmaschigen Kapillarnetz arterio-venöse Anastomosen, Polsterarterien und Lymphkapillaren auf.

MIKRO
Das Parenchym dieser innersekretorischen Drüse besteht aus sehr verschieden großen (0,1–0,5 mm Durchmesser) rundlichen Bläs-

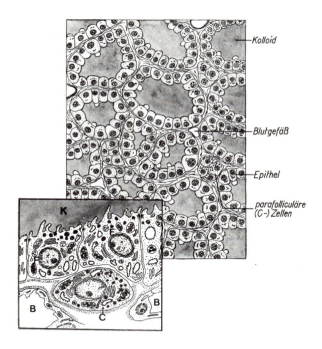

Abb. 149. Gl. thyroidea. Mikroskopisches Schnittbild.
Inset: Schema zum elektronenmikroskopischen Feinbau des Follikelepithels (F) mit apikalen kolloidgefüllten Sekretvakuolen und Mikrovilli, K = Kolloid, B = Blutkapillaren, C = parafolliculäre Zelle mit den Sekretgranula.

chen, den *Follikeln,* deren Wand in Abhängigkeit vom Funktionszustand von flachen bzw. kubischen (Speicherphase) oder kubischen bis prismatischen Epithelzellen (Sekretbildung, Sekretausschwemmung) bedeckt wird. Das Sekret (Inkret) der Follikelzellen erfüllt als *Kolloid* den Follikel. Das Kolloid enthält das jodhaltige *Thyreoglobulin* als Speicherform der aktiven Schilddrüsenhormone *(Thyroxin* und 3,5-*Dijodtyrosin),* die bei Bedarf an das Blut abgegeben werden können. Form und Funktion der Schilddrüse sind von verschiedenen Faktoren abhängig: Lebensalter, Konstitution, Temperatur, Gravidität, psychische Belastung u. a.

Die Hormone der Schilddrüse sind stoffwechselaktiv und beeinflussen gemeinsam mit dem Wachstumshormon das Wachstum und die Differenzierung des Organismus. Eine pathologische Überfunktion führt zur extremen Stoffwechselsteigerung (Morbus Basedow), eine chronische Unterfunktion zur Stoffwechselverminderung (Myxödem). Eine pathologische Vergrößerung der Schilddrüse wird als Kropf (Struma) bezeichnet. Angeborene Schilddrüsenunterfunktion mit Kropfbildung führt zum Kretinismus (durch Jodmangel endemisch vorkommend in verschiedenen Berggegenden).

Neben den Follikelzellen lassen sich weitere hormonaktive Zellen nachweisen, die **parafollikulären (C-)Zellen.** Sie produzieren das Hormon *Thyreocalcitonin,* das den Ca-Stoffwechsel beeinflußt. Die C-Zellen liegen zwischen den Follikeln und haben wie diese sehr enge Beziehungen zu den Blutkapillaren. Im elektronenmikroskopischen Bild zeigen sie im Gegensatz zu den Follikelzellen typische Sekretgranula im Zytoplasma.

4.4 Beischilddrüsen[1]), *Glandulae parathyroideae*

Die **Beischilddrüsen** treten meistens in der Vierzahl auf: zwei obere und zwei untere. Sie liegen der dorsalen Fläche der Schilddrüsenseitenlappen an und sind in der Regel nicht in die Schilddrüsenkapsel einbezogen. Wenig lockeres Bindegewebe trennt Schild- und Nebenschilddrüsengewebe voneinander. Es kommt aber auch vor, daß eine Beischilddrüse vollständig von Schilddrüsengewebe umgeben

---

1) Früher auch „Epithelkörperchen" genannt.

4.4 Beischilddrüsen 373

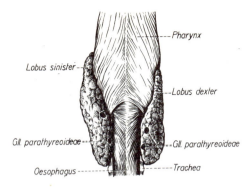

Abb. 150. Schilddrüse (von dorsal) und Beischilddrüsen (schwarz).

ist. Eine Beischilddrüse hat ungefähr die Größe eines Pfefferkornes oder einer Erbse. Durch ihren gelblich-braunen Farbton ist sie vom rötlich-braunen Schilddrüsengewebe deutlich zu unterscheiden. Ihr Gewicht beträgt ca. 0,03–0,04 g.

Die Beischilddrüsen sind Abkömmlinge der 3. und 4. Schlundtasche. Sie werden von einer zarten bindegewebigen Kapsel umgeben, die feine gefäßführende Septen in das Organinnere sendet und mit steigendem Alter den epitheloiden Zellkomplex zunehmend aufteilt.

MIKRO

Die Gl. parathyroidea kann als Prototyp einer Hormondrüse gelten. Epitheloide Zellen von polygonaler Form sind zu Strängen oder Nestern angeordnet, zwischen denen sich zahlreich sinusartige Blutkapillaren ausbreiten.

Wir können 3 Zellarten differenzieren:

1. *Helle Hauptzellen:* Sie lassen sich nur schwer anfärben, ihre Zellkerne sind deutlich rund, das Zytoplasma enthält reichlich Glykogen, Mitochondrien und Elemente des granulären endoplasmatischen Retikulum. Es sollen die aktiven Hormonbildner sein.

2. *Dunkle Hauptzellen:* Sie sind kleiner und besitzen chromatinreiche Zellkerne. Ihr Zytoplasma enthält schwach azidophile Körnchen, Glykogen und viele Mitochondrien. Sie nehmen im Alter zu. Sie sollen die inaktiven Zellzustände repräsentieren (Ruhestadium).

3. *Oxyphile* (Welshsche) *Zellen:* Sie kommen seltener vor, sind groß, stark azidophil und enthalten neben einem kleinen pyknotischen Zellkern, Granula sowie Mitochondrien im Zytoplasma. Ihre Aufgabe ist noch unklar.

Gelegentlich können helle und dunkle Hauptzellen kolloidhaltige Follikel umschließen.

Das Hormon der Beischilddrüsen, *Parathormon,* reguliert den Calcium- und Phosphatstoffwechsel des Körpers. Unterfunktion der Epithelkörperchen führt zur Calciumverarmung und zu Krämpfen (Tetanie). Das gleiche Krankheitsbild tritt auf, wenn bei einer Schilddrüsenoperation die Beischilddrüsen versehentlich mitentfernt werden. Überfunktion bedingt eine vermehrte Phosphatausscheidung und damit einen vermehrten Calciumabbau aus den Knochen (Entkalkungskrankheiten). Die unterschiedlichen Hauptzellen stellen verschiedene Stufen der zellulären Aktivität eines einheitlichen Zellsystems dar.

4.5 Nebennieren, *Glandulae suprarenales*

Die paarigen **Nebennieren** liegen den kranialen Polen der Nieren dicht auf und sind von diesen durch eine dünne Fettgewebsschicht getrennt. Ihre kaudalen Flächen sind der Form der oberen Nierenpole entsprechend ausgehöhlt. Sie sind in dorsoventraler Richtung abgeplattet, so daß wir eine *Facies anterior* und eine *Facies posterior* unterscheiden können. Die linke Nebenniere hat ungefähr die Form eines Halbmondes, die rechte die einer dreieckigen Bischofsmütze (Mitra). Die Facies anterior der linken Nebenniere besitzt einen kompletten Peritonealüberzug. An der rechten Nebenniere finden wir nur im kaudalen Abschnitt das bedeckende Peritoneum, der kraniale Abschnitt ist durch Bindegewebe von der Pars affixa der Leber getrennt. Die Facies posterior beider Nebennieren liegt der Pars lumbalis des Zwerchfelles auf. Die rechte Nebenniere zeigt außer zur Leber topographische Beziehungen zur Vena cava inferior. Die linke Nebenniere ist durch die Bursa omentalis von der Magenhinterwand getrennt und reicht mit ihrem linken Ende bis zur Milz. Die Nebennieren liegen in Höhe des 11./12. Brustwirbels. Das Gewicht einer Nebenniere des Erwachsenen beträgt ca. 5–7 g. Ihr Volumen nimmt nach der Geburt im Verhältnis zur Niere ab ($1/3$ der Nierengröße beim Neugeborenen, $1/30$ beim Erwachsenen). Das hängt mit einer postnatalen Rück- und Umwandlung der Nebennieren zusammen.

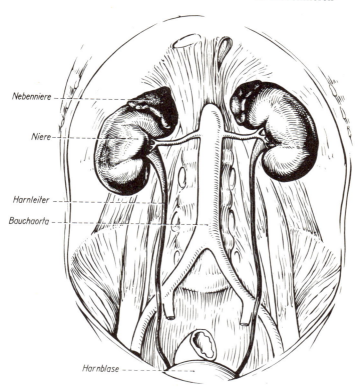

Abb. 151. Nieren und Nebennieren in situ.

Jede Nebenniere ist von einer zellreichen, gefäßführenden Bindegewebskapsel umgeben, die neben kollagenen Fasern, elastischen Netzen auch glatte Muskelzellen besitzt. Mit dem Kapselgewebe hängt das spärliche retikuläre Bindegewebsstroma des Organs zusammen. Die Capsula adiposa der Niere schließt auch die Nebennieren ein. Die Nebenniere ist ein lebenswichtiges Organ, das genetisch und funktionell aus zwei verschiedenen Anteilen besteht.

Die Rinde ist mesodermaler Herkunft (Zölomepithel). Das Mark entstammt der ektodermalen Sympathicusanlage. Bei niederen Wirbeltieren liegen beide Anteile örtlich getrennt voneinander, und erst bei höheren Wirbeltieren wachsen diese zusammen.

Die *Blutversorgung* der Nebennieren ist sehr gut. In der Regel erreichen 3 Arterien dieses Organ: Aus der A. phrenica inf. entstammt die A. suprarenalis superior, aus der Aorta die A. suprarenalis media und aus der A. renalis die A. suprarenalis inferior. Das venöse Blut wird über die V. suprarenalis links in die V. renalis und rechts direkt in die V. cava inferior abgeleitet. Einige Arterien erreichen als Aa. perforantes direkt das Mark, um dort als sinusartige Kapillaren (Sinusoide) besondere Aufgaben zu übernehmen. Die Endothelzellen dieser Kapillaren sind zur Speicherung und Phagocytose befähigt. Bemerkenswert ist, daß das mit Rindenhormonen beladene Blut aus dem Gefäßnetz der Rinde das Gefäßsystem des Markes passieren muß. Daraus ergeben sich bisher noch wenig erforschte Beziehungen zwischen Rinde und Mark. Ein zartes Lymphgefäßnetz konnte ebenfalls in der Nebenniere nachgewiesen werden.

Zahlreiche marklose Nervenfasern ziehen zur Nebenniere und bilden in der Rinde ein spärliches, im Mark ein dichtes Fasergeflecht. Im Mark sind synaptische Beziehungen zu den chromaffinen Zellen (s. u.) nachweisbar. Große multipolare (sympathische) Ganglienzellen sind im Mark ein wichtiges histologisches Charakteristikum.

Schneidet man eine frische Nebenniere durch, so sehen wir im Innern einen schmalen Streifen von grauer Substanz, das *Mark, Medulla,* das von der mächtigeren, gelblich gefärbten *Rinde, Cortex,* allseitig umgeben ist. Für mikroskopische Untersuchungen muß das Nebennierengewebe frisch entnommen werden, da autolytische Prozesse sein Aussehen schnell verändern.

MIKRO

Die **Rinde** besteht aus polygonalen, epitheloiden Zellen, die zu Strängen und Haufen angeordnet sind. Zwischen den Zellansammlungen befinden sich sinusartig erweiterte Kapillaren. Die unterschiedliche Zellanordnung gestattet eine deutliche Aufteilung der Rinde in 3 Zonen: *Zona glomerulosa* (multiformis): Sie ist die schmalste Zellzone direkt unter der Bindegewebskapsel. Ihre Zellen sind zu unregelmäßigen Nestern („Knäuelzone") angeordnet. Sie sind abgerundet, besitzen chromatinreiche Kerne und ein dichtes, zart granuliertes Zytoplasma. *Zona fasciculata:* Sie ist die breiteste Rindenschicht. Ihre Zellen sind zu parallelen Strängen angeordnet, die senkrecht zur Oberfläche liegen. Die Kerne sind groß und locker strukturiert. Im Zytoplasma finden wir reichlich Lipide (Cholesterin und Cholesterinester). Diese Fetteinlagerungen geben der Neben-

4.5 Nebennieren

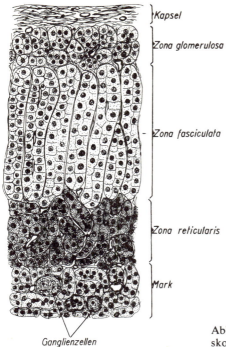

Abb. 152. Nebennieren. Mikroskopisches Übersichtsbild.

nierenrinde das goldgelbe Aussehen. *Zona reticularis:* Die netzförmige Anordnung der Zellstränge gibt dieser Schicht den Namen. Ihre Zellen sind kleiner, enthalten weniger Lipide als die der Zona fasciculata und sind durch Pigmentreichtum ausgezeichnet. Diese Lipofuscingranula nehmen im Alter zu. Charakteristisch für diese Zone sind Zellen, die Degenerationserscheinungen zeigen (vakuolisierte Mitochondrien, Karyopyknose, Karyorhexis).

Elektronenmikroskopisch fällt in den Zellen der 3 Rindenschichten ein Reichtum an Mitochondrien des Tubulus- und Sacculustyps und des agranulären endoplasmatischen Retikulum auf. Das soll ein Ausdruck für die Steroidsynthese sein. Lysosomen lassen sich in unterschiedlicher Menge in den 3 Zonen nachweisen.

Die Nebennierenrinde ist während der embryonalen und postnatalen Entwicklung sowie auch während des ganzen Lebens Umbauprozessen unterworfen. Dabei kommt es zu relativen Verschiebungen der Rindenzonen. 1. Embryonale Nebennierenrinde: Neben einer schwachen Zona fasciculata eine breite Zona reticularis. 2. Kindliche Rinde: breite Zona fasciculata, schwache Zona glomerulosa und reticularis, 3. Rinde während der Geschlechtsreife: alle 3 Zonen gut abgegrenzt und ausgebildet. 4. Postklimakterische Rinde: Zona fasciculata breit, die übrigen Zonen reduziert.

Der Nebennierenrindenaufbau ist des weiteren abhängig von der funktionellen Beanspruchung dieser Hormondrüse. Bei chronischer physischer und psychischer Belastung (Stress) vergrößert sich die Zona fasciculata. Dabei wird durch eine vermehrte Ausschüttung von ACTH (s. Hypophyse) eine erhöhte Produktion von Rindenhormonen angeregt.

In der Nebennierenrinde wird eine Vielzahl von Hormonen gebildet, die in 3 Gruppen zusammengefaßt werden: 1. *Glucocorticoide* (Einfluß auf Zuckerstoffwechsel), 2. *Mineralocorticoide* (Beeinflussung des Wasser- und Elektrolythaushaltes) und 3. *Sexualhormone*. Eine Störung der Hormonproduktion führt zu schwerwiegenden Krankheiten (Unterfunktion: Bronzekrankheit, Überfunktion: Cushing-Syndrom). Die Bildung der Nebennierenhormone wird durch Wirkstoffe (ACTH) der Adenohypophyse stimuliert.

Das zentrale **Nebennierenmark** besteht aus einem dichten Netzwerk von Zellsträngen, zwischen denen sinusartige Kapillaren und stark erweiterte Venen liegen. Auch Drosselvenen werden gefunden. Die polygonalen Zellen tragen einen chromatinarmen Zellkern. Das Zytoplasma enthält spezifische Granula, in denen *Adrenalin* und *Noradrenalin* nachgewiesen wurden. Diese beiden Wirkstoffe sind die Produkte des Nebennierenmarkes. Sie sind auch verantwortlich für die Reduktion von Chrom- und Silbersalzen, mit denen die Markzellen dargestellt werden können. Man spricht auch von *phäochromen* („chromaffinen") Zellen. Auch fluoreszenzmikroskopisch läßt sich der Gehalt von Adrenalin und Noradrenalin (Catecholamine) nachweisen.

Die im Mark gelegenen vegetativen Ganglienzellen (kenntlich durch ihre Größe) entstammen wie die phäochromen Zellen der Sympathicusanlage. Typische Synapsen konnten zwischen den phäochromen Markzellen und den vegetativen Nervenfasern elektronenmikroskopisch beobachtet werden. Eine hyperaktive Geschwulst des Nebennierenmarkes ist das Phäochromozytom.

4.6 Paraganglien

Es handelt sich um innersekretorisch tätige Zellansammlungen, die in enger funktioneller Beziehung zum autonomen Nervensystem stehen (vgl. S. 276).

4.6.1 Sympathische Paraganglien

Die Zellen der sympathischen Paraganglien sind durch die Bildung von Adrenalin gekennzeichnet. Ihr Adrenalingehalt läßt sich licht- und elektronenmikroskopisch nachweisen (phäochrome Zellen). Sympathische Paraganglien sind im Kindesalter besonders im Verbreitungsgebiet des Bauch- und Beckensympathicus nachzuweisen. Das größte findet man an der Aorta abdominalis in Höhe der Abzweigung der A. mesenterica inferior: *Paraganglion aorticum abdominale* (Zuckerkandlsches Organ). Nach der Geburt und in den ersten beiden Lebensjahren bilden sich diese sympathischen Paraganglien weitgehend zurück. Beim Erwachsenen ist die größte Ansammlung von sympathischen Paraganglienzellen und damit die Hauptbildungsstätte von Adrenalin das Nebennierenmark (s. S. 378). Es wird deshalb auch als Paraganglion suprarenale bezeichnet.

4.6.2 Parasympathische Paraganglien

Die parasympathischen Paraganglien kommen nur im Bereich der „*branchiogenen Reflexzonen*" der großen Arterien (Aorta, Carotis) vor. Ihre Zellen sind nicht phäochrom, enthalten also kein Adrenalin, sind aber von einem sehr starken Nervengeflecht umsponnen und enthalten ein reiches Kapillarnetz. Elektronenmikroskopisch werden in den polygonalen Zellen zytoplasmatische Granula nachgewiesen (Hinweis auf biogene Amine – Wirkstoffe). Durch Synapsen stehen diese Zellen mit den parasympathischen, marklosen Nervenfasern in Verbindung.

Die parasympathischen Paraganglien sind *Chemorezeptoren*. Der Mensch besitzt zwei besondere parasympathische Paraganglien, das *Paraganglion caroticum* (= Glomus caroticum) im Teilungswinkel der A. carotis communis und das *Paraganglion aorticum* (= Paraganglion supracardiale), das zwischen Aortenbogen und Lig. arteriosum liegt. Sie dienen der reflektorischen Blutdruckregulation (Barorezeptoren).

4.7 Das diffuse endokrine System

In das Epithel und interstitielle Bindegewebe zahlreicher Organe sind Zellen eingestreut, die die Sekretgranula und andere Merkmale endokrin wirkender Drüsenzellen enthalten. Mit Hilfe der Fluoreszenz- und Immunhistochemie sind in ihnen biogene Amine und Polypeptidhormone nachgewiesen worden. Gegenwärtig wird sehr viel über das System geforscht, so daß auch keine einheitliche Nomenklatur angegeben werden kann: *diffuses (peripheres) endokrines System, parakrine Zellen, APUD-Zellserie* (**a**mine and **p**recursor **u**ptake and **d**ecarboxilating), *Paraneurone*. Neben solchen Zellen in der Schilddrüse (s. parafollikuläre [C-] Zellen), in der Bronchialschleimhaut und im Zentralnervensystem gibt es eine besondere Häufung im Gastrointestinaltrakt. Sie werden hier als *endokrines gastro-entero-pankreatisches System* zusammengefaßt (endokrines GEP-System). Nach ihrer Lokalisation, der Größe und der Form ihrer Sekretgranula und der in ihnen nachgewiesenen Wirkstoffe unterschei-

Tabelle 21. Übersicht über einige Zelltypen des endokrinen gastro-enteropankreatischen Systems (in Anlehnung an GRUBE und FORSSMANN, 1979)

Zelltypen	Lokalisation	Sekretgranula: Form und Größe [nm]	Sekret biogene Amine (A) Polypeptidhormone
EC1	Dünndarm Dickdarm (Pankreas)	unregelmäßig oval 300	Serotonin (A) Substanz P
EC2	Dünndarm (Pankreas)	unregelmäßig plump–oval 350	Serotonin (A) Motilin
ECn	Magen (Dünndarm)	unregelmäßig schmal–länglich 200	Serotonin (A)
G	Magen (Duodenum) (Pankreas)	rund, unterschiedlich groß, Granulamembran, Halo und zentrale Substanzverdichtung 300	Dopamin (A)? Gastrin

4.7 Das diffuse endokrine System

Zelltypen	Lokalisation	Sekretgranula: Form und Größe [nm]	Sekret biogene Amine (A) Polypeptidhormone
D	Magen Dünndarm Pankreas	rund, wenig elektronendicht, ungleich groß 350	Somatostatin Met-Enkephalin? Gastrin
D1	Magen Dünndarm Dickdarm Pankreas	rund, elektronendicht 160	VIP *(vasoactive intestinal peptide)*
A	Pankreas (Magen)	rund, Granulamembran, elektronendicht 250	Glukagon Cholecystokinin-Pankreozymin (CCK-PZ) Endorphin
L (EG)	Dünndarm Dickdarm	rund, elektronendicht 400	Enteroglukagon *(Glucagon-like-immuno-reactivity)*
I (M)	Dünndarm	rund, elektronendicht 250	CCK-PZ
K	Dünndarm	grob unregelmäßig 350	GIP *(gastric inhibitory polypeptide)*
N (L)	Dünndarm	rund, elektronendicht 300	Neurotensin
P	Magen Dünndarm (Pankreas)	rund, regelmäßig, elektronendicht 120	Bombesin (?)
PP	Pankreas (Magen) (Dünndarm) (Dickdarm)	unregelmäßig, unterschiedliche Elektronendichte 180	*Pancreatic polypeptide* (PP) Met-Enkephalin?
B	Pankreas	rund, Granulamembran, Halo, elektronendichtes Zentrum 250	Insulin

den wir diese Zelltypen (bisher etwa 40). Tabelle 21 soll einige Merkmale dieser Zellen verdeutlichen. Ihre Funktion ist noch nicht endgültig abgeklärt. Unverkennbar ist jedoch ihr regulierender Einfluß auf die Verdauungsvorgänge und den Stoffwechsel. Spezifische Erkrankung der Zelltypen bedingen auch deren Bedeutung für die Pathologie (Geschwülste, Endokrinopathien). Ihre enge topographische und funktionelle Beziehung zum zentralen und peripheren Nervensystem hat ihnen auch die Bezeichnung *diffuses neuro-endokrines System* eingebracht.

5 Röntgen-Anatomischer Bildanhang

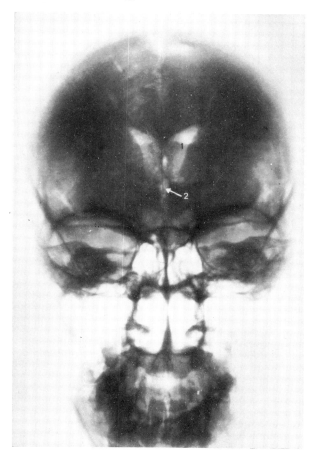

Abb. 153. Pneumencephalographie (PEG) im anteroposterioren Strahlengang. 1 Seitenventrikel; 2 III. Ventrikel.

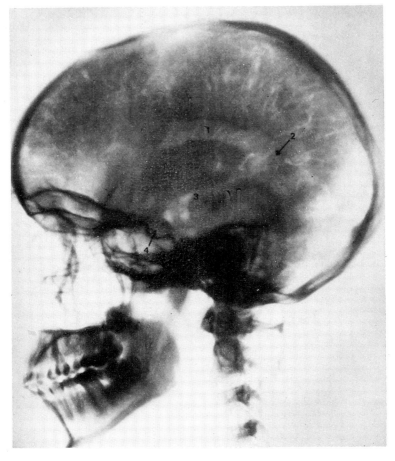

Abb. 154. PEG im seitlichen Strahlengang.
1 Pars centralis;
2 Cornu posterius;
3 Cornu inferius des Seitenventrikels;
4 Sella turcica.

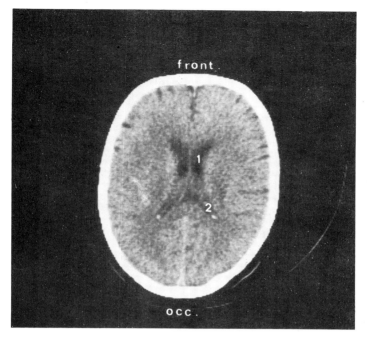

Abb. 155. Computertomographisches (CT-)Bild.
Schnitt durch das craniale Großhirn mit Darstellung der Seitenventrikel (incl. Plexus choroidei). 1 Cornu anterius, 2 Cornu posteris.

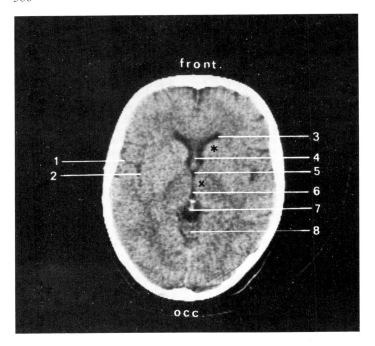

Abb. 156. CT-Bild durch das Groß- und Zwischenhirn:
* Caput nuc. caudati,
X Thalamus,
1 Sulcus lateralis,
2 Insula,
3 Seitenventrikel (Cornu anterius),
4 Septum pellucidum,
5 Foramen interventriculare,
6 III. Ventrikel,
7 Corpus pineale,
8 Vermis cerebelli (Oberwurm).

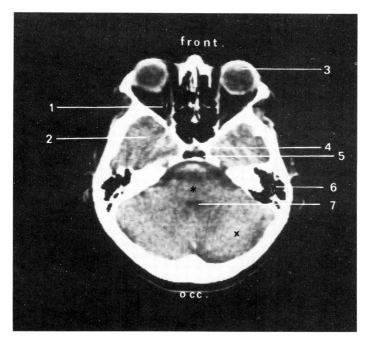

Abb. 157. CT-Bild. Schnitt durch basiswärts gelegene Hirnstrukturen:
1 N. opticus,
2 Temporalpol des Großhirns,
3 Auge,
4 Fossa hypophysialis,
5 pneumatisiertes Dorsum sellae,
6 pneumatisierter Warzenfortsatz,
7 IV. Ventrikel,
* Pons,
X Cerebellum.

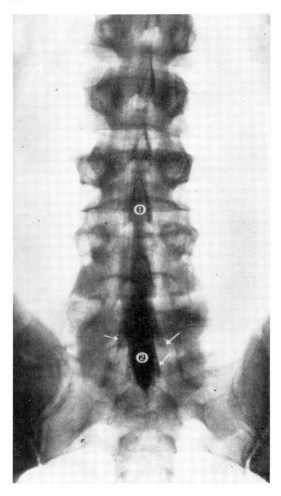

Abb. 158. Myelographie, anteroposteriorer Strahlengang. 1,2 = mit Kontrastmittel gefülltes Cavum subarachnoidale. Die Spinalnervenwurzeln (Cauda equina) erscheinen als Negativbild und nehmen z. T. Ausziehungen der Rückenmarkhüllen mit, so daß Aussackungen des Cavum subarachnoidale entstehen (↗).

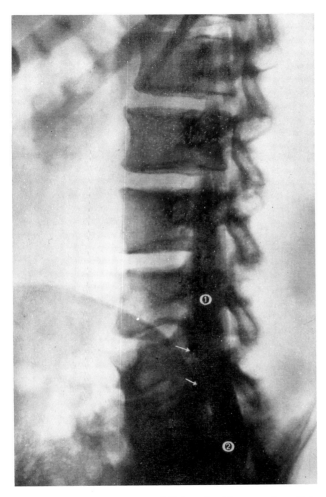

Abb. 159. Myelographie im seitlichen Strahlengang (von links nach rechts). Bez. wie Abb. 158.

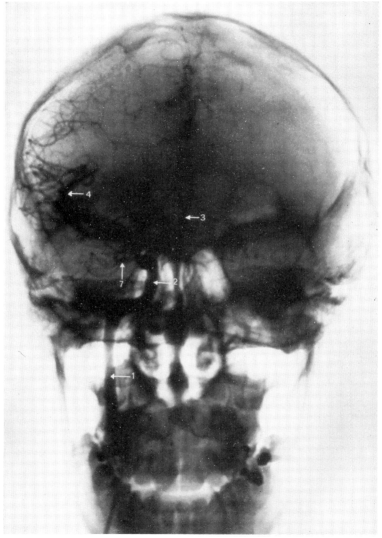

Abb. 160. Arteriographie der A. carotis interna – anteroposteriorer Strahlengang. →

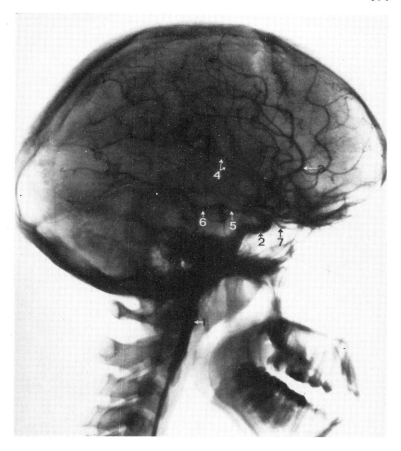

Abb. 161. Arteriographie der A. carotis interna – seitliche Ansicht: art. Phase.

1 A. car. int., Pars cervicalis,
2 A. car. int., Pars cavernosa (Carotissiphon),
3 A. cerebri anterior (A. pericallosa),
4 Äste der A. Cerebri media,
5 A. communicans post.,
6 A. cerebri post.,
7 A. ophthalmica.

---

1 A. carotis interna, Pars cervicalis,
2 A. car. int., Pars petrosa und cavernosa,
3 A. cerebri ant.,
4 Äste der A. cerebri media,
7 A. ophthalmica.

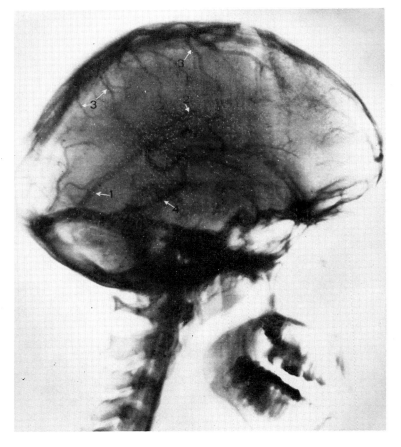

Abb. 162. Arteriographie der A. carotis interna — seitliche Ansicht: venöse Phase.

1 Sinus rectus,
2 Sinus sagittalis inferior,
3 Vv. cerebri superiores,
4 V. cerebri inf.

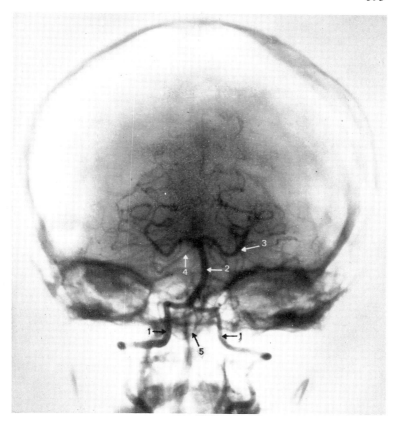

Abb. 163. Arteriographie der A. vertebralis – anteroposteriorer Strahlengang.
1 A. vertebralis,
2 A. basilaris,
3 A. cerebri post.,
4 A. cerebellaris superior,
5 A. cerebellaris inferior posterior.

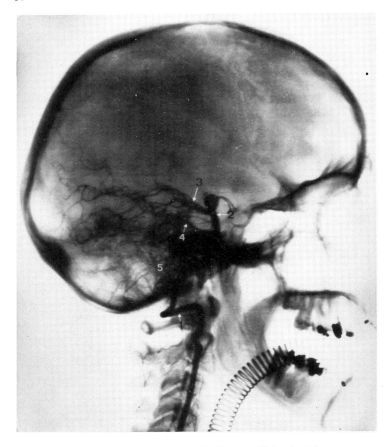

Abb. 164. Arteriographie der A. vertebralis – seitliche Ansicht.
1 A. vertebralis,
2 A. basilaris,
3 A. cerebri post.,
4 A. cerebellaris sup.

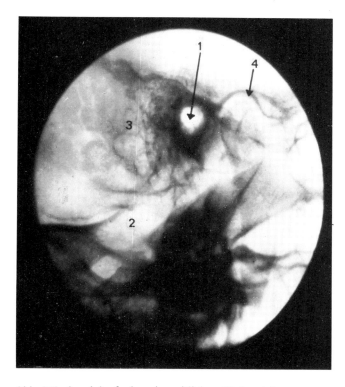

Abb. 165. Spezialaufnahme im seitlichen Ohrbereich.
1 Porus und Meatus acusticus externus,
2 Proc. mastoideus,
3 Pneumatisation im Proc. mastoideus,
4 Kiefergelenkspalt.

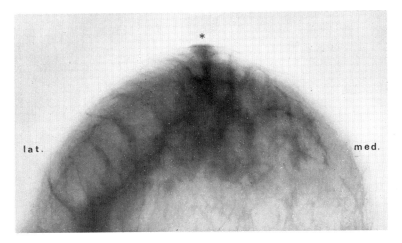

Abb. 166. Mammographie der linken gesunden Mamma. ✶ Mamilla.

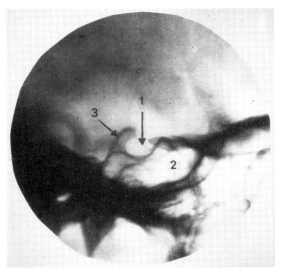

Abb. 167. Spezialaufnahme der Sella turcica.
1 Fossa hypophysialis, 2 Sinus sphenoidalis, 3 Dorsum sellae.

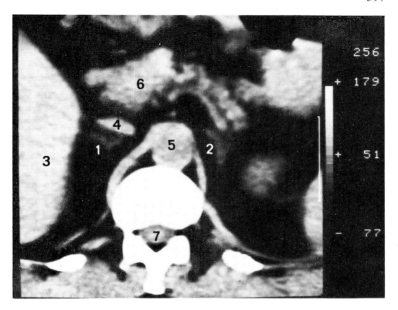

Abb. 168. CT-Bild durch das Abdomen mit Darstellung der rechten (1) und linken (2) Nebenniere.
3 Leber,
4 Vena cava,
5 Aorta,
6 Pankreas,
7 Rückenmark im Wirbelkanal.

Abbildungsnachweis

Die Abbildungen des 3. Bandes sind nach eigenen Entwürfen und teilweise nach Abbildungen in folgenden Büchern gezeichnet:

BARGMANN, W.: Histologie und mikroskopische Anatomie des Menschen.

BENNINGHOFF, A.: Lehrbuch der Anatomie des Menschen, Bd. 2 und Bd. 3 (neubearbeitet von FERNER).

CLARA, M.: Das Nervensystem des Menschen.

CORNING, H. K.: Lehrbuch der topographischen Anatomie.

FRICK, LEONHARDT, STARCK: Spezielle Anatomie II.

FÖRSTER: Handbuch der Neurologie, Bd. 5.

NIEUWENHUYS, VOOGD, van HUIJZEN: The human central nervous system.

RAUBER-KOPSCH: Lehrbuch und Atlas der Anatomie des Menschen, Bd. 3.

SPALTEHOLZ, W.: Handatlas der Anatomie, Bd. 3.

TOLDT-HOCHSTETTER: Anatomischer Atlas, Bd. 3.

WARWICK-WILLIAMS: Grays Anatomy. 35th ed.

Register

Alle Zahlen sind Seitenangaben. *Kursiv* gedruckte Zahlen verweisen auf Seiten mit Abbildungen, **halbfett** gedruckte Zahlen auf ausführliche Textstellen.

A

Abducenskern **62**, 71, 205
absteigende autonome Fasern (Rückenmark) 44
– Bahnen (Rückenmark) 42
Accessorius spinalis 217
– vagi 217
Acervulus 368
Achillessehnenreflex 52
Achselhöhlenhaare 358
Adaptation 216
Adenohypophyse 362, **363** ff., *364*
Adergeflechte 168, *169*
Aderhaut 291
Adhaesio interthalamica *89*, 97, *141*, *167*
Aditus ad antrum 330
Adrenalin 261, **378**
adrenerges Neuron (Fasern) **25**, 261
afferente Faser 26
afferentes Neuron 15
afferente Wurzelsysteme 45 f., *45*
Afferenz 45
Afterdrüsen 353
agranulärer Rindentyp 134
Agraphie 136
Akkommodation 292, 294, **307**
Akkommodationsreflex 316

Ala lobuli centralis (cerebelli) 74
Alexie 138
Allocortex 129
Alpha-Motoneuron 39, 41
Alveolen (der Brustdrüse) 355
Alveus hippocampi 125, **126**
amakrine Körnerzelle 120
– Zelle **19**, *301*, 303, 304
Amboß 326
Amiculum olivare 67
Ammonshorn **126**, 166
Ammonshornformation 126
Ampulla canaliculi lacrimalis 312
– membranaca 336
– ossea 333
Analreflex 53
Anastomose, Galensche 215
–, Jacobsonsche 203, 327
Angulus iridocornealis 290
– oculi lateralis 309
– – medialis 309
Annulus fibrocartilagineus 321, *321*
– iridis major 295
– – minor 295
– tendineus communis 312
Ansa (n. spinales) 224
– atlantis 226
– cervicalis 221
– – superficialis 209, *226*, *228*
– lenticularis 144
– sacralis 271
– subclavia (Vieusseni) 265
Antrum mastoideum 323, *324*, **330**
Apertura lateralis ventriculi quarti (Foramen Luschkae) 168, 170
– mediana ventriculi quarti (Foramen Magendii) **168**
Apex cornus dorsalis (posterior) (Med. spinalis) 40
Aphasie, motorische 136
– sensorische 137
apolare Nervenzelle 18
Apoplexie (Schlaganfall) 151
Apparatus lacrimalis 311
Apraxie 136

APUD-Zellserie 380
Aquaeductus cochlearis (= Canaliculus cochleae) 334
– mesencephali (cerebri, Sylvii) **86**, 90, 165, *167*
– vestibuli 332, s. auch Canaliculus vestibularis
Äquator des Auges 285
Arachnoidalzotten 185
Arachnoidea 178, **183** ff.
Arachnoidea encephali 183, *184*
– spinalis 183
Arbor vitae cerebelli *56, 76*, 77
Archaeocerebellum **78**, 84, 85
Archaeopallium 29, **112**, 119
Arcus hypoglossi 221
Area (Rindenfeld) 134
– amygdaloidea anterior 122
– cochleae 331
– cribrosa (sclerae) 287
– entorhinalis 121
– hypothalamica lateralis 104
– olfactoria *118*
– n. facialis 331
– postrema **63**, 111
– prefrontalis 136
– pretectalis 315
– septalis 123
– striata 138
– subcallosa 117, *118*
– vestibularis (Med. obl.) *61*, 63
– – inf. (meatus acust. int.) 331
– – sup. (meatus acust. int.) 331
Areola mammae 354, *354*
Armgeflecht 226, **228** ff.
Armplexusparese 229
Arteria(-ae) basilaris **174**, 344, *393* f.
– callosomarginalis 172
– carotis interna 170, *390* f.
– centralis anterolaterilis 171
– – anteromedialis 171
– – posterolateralis 174
– – posteromedialis 174
– cerebelli inferior anterior 174
– – inferior posterior 174, *393*
– – superior 174, *393* f.
– cerebri anterior 171, *390* f.
Arteria(-ae) cerebri media 171, *390* f.
– – posterior 174, **175**, *391, 393* f.
– choroidea anterior 171
– communicans posterior 172, *391*
– frontobasalis lateralis 171
– – medialis 172
– gyri angularis 171
– inferior hypophysis *105*, **170**, 363
– labyrinthi **174**, 344
– –, Ramus cochlearis/vestibularis 344
– meningea media (sympathisches Geflecht) 203
– ophthalmica 170, *390* f.
– palpebralis lateralis/medialis 310
– paracentralis 172
– parietalis anterior 171
– – posterior 171
– parieto-occipitalis 172
– pontis *173,* 174
– pericallosa (Pars postcommunicalis) 171, *391*
– precunealis 172
– (Ramus) communicans ant. 171
– spinalis anterior 174, 175
– – posterior 174, 175
– sulci centralis 171
– – postcentralis 171
– – precentralis 171
– superior hypophysis *105*, **171**, 363
– temporalis anterior 171
– – intermedullaris 171
– – posterior 171
– thyroideae 370
– vertebralis 170, 172, *393* f.
Arteriographie (A. carotis interna) *390, 391, 392*
– (A. vertebralis) *393, 394*
Assoziationsfasern **84**, 145, *146*
Assoziationszellen 41
Astrozyten 28
Ataxie 86

Atticus 327
Auerbachscher Plexus 275
aufsteigende Bahnen 45
– Kleinhirnbahnen 48
Augapfel 283, 285
Auge 283
–, Schutz- und Hilfsorgane 308
Augenachse, äußere 285, *284*
Augenbindehaut 309
Augenbraue 308
Augenhaut, äußere 286
–, innere 296
–, mittlere 291
Augenhintergrund 298
Augenkammer, hintere 305
–, vordere 288, **305**
Augenlider *287*, 308
Augenmuskeln 312, *313*
Augenmuskelnerven (Gruppe) **187**, 314
Augenpol 285
Augenwimpern 309
Augenwinkel 309
Auris externa 317 ff.
– interna 330 ff.
– media 322 ff.
Außennervensystem 16
äußere Augenachse 285
– Augenhaut 286
– Körnerzellen 82
äußerer Baillargerscher Streifen 133
– Gehörgang 320
äußeres Facialisknie 208
– Ohr 317
autonomes Nervensystem 16, 17, 258 ff., *259*
Autonomie 37
Axillarorgan 353
Axis bulbi externus 285
– opticus 286
axo-axonale Synapse 24, 80
axo-dendritische Synapse 24, 82
Axon 21
–, terminales 22
axo-somatische Synapse 24, 82

B

„Babinski" 53
Bahnen 21, 42
–, absteigende 42
–, afferente 42, **160**
–, aufsteigende 45
–, efferente 42, **154**
– d. Hypothalamus 107
–, zentrale Sinnesbahnen 164
–, somatosensible 50
Baillargerscher Streifen, äußerer 133
– –, innerer 133
Balken (Corpus callosum) *56*, **116**, 147
Balkenknie (Genu) *56*, **116**, 147
Balkenschnabel (Rostrum) *56*, **116**, 147
Balkenstamm (Truncus) **56**, **116**, 147
Balkenstrahlung (Radiatio) *147*
Balkenwulst (Splenium) *56*, 96, **116**, 147
Bandaletta diagonalis (Broca) *(118)*, **121**, 123
Barbae 358
Barorezeptoren 277, 375
Barthaare 358
Basalganglien 139
Basalkerne, subkortikale 128
Basilarmembran (Lamina basilaris) *343*
Basis cochleae 333
– cornus dorsalis (posterior) 40
– pedunculi cerebralis 86
– stapedis *325*, 326
Bauchhautreflex 53
Bauchteil des Sympathicus 269
– – Vagus 216
Bauelement, funktionelles 15
Bauelement, morphologisches 15
Bauprinzip, zelluläres 14
Beckennerven 256
Beckenteil des Sympathicus 271
bedingter, erlernter Reflex 28
Beinerv **216**, 220
Beingeflecht 241

Beischilddrüsen 372, *373*
Berührungssensibilität 50
Betzsche Riesenpyramidenzellen 135
Bewegungsapparat 49
bewußte Empfindung 100
– Handlung 13, 27
Bicepsreflex 52
Bindehaut 309
Bindehautgewölbe 309
Binnenzellen 41
Biorhythmische Regulation 108
Bipolarität 18
bipolare Nervenzelle 19, *301*
Blickzentrum, frontales 136
–, okzipitales 138
Blumenkörbchen, Bochdaleksches 170
Blut-Hirn-Schranke 29
Blutleiter 176 f.
Blutversorgung der Capsula interna (Innere Kapsel) 171
– der Basalganglien 171
– des Gehirns und Rückenmarkes 170 ff.
– der Hypophyse 363
– des Labyrinths 344
– der Mamma 355
– der Nebenniere 376
– der Schilddrüse 370
Bochdaleksches Blumenkörbchen 170
Bogengänge 331
–, häutige 336
–, knöcherne *319*, 332
Bogengang, hinterer/oberer/vorderer 332
–, lateraler 333
Borstenhaare 351
Bowmansche Membran (Grenzhaut) *288*, 289
Brachium colliculi caudalis [inferioris (acustici)] **88**, 93, 108
– – cranialis [superioris (optici)] 88, 93, 108

brachycephaler Schädel 54
branchiogene Reflexzonen 379
Brocasches Zentrum 135
Brodmannsches Prinzip 134
Bronze-Krankheit 378
Brücke (Pons) 48, 55, *56*, 57 f., *59*, **60** f., *64*
Brückenarm 77
Brückenhaube 60
Brust- (Milch-) Drüse 353 ff., *354*
–, Blutversorgung 355
–, Lymphabfluß 355
Brustmark 33, *33*, 34
Brustnerven 228
–, Rr. ventrales 338 ff.
Brustteil des Sympathicus 267
– – Vagus 215
Brustwarze 354, *354*, 396
Bündel, Flechsigsches 48
–, Gowerches 48
–, Lissauersches 49
–, Monakowsches 91
Bulbus medullae spinalis 58
– oculi *56*, **258** ff., 283 f., *287*
– –, Inhalt 284 ff.
– –, Kern 285
– –, Kapsel (Tunica fibrosa bulbi) 285 ff.
– –, Wandschichten 285 ff.
– olfactorius *56*, 57, *118*, **120**
– pili 358, *384*
– venae jugularis 323
Burdachscher Strang 38, 49
Bursae subcutaneae 350
Busen 354

C

Caecum cupulare 338
– vestibulare 338
Calamus scriptorius 63
Calcar avis 166
Caliculi gustatorii 279, *280*
Camera anterior bulbi 305
– posterior bulbi 305
Canales semicirculares ossei 327

Canaliculus cochleae 334, s. auch Aquaeductus cochlearis
- lacrimalis 308
- vestibularis (− Aquaeductus vestibuli) 332, 336

Canalis caroticus 323
- centralis 28, *35*, 37
- facialis 208, 325
- musculotubarius 323
- semicircularis anterior 332
- − lateralis 333
- − posterior 332
- spiralis cochleae 333, 340
- tympanicus 323

Cannon-Boehmscher Punkt 214

Capili 358

Capsula externa 141, *141, 143, 144*
- extrema 141, *141, 143, 144*
- fibrosa (Gl. thyr.) 370
- interna 97, 98, 100, *141*, 142, *143, 144*, **148** f., *149, 150*
- lentis 307

Caput cornus dorsalis (posterior) 40
- mallei *323*, 325, *325*
- nuclei caudati 140, *386*
- stapedis 326

Carotissiphon 170

Cartilago auriculae 318
- meatus acustici 318
- tubae auditivae 329

Caruncula lacrimalis 309

Cauda equina 35, 180, **224**, *388*
- nuclei caudati 140, *142, 143*

Cavitas epiduralis 179
- tympanica [Cavum tympani] 322 ff.

Cavum epidurale *180*
- septi pellucidi 148
- subarachnoidale 178, *180, 388*
- subdurale 178, 183
- trigeminale (Meckeli) **182**, 190
- tympani [Cavitas tympanica] 322 ff.

Cellulae mastoideae 323, *324*, **330**

Centrum semiovale 111, 145

Cerebellum *30*, 31, 57, **74** ff.

Cerebrum (Telencephalon) 31, 111
- abdominale 271

Cerumen 320

chemische Synapse 25

Chemorezeptor 14, 277, 379

Chiasma opticum *56*, 57, 95, **110**, *162*

cholinerge Synapse 25

Chorda tympani *200*, 201, *204, 206* f., *207*, **208**

Chorea 145

Choriocapillaris 291

Choroidea 291

Chromatolyse 20

Cilia 309, 358

Cingulum *125*, 146, *146*

Circulus arteriosus cerebri (Willisi) 172, *173*, **175**

Cisterna(-ae) subarachnoidales 183
- cerebellomedullaris 183
- chiasmatis 184
- fossae lateralis 184
- interpeduncularis 184
- pontis *56*, 184

Claustrum 139, *141*, 143, *143, 144*

Cochlea *319*, 330, **333**

Colliculus caudalis (inf., acusticus) *69*, 71, **88**, 93, 108
- cranialis (sup., opticus) **88**, 93, 109, *156, 162*
- facialis 62

Columna dorsalis (posterior) 36, *36*, *39*, **40**, 46
- fornicis *89*, 127, *141, 144*
- intermedia (= Substantia intermedia lateralis) *156*
- intermediolateralis (autonomica) *39*, 40, 41
- lateralis *36*, 37, 40
- thoracica [Nuc. thoraoicus] *39*, 40, *47*, 48
- ventralis (anterior) *36*, 37, **38**, *39*

Comedonen 357

Commissura alba 36, 46, 48

- epithalamica (posterior) *89*, 93, 95, **102**
- fornicis 127
- grisea 36
- medullae spinalis 36
- posterior [epithalamica] *89*, 93, 95, **102**
- rostralis (anterior) *89*, 116, **123**, *141*, 147, *147*, 148

Computertomographische (CT-) Bilder *385, 386, 387, 398*
Confluens sinuum 177
Conjunctiva palpebrarum 310
Consensuelle Reaktion 296
Consensueller Pupillenreflex 316
Conus medullaris 31, 37
Corium *348*, 349, *349*
Coriumpapillen 349
Cornea 286, **287** f., *288*
Cornu ammonis **126**, 163, 166
- dorsale (post.) 37
- frontale (anterius ventriculi) *143*, 165, 166, *167, 385*
- laterale 37
- occipitale (posterius ventriculi) 165, 166, *167*, 385
- temporale (inferius ventriculi) *143*, 165, 166, *167, 384, 385*
- ventrale (ant.) 37

Corona ciliaris **292**, *292*, 293
- radiata 148

Corpus adiposum orbitae *287*, 315
- amygdaloideum 121, *125*, 139, *141*
- callosum *56*, 112, **116,** *140*, 147
- ciliare 292
- fornicis 127, *141, 142*
- geniculatum laterale (opticum) 96, **108**, 110, *149*
- – mediale (acusticum) 96, **108**, *149*
- incudis *325*, 326
- mamillare *56*, 57, 86, 95, **103**, 127
- mammae 354
- medullare cerebelli 77
- pineale 86, 88, 97, 102, 111, **368**
- striatum 139
- trapezoideum 70
- unguis 357
- vitreum 308

Cortex cerebelli 77, **79** ff.
- cerebri 128
- gl. suprarenalis 376
- lentis 306
-, limbischer 112
-, präfrontaler 100, **136**
-, sensomotorischer 137

Corti-Lymphe 343
Cortische Pfeilerzellen 341, *343*
Cortisches Organ 338, *340,* **341** ff.
Corti-Tunnel 341
Cremasterreflex 53
Crista ampullaris 336, 337
- spiralis [Ligamentum spirale] 340, *340, 343*
- transversa fund. meat. acust. int. 331
- vestibuli 332

Crura fornicis 127, *143*
Crus ampullare 332
- anterius stapedis 326
- – capsulae internae 148
Crus breve incudis *325,* 326
- cerebri 86, **87,** *87,* 89, *150*
- commune 332
- longum incudis *323, 325,* 326
- posterius capsulae internae 148
- – stapedis 326
- simplex 332

Culmen 74
Cuneus **117**
Cupula ampullaris 337
- cochleae 333
Cushing-Syndrom 378
Cutis 346
- anserina 359
Cytoarchitektonik 132

D
Dach der Paukenhöhle 322
Dachkern 84
Declive 76
Decussatio 42
– lemniscorum medialium (Dec. sensoria) 65
– pedunculorum cerebellarium cranialum 92
– pyramidum (motorica) 43, *56*, **59**, *59*, 63 f.
– tegmenti 91, 92
Degenerationsstudien 70
Deiterssche Phalangenzellen 341, *343*
Dendrit 18, 21
Dendritendorn (Spine) 19, 80
Dermatom 186
Descemetsche Membran *288*, 289
Desmosomen 28
Diaphragma sellae 182
Diencephalon *30*, *89*, 95
diffuses endokrines System 380 ff.
– neuro-endokrines System 382
Digitationes hippocampi 124, 166
Discus nervi optici *298*, 299
dissoziierte Empfindungsstörung 48
Divergenz 20, 22, 42, 145
dolichocephaler Schädel 54
dopaminerges Neuron 25
Dreikantenbahn, Helwegsche 49
Druckempfindung 50
Drüsen der Haut 350
–, Meibomsche 310
– mit innerer Sekretion 360
–, Mollsche **310**, 353
Drüsenteil der Hypophyse 362 f.
Ductus cochlearis *334*, 335, *335*, **338** ff., *339*, *340*
– endolymphaticus *334*, 335, *335*, **336**
– lactifer 355
– nasolacrimalis 311, 312
– reuniens *334*, *335*, 336, **338**
– semicircularis 335, *335*

– sudorifer *349*, 351
– utriculosaccularis 336
Dura mater 178
– – encephali 180, *181*, *184*
– – spinalis 179
Durasack 179
Dysequilibrium 86
Dysdiadochokinese 86
Dysmetrie 86
Dyssynergie 86

E
Effektor 22
Effektorfortsatz 18
Effektorhormon 104
Effektorsynapse 24
efferente Bahnen 42
– Faser 27
efferentes Neuron 15
Efferenz, reflektorische 43
Eigenapparat des Rückenmarkes 50
Eigenreflex 52, 54
Eingeweidenerv, großer 269
–, kleiner 269
Einheit, motorische 27
–, neuromuskuläre 27
–, sensorische 27
elektrische Synapse 25
Eminentia arcuata 332
– collateralis 166
– medialis *61*, 62
– mediana 104
– pyramidalis 323, *324*
Emotionen 119, 131
Empfangsapparat 14
Empfindung, bewußte 100
– des Bewegungsablaufes 50
Empfindungsstörung, dissoziierte 48
Encephalon 54
Endfaden des Rückenmarkes 31
Endhirn 111
Endhirnventrikel 165
Endkerne 38, *72*, 190
Endkolben 22
endokrine Organe *361*

gastro-entero-pankreatisches System 380
endokrines System 360 ff.
Endolymphe **317,** 335, 337
Endoneurium *184*
Endplatte 57
Eosinkörper 83
Ependym 96
Ependymzelle 28
Epidermis *346,* 347, *348*
epikritische (gnostische) Sensibilität 50
Epineurium *184,* 186
Epiphysis cerebri *56,* 86, 88, 97, 102, 111, **368** f.
Epithalamus 95, 102
Epithelkörperchen 372
Erinnerung 13
Erinnerungsfelder 122, 138, 139
erregende Synapse 24
Erregung, exterozeptive 49
–, propriozeptive 49
Erregungsleitung, saltatorische 21
Erregungsübertragung 25
Excavatio disci 299
Exterorezeptoren 277
exterozeptive Erregung 49
exterozeptiver Dendrit 50
–, Reflex 51
extrapyramidales System [EPS] (extrapyramidal-motorisches System) *43,* 49, 85, 90, 93, 94, 103, 145, *158*
– –, Bahnen 155, *158*
– –, Regelkreise *158*
– –, Schaltkreise 159
exzitatorische Synapse 24

F

Facialiskern, oberer 206
–, unterer 206
Facialisknie, äußeres 208
–, inneres 72, **206**
Facies basalis (inferior) cerebri 55, 112

– convexa (superolateralis) cerebri 55, 112, *113, 114*
– inferior (basalis) 55, 112
– medialis (hemispherii) 112, *117*
– superolateralis (convexa) cerebri 54, 112
Falx cerebelli 181
– cerebri 115, 181, *181*
Farbsehen 283
Fascia thyroidea 370
Fasciculi 229
– longitudinales pontis *142*
Fasciculus arcuatus 147
– cuneatus 38, **49,** 161
– fronto-occipitalis 146
– gracilis 38, **49,** 161
– lateralis des Plex. brach. 229, *229*
– medialis des Plex. brach. 229, *229*
– posterior des Plex. brach. 229, *229*
– longitudinalis dorsalis 92, 107, *125*
– – inf./sup. 146, *146*
– – med. 66, *69,* 70, 73, 92
– mamillotegmentalis *125*
– mamillothalamicus 98, 107, *125*
– medialis 229
– occipitalis verticalis 147
– opticus (= Nervus opticus) 187
– pallidohypothalamicus 144
– posterior 229
– proprius 51
– rubroreticularis 91
– temporo-occipitalis 146
– uncinatus 146
Faserkörbe der Purkinjezellen 82
Fastigium 168
Feedback-Mechanismus 41
Fenestra cochleae 324
– vestibuli 324, *324*
Fibrae arcuatae 84
– – breves 145, *146*
– – externae dorsales 65
– – internae 65
– – longi 145, *146*
– cerebelloreticulares 94

- corticonucleares 69, 89
- corticopontinae 69, 155
- corticorubrales 91
Fibrae corticospinales 69, 89
- corticostriatales 143
- (Tractus) frontopontinae 89
- lentis 307
- nigrostriatales 143
- occipitopontinae 89
- olivocerebellares 79
- parietopontinae 89
- pontis transversae 69
- pontocerebellares 69
- thalamocorticales *149*
- thalamomamillares 99
- zonulares **305**, 307
Fila olfactoria (= Nn. olfactorii) 172
- radicularia 35
Filum durae matris spinale 180
- terminale **31**, 35
Fimbria hippocampi 125, 127
Fissura(-ae) cerebelli 74
- dorsolateralis 77
- horizontalis 76
- longitudinalis cerebri 55, 57, 111, 112
- mediana ventralis (anterior) 34, *35, 36*, 59, *59*
- prima (cerebelli) 76, *78*
- transversa 112
Flechsigsches Bündel 48
- Feld 50, 51
Fleck, gelber 299
Flocculus *56*, 74
Folia cerebelli 74
Folium vermis 74
Folliculus pili 358
Follikel der Schilddrüse 372
Fontanasche Räume 290, *305*
Foramen caecum 59, *59*
- interventriculare 95, 165
- singulare 331
Forceps major 148
- minor 148
Forelsche Kreuzung 91

Formatio reticularis 37, 49, 66, 73, 92, **93**, 144
- - mesencephali *158*
- - pontis *158*
Fornix *56*, 116, *117*, **127**
- conjunctivae inferior 309
- - superior 309
- sacci lacrimalis 312
Fornixsäule 127
Fossa cerebellaris 74
- cranii media *181*
- - posterior 74
- hyaloidea 308
- hypophysialis 362, *387, 397*
- interpeduncularis 57, *59*, 87
- lateralis cerebri 113
- rhomboidea 58, **61** f.
Fovea centralis *284, 298*, 299
- inferior der Rautengrube 62
- superior der Rautengrube 62
Foveolae granulares 184
Frankenhäusersches Geflecht 273
freie Talgdrüsen 356
Fremdreflex 52, 54
frontales Blickzentrum 136
Fundus meatus acustici interni 331
Funiculus anterolateralis *36*
- dorsalis (posterior) 34, *36*, **38**, 42, 49, 50, 60
- lateralis 34, **38**, 42
- separans 64
- ventralis (anterior) 34, **38**, 42
Funktion des Hypothalamus 107
- - Kleinhirns 85
- - limbischen Systems 128
funktionelle Rindenfelder 128
funktionelles Bauelement 15
Furchen der Großhirnrinde 112
- des Kleinhirns 74
Fußplatte (des Steigbügels) 326
Fußsohlenreflex 53

G
GABA-erge Synapse 25
Galensche Anastomose 215

Gamma-Aminobuttersäure 25
– Motoneuron 39, 91
Ganglienzelle 17 f.
Ganglion (-ia/-ien) cervicale medium 265, **267**
– – superius *194*, 265, **266**
– cervicothoracicum (stellatum) 264, 265, **267**
– ciliare *162*, 191, 193, *194*, **195**
– coeliacum 216, *268*, *270*, 271, 274
– fasciculi opt. (Strat. gangl. n. opt.) *301*, 303, *303*
– Gasseri 190
– geniculi 205, *206*, *207*
– impar 271
– inferius n. IX 211
– – n. X 212
– oticum 191, *202*, **203**, 327
– retinae 303
– solare 271
– spinale 34, 223
– stellatum 267
–, parasympathisches 274
–, prävertebrale 263
– pterygopalatinum 191, **196** f., *197*, 204, 311
– spinale s. Spinalganglien
– spirale 210, *339*, *340*, 342
– submandibulare 191, **204**
Ganglion superius n. IX 211
– – N. X 212
– trigeminale (Gasseri) 190, *192*, 200
– trunci sympathici s. Grenzstrangganglien
– vestibulare (Scarpae) 210, *335*
Gänsehaut 359
Gedächtnis 13, 128
Gefäßhaut 285
Gefäßpapillen 349
Gefäßschicht (Auge) 291
Geflecht 224
– der A. meningae media 203
–, Frankenhäuscrsches 273
Geflechte, periarterielle 263

Gehirn, allgemein 29, 54
–, Blutversorgung 170
–, Gliederung 29
Gehirnmasse 54
Gehörgang, äußerer 320
–, innerer 331
Gehörgangknorpel 318
Gehörknöchelchen (Ossicula auditus) 322, *323*, 325, *325*
gelber Fleck 299
Gennarischer (Vicq d'Azyrischer) Streifen 138
Genu capsulae internae 148
– corporis callosi *56*, 116, 147
– nervi facialis 72
GEP-System, endokrines 380
Geruchsorgan 281
Gerüstwerk, sklerales 290
Gesamtoberfläche der Hirnrinde 129
Geschmacksfaser 201, 210, 212
Geschmacksknospe (Caliculus gustatorius) 279, *280*
Geschmacksorgan 279
Geschmacksporus 279, *280*
Geschmacksstiftchen 279, *280*
Geschmackszentrum, primäres 137
Gewölbe (Fornix) 127
Gewölbeschenkel 127
Gewölbesäulen 127
Glandula(-ae) areolares mammae 353, *354*
– axillares 353
– ceruminosae 353
– ciliares **309**, 353
– circumanales 353
– cutis 350
– glomiformes (sudoriferae) *348*, 351 ff.
– – majores (= Gll. sudoriferae apocrinae) 352
– – minores (= Gll. sudoriferae eccrinae) *348*, 351
– lacrimalis 311, *311*
– mammaria 354, *354*

- olfactoriae 283
- parathyroideae 372, *373*
- pituitaria 367
- sebaceae *348*, 356
- sudoriferae (glomiformes) 351 ff.
- – apocrinae (Gll. glomiformes majores) 352
- – eccrinae (Gll. glomiformes minores) *348*, 351
- suprarenales 374, *375, 377*
- tarsales 310
- thyroidea 369, *370, 371, 373*
s. auch Schilddrüse
- tubariae 329
- vestibulares nasi 353

Glashaut 292
Glaskörper *284*, 308
Gleichgewichtsorgan 317
Gleichgewichtsregulation 85
Glia, periphere 28
–, zentrale 28
Gliederung der Hypophyse 363
–, somatotopische 43, 48
Globus pallidus 90, 139, *141*, **142**, *144, 158*
Glomeruli 109, 120
- cerebelli *81*, 82, **83**
–, synaptische 25, 120
Glomus caroticum 379
Glucocorticoide 378
Golgi-Apparat 20
Golgi-Typ-I/II-Neuron 19
Golgizelle *81*, 82
Gollscher Strang 38, **49**
Gowerssches Bündel 48
granulärer Rindentyp 134
Granulationen, Pacchionische 184
Granulationes arachnoideales 176, **182**, *184*
graue Substanz 37 ff., 79, 128
Grenzgebiet, sklerokorneales 289
Grenzhaut (Hornhaut) 289
Grenzstrang (Sympathicus) 262, 264, *264*, 267, *270*, 271

Grenzstrangganglien *223, 264,* 265 ff., *268*
Grenzzellen (Corti-Organ) 343
Großhirn 95
- Brückenbahn 69, *156*
- Brücken-Kleinhirnbahn 77, **85**
Großhirnhemisphäre 95
Großhirnmark 145
Großhirnrinde 128
Großhirnschenkel 57, **86** f., 89
Großhirnsichel 112, **181**
Großbündel 51
Gyrus(-i) 55
- ambiens 121
- angularis 115, 138
- breves insulae 116
- cerebri 112, *144, 117*
Gyrus(-i) cinguli 117
- dentatus 123, 127
- fasciolaris 123
- frontalis inferior 115, *117*
- – medius 115
- – superior 115, *117*
- lingualis 118
- longus insulea 116
- occipitotemporalis lateralis 118
- – medialis 118
- orbitales 118
- parahippocampalis 117, *117*, **119**, *124*
- paraterminalis 116, *117*, 124, *141*
- postcentralis 50, 100, 116
- precentralis 43, 100, 115, 135
- rectus 118
- semilunaris 121
- supramarginalis 115
- temporalis inferior 115, **117**
- – medius 115
- – superior 115
- temporales transversi 116

H
Haar(-e) *348*, 357
–, Cuticula 358
–, Mark 358

–, Oberhäutchen 358
–, Rinde 358
–, Wurzelscheide *348*, 356
Haarbalg 358
Haarbalgdrüsen *348*, 356
Haarbalgmuskeln 359
Haarpapille *348*, 358
Haarschaft 357
Haarwurzel 357
Haarzellen (Cortisches Organ) 341 ff., *342, 343*
– (Gleichgewichtsorgan) 337, *338*
Haarzwiebel 358
Habenula *89*, 97, 102
Halbseitenlähmung 151
Halsanschwellung 34
Halsgeflecht 226
Halsmark 33, *33*
Halsnerven 225, *226*
Halsteil des Sympathicus 264
– – Vagus 214
Hammer 325
Hammerhandgriff 325
Hammerköpfchen 325
Hammermuskel 326
Handeln, bewußtes 13, 27
harte Hirnhaut 178, 179
Hasnersche Klappe 312
Haube 86, 88
Haubenbahn, zentrale 91, 92
Haubenkern, motorischer 94
Hauptsympathicus 17
Haut 345, *346, 348*
–, Anhangsorgane 350
–, Drüsen 350
–, Funktion 345
–, Gefäßpapillen 349
–, Horngebilde 357
–, Nervenpapillen 349
–, Pigment 348
–, Schichten 342
Hauttalg 350
häutige Bogengänge 336
häutiges Labyrinth 335 ff., *335*
Helicotrema 334

Hell-/Dunkelsehen 283
Hellwegsche Dreikantenbahn 49
Helmholtzsche Hörtheorie 337
Hemianästhesie 137
Hemianopsie 163
Hemiballismus 103
Hemiplegie 151
Hemisphäre, Großhirn 112
–, Kleinhirn 74
Hemispherium cerebelli 57, 74
– cerebri 55, 95, 111, **112**
hemmende Synapse 24, 42
Hemmneuron 134
Hemmung, rekurrente 41
Hensensche Stützzellen (Corti-Organ) 341, *343*
Herzgeflecht 267
Herznerven des Sympathicus 266 ff.
– – Vagus 215
Heschlsche Querwindung 116, 138
Hilfsorgane des Auges 308
Hilfsspalte der Ohrtrompete 329
Hilum nuclei dentati 84
– – olivaris caudalis 67
hintere Augenkammer 305
hinterer Bogengang 332
– Schenkel (Capsula int.) 149
Hinterhauptlappen (Großhirn) *113*, 116
Hinterhauptpol (Großhirn) **112**
Hinterhirn 31
Hinterhorn (Rückenmark) 37
–, (Seitenventrikel) 165
Hinterlappen (Hypophyse) 366
– (Kleinhirn) 74, 77, *78*
Hintersäule (Rückenmark) 37
Hinterstrang(-bahnen) 34, 38, 46, *47*, 50
Hippocampus **124 ff.**, *124, 125*, 128, 166
Hippocampusformation 119, **123**, 127
Hippocampus, innere Struktur *124, 125*, 126
Hirci 358

Hirnanhang 57, **362 ff.**
Hirnbasis 55, 95
Hirnfurchen 114
Hirnhaut 179 ff.
Hirninfarkt 151
Hirnkammern 58, 165
Hirnmantel 29, 111, 114
Hirnnerven 187
–, Kerne 72
Hirnoberfläche 55
Hirnrinde, Gesamtoberfläche 129
–, Volumen 129
Hirnsand 368
Hirnschenkel 87
Hirnsichel 181
Hirnstamm 29, *56, 59, 61,* 64, *64*
Hirnstiel 86
Hirnteil (der Hypophyse) 362
Hirnwindungen 114
Höhlengrau, zentrales 90
Hörbahn **70 f.**, 88, 92, 164
Hörfeld, primäres 138
Hörnerv 210
Hörorgan 316
Hörstrahlung 164
Hörzentrum 139
Hör-(Sinnes-)Zellen s. Haarzellen (Corti-Organ)
Homöostase 277
Homunculus, motorischer *135*
–, senbsibler *135*
Horizontalzelle (Neocortex) *133*
– (Retina) 303, 304
Horngebilde der Haut 357
Hornhaut (Auge) 286, **287**
Hornhautepithel 289
Hornhautscheitel 289
Hornschicht der Haut 347, *348*
Hüllen des Gehirns und Rückenmarkes 178
Hülse, synaptische 26
Humor aquosus 304
Hydrocephalus internus 168
Hyaluronsäure 308
Hyperkinese 145

Hypermastie 356
Hypermetropie 286
Hyperthelie 356
Hypokinese 145
Hyponychium 357
hypophysäres Pfortadersystem *105,* 363
Hypophyse (Hypophysis cerebri) *30, 56,* 57, **362,** *364*
–, Blutversorgung 363
–, Entwicklung 363
–, Funktion 364 ff.
–, Gliederung 363
–, Hormone 365, **366**
–, Zelltypen 364
Hypophysenstiel 104, 367
Hypothalamus 44, 94, 95, 97, 100, **103**, *105*
–, Bahnen 107
–, funktionelle Bedeutung 107
–, Kerngebiete 105
–, markarmer 104
–, markreicher 104

I

Incisura tentorii 182
– tympanica 321
Incus *325,* 326
Indusium griseum 123, 147
Infundibulum 57, 104, 360, 367
Inhalt des Augapfels 285, 304
inhibitorische Interneurone 120
– Synapse 24, 41
Inkretsystem 360, *361*
Innenohr s. inneres Ohr
Innenweltnervensystem 17, 259
innere Augenhaut 285, **296 ff.**
– Kapsel (Capsula interna) 148
– Struktur des Hippocampus 126
innerer Baillargerscher Streifen 133
– Gehörgang 331
inneres Ohr (Labyrinth) 330
– Facialisknie 72, **206**
Innervation, periphere 186
–, radikuläre (segmentale) 186

Innervationstabelle des Armes 254
- des Beines 255
Input (-Systeme) 159
Insel 116, *140, 141, 143*
Inselpol 116
Inselschwelle 116
Insult, hämorrhagischer 151
Integration 14
Integumentum commune 345
Intentionstremor 86
Interkostalnerv 239, *240*
Interneuron 15, 27, 41, 54, 120, *133*, 303
Interozeptoren 277
intraepithelialer Raum 343
intramurales Nervensystem 275
Intumescentia cervicalis *33*, 34
- lumbalis *33*, 34
Iris *288*, 294
Iriskrause 295
Iriskrypten 295
Iriswinkel 305
Iriswurzel 295
Irritabilität 13
Isocortex 129
Isthmus glandulae thyroideae 369
- gyri cinguli 117
- tubae auditivae 328

J
Jacobsonsche Anastomose 203, 327
Jodopsin 283

K
Kammerbucht 305
Kammerwasser 304
Kanal, Schlemmscher 290
Kapsel des Auges 284
-, innere (Capsula int.) 148
-, Tenonsche 315
Katarakt 306
katecholaminerge Synapse 25
Kaunerv 200
Keil 117
Keimschicht der Haut 347

Kern (des Bulbus oculi) 285
Kerne, neuroanat. Begriff 38
- der Hirnnerven *72*, 73, s. auch bei Hirnnerven
Kerngebiet(-e) des Hypothalamus 105
-, viscero-afferentes 63
-, viscero-efferentes 63
Kerngruppen des Vorderhorns 39
Kern, roter 91
-, somato-afferenter 63
-, somato-efferenter 63
-, Westphal-Edingerscher 91
Kiemenbogennerven (Gruppe) 187
kinetische Koordinaten 85
Klappe, Hasnersche 312
Kleinhirn 74
Kleinhirn, funktionelle Bedeutung 85
- - Beziehungen 83
Kleinhirnbahnen 48, 84
Kleinhirnbrückenwinkel 57
Kleinhirnkerne 84
Kleinhirnmark 84
Kleinhirnrinde 79, 80, *81*, 82
-, neuronale Verschaltung 80, *81*
Kleinhirnstiele 48, 60, *61*, 77
Kleinhirnsichel 181
Kleinhirnwindungen 75
Kleinhirnwurm 74 f.
Kleinhirnzelt 112, **181**
Kletterfasern 67, 78, 79, 80, 82, **83**, 84
Knäueldrüsen *348*, 351
Knie, äußeres und inneres des Facialis 206, 208
- des Balkens (Genu corporis callosi) 147
- der Capsula int. 148
Knieganglion 205
Kniehöcker, lateraler s. Corp. gen. lat.
-, medialer s. Corpus geniculatum med.
knöcherne Bogengänge 332

– Schnecke 333 f.
knöchernes Labyrinth 330
Kollateralen 20
Kolloid der Schilddrüse *371,* 372
Kommissurenfasern 145
Kommissurensysteme 147, *147*
Kommissurenzellen 41
Kommussur, supraoptische 110
– vordere **123,** 147, 148
Konjunktivareflexe 316
Konjunktivalsack 309
Kontrolle, motorische 79
Konvergenz **20,** 22, 42, 144
– /Divergenzprinzip 20
Koordination, kinetische 85
– statisch-kinetische 85
Koordinationszentrum im extrapyramidal-motorischen System (EPS) 91
Köpfchen des Steigbügels *325,* 326
Kopfnerven, oberflächliche *225*
Kopfteil des Vagus 213
Korbfasern 82
Korbzellen (Großhirnrinde) 131, *133*
– (Kleinhirnrinde) *81,* 82
Körnerschicht, Kleinhirnrinde 79
–, Großhirnrinde 131
–, Netzhaut 303
Körnerzelle 79, 82
Körperfühlsphäre 137
Korsakow-Syndrom 99
Kreuzung, Forelsche 91
Kugelkern 84
Kuppel der Schnecke 333
Kuppelblindsack 338
Kuppelraum 327
Kurz- oder Borstenhaare 358
Kurzsichtigkeit (Myopie) 286
Kutiviszeraler Reflex 261

L
Labium limbi tympanicum 341
– – vestibulare 341, 343
Labyrinth, häutiges 335 ff., *335*

–, knöchernes 330
Labyrinthus membranaceus 335 ff., *335*
– osseus 330
Lac 353
Lacuna lateralis (Sinus durae matris) 176
Lacus lacrimalis 309
Lähmung des N. medialis 234
– des N. radialis 238
– des N. ulnaris 236
Lamellenkörperchen 278
laminare Struktur des Rückenmarkgrau 41
Lamina(-ae) affixa *(89),* 97
– alba 77
– basalis (Basilarmembran) *343*
– – bulbi 292
– choroidocapillaris 291
– corticis cerebri 130, *130*
– cribrosa des Siebbeines 120
– externa durae matris 179
– fusca sclerae 286
– granularis externa 131
– – interna 131
– interna durae matris 179
– limitans anterior/post. cornae 289
– medullaris ext./ int. thalami 97
– – med./lat. nuc. lentif. 142
– molecularis (plexiformis) 130
– multiformis 132
– pyramidalis externa 131
– – interna 132
– quadrigemina **87,** 88
– rostralis (corp. call.) 116
– septi pellucidi 148
– spiralis ossea 340, *340, 343*
– suprachoroidea 291
– tecti *56, 87,* 88
– tectoria 96, 168
terminalis 57, 111, 116, *117, 118*
– vasculosa 291
Langhaare 358
Längsbündel s. Fasciculi longitudinales

Langschädel 54
Lanugo 358
lateraler Bogengang 333
laterale Schleifenbahn 88
Lebensbaum 77
Lederhaut (Corium) *348,* 349
— des Auges 286
Leitungsbogen 15, *15,* 27
—, viscero-somatomotorischer 261
—, viscero-visceraler 261
Lemniscus lateralis 71, *87,* 88, 92, 108
— medialis 50, 65, *69, 73, 87,* 88, 92
— spinalis 92
— trigeminalis 73, 100
Lendenanschwellung 34
Lendengeflecht 241
Lendenmark 33, *33*
Lendennerven 241
Lens 306
Leptomeninx 178, **182**
Lernen 13
Lernverhalten 128
Lesezentrum 138
Lid 308
Lidbindehaut 309
Lidfaserplatte 310
Lidheber 310
Lidrand 308
Lidspalte 309
Ligamentum(-a) annulare stapedis 332
— denticulatum 183
— incudis posterius 326
— pectinatum anguli iridocornealis 290
— spirale [Crista spiralis] 340, *340, 343*
— suspensoria mammae 354
limbische Bögen *125*
— Rinde (Cortex) 94, 112
limbisches System 94, 112, 119, *125*
— — funktionelle Bedeutung 128
Limbus cornae 290
— laminae spiralis osseae 341

— sclerocornealis 289
— spiralis *343*
Limen insulae 116
Limea visus 286
Lingula cerebelli *61,* 74, *75,* 76
Linse 306
Linsenachse 306
Linsenäquator 306
Linsenepithel 307
Linsenfasern 307
Linsenkapsel *288,* 307
Linsenkern (Auge) 306
— (Großhirn) 145, s. Nuc. lentiformis
Linsenpole 306
Linsenstern *306,* 307
Liquor cerebrospinalis 37, 170, **179**
Lissauersches Bündel 49
Lobulus auriculae 317
— biventer 74
— centralis 74
— parietalis inferior 115
— — superior 115
— mammae 355
— quadrangularis 74
— semilunaris caudalis 74
Lobulus seminularis cranialis 74
— simplex 74
Lobus(-i) anterior (Hypophyse) 363
— caudalis cerebelli 74, *78*
— cerebri 113, *113, 117*
— cranialis cerebelli 74, *78*
— dexter gl. thyr. 369
— flocculonodularis 70, 74, *78*
— frontalis 57, 113, *113,* **115,** 134
— glandulae mammariae *354,* 355
— occipitalis 113, *113,* 116, **141**
— parietalis 113, *113,* **137**
— piriformis 120, 121, 123
— posterior der Hypophyse 366
— pyramidalis gl. thyr. 369
— sinister gl. thyr. 369
— temporalis 57, 113, *113,* 115, **138**
Locus coerulus 62
Lumbalpunktion 179

Lungenmagennerv 212
Lunula des Nagels 357
Lymphabfluß der Brustdrüse 355

M
Macula(-ae) lutea *298*, 299
– cribrosae des Vestibulum 332
– sacculi 336
–, Sinneszellen *338*
– utriculi 336
Makroglia 28
Malleus 325, *325*
Mamma 353 ff.
Mamilla 354
Mammographie 396
Mandelkern 122
Mantelkante 112
Manubrium mallei *323*, 325, *325*
Margo ciliaris iridis 295
– inferior des Telenceph. 112
Margo medialis des Telenceph. 112
– lat. unguis 357
– liber unguis 357
– occultus unguis 357
– pupillaris 294
– superior des Telenceph. 112
Mark des Großhirns 145
– der Haare 358
– des Kleinhirns 77
– der Nebenniere 376, **378**
–, verlängertes 55
markarme Nervenfasern 42
markarmer Hypothalamus 104
Markblätter des Kleinhirns 77
markhaltige Nervenfaser 21
Markkegel 31
Marklager des Kleinhirns 77
Marklamelle des Balkens (Lamina rostralis) 116
Marklamellen des Thalamus 97
marklose Nervenfaser 21, 42
Markmantel des Rückenmarkes 37
markreiche Nervenfasern 42
markreicher Hypothalamus 104
markscheidenhaltige Nervenfaser 21

Marksegel, hinteres 78
– vorderes 77
Markstreifen 62
Masse, Gehirn 55
–, Großhirn 55
–, Großhirnrinde 129
Meatus acusticus externus *395*
– internus 331
Mechanorezeption, protopathische 46
Mechanorezeptor 14
mediale Schleifenbahn 88
Medianusgabel 233
Medianuslähmung 234
Medulla cerebri 128
– oblongata *30*, 48, 55, **58 f.**, 59, *59*, 60, *61*, *64*, *65*, *67*
– spinalis *30*, 31
– suprarenalis 376
Meibomsche Drüsen 310
Melanocyten 348
Melatonin 369
Meissnerscher Plexus 275
Meissnersche Tastkörperchen 278
Melanin 90
Membran, postsynaptische 22
–, präsynaptische 22
–, Reissnersche (Membrana vestibularis) 338
–, Shrapnellsche 321
Membrana limitans ext. *301*, 302 f.
– – int. *301*, 302, 304
– reticularis 341
– spiralis [Paries tympanicus] 333, 340 f.
– stapedis 326
– statoconiorum 337
– tectoria 343 f., *343*
– tympani *319*, 320, *321*, *323*
– – secundaria 332
– vestibularis (Reissnersche Membran) 338, *340*
– vitrea *288*, 308
Meningen 178
Merkelsche Tastzellen 278

Mesaxon 22
Mesencephalon *30, 56, 64,* 86, *87,* 89
Mesoglia 28
Metathalamus 110, 88, 95, **108 f.**
Metencephalon 29
Mikroglia 28
Milch 353
Milchdrüse 353
—, Blutversorgung 355
—, Lymphabfluß 355
Milchepithel 356
Milchgang 355
Milchleiste 356
Milchporen 355
Milchsäckchen 355
Mineralocorticoide 378
Mitesser 357
Mitralzellen 120
Mittelhirn *30, 56, 89,* 86
Mittelhirndach (Lam.tecti) 88, *87,* 93
Mittelhirnhaube (Tegmentum) 90, *87*
Mittellappen des Kleinhirns 74, 76 f., *(78)*
Mittelohr 322
mittlere Augenhaut 291
Modiolus *339,* 342
Möndchen des Nagels 357
Molekularschicht der Großhirnrinde 130
— der Kleinhirnrinde 79
Mollsche Drüsen 310, 353
Monakowsches Bündel 91
monosynaptisch 27, 54
Moosfaser, 79, *81,* 82, **83,** 122
Moosfaserrosette 83
Moosfasersystem 69, *80*
morphologisches Bauelement 15
Motivationen 119
Motive 128
Motorik 85
— der Sexualfunktion 45
—, unwillkürliche 43

motorische Aphasie 136
— Einheit 27
— Kontrolle 79
— Vorderhornzellen 39
— Zentren 43
motorischer Haubenkern 94
— Homunculus *136*
motorisches Sprachzentrum (Broca) 135
Müllersche Stützzellen (Retina) *301,* 302
multipolare Nervenzelle 19
Muschelknorpel 318
Musculus(-i) arrectores pilorum *348,* 359
— bulbi 312, *313*
— ciliaris *288,* 294
— dilator pupillae *288,* 296
— levator palpebrae superioris 310
— — veli palatini *319, 328,* 329
— obliquus (bulbi) inferior 314
Musculus(-i) obliquus (bulbi) superior 314
— rectus (bulbi) inferior 312
— — lateralis 312
— — medialis 312
— — superior 312
— sphincter pupillae *288,* 296
— stapedius 326
— tarsales 311
— tensor choroideae 294
— — tympani *319,* 323
— veli palatini *319, 328,* 329
Muskelspindeln 279
Muskeltonus 43, 85
Myelencephalon 31, 58
Myeloarchitektonik *130,* 132
Myelographie *388, 389*
Myopie 286

N
Nabel des Trommelfells 321
Nachhirn (Myelencephalon) 31, 58
Nagel 357
Nagelbett 357

Nagelfalz 357
Nagelkörper 357
Nagelsaum 357
Nagelwall 357
Nagelwurzel 357
„Nates" des Gehirns 88
Nebenhöhlen des Ohres 322, **324**, 329 f.
– der Paukenhöhle 329 f.
Nebennieren 374
–, Blutversorgung 376
–, Entwicklung 375
Nebennierenmark 378
Nebennierenrinde 376
Nebensympathicus 17, 273
Neocerebellum 79, 84, 85
Neocortex 48, 94, 112, *130, 133*
Neostriatum 139, 144
Neothalamus 98
Nerv (Definition) 21
Nervenendigung, freie 278
–, eingekapselte 278
Nervenendkörperchen 278
Nervenfaser, Klassifikation 26 f.
–, marklose 21
–, markscheidenhaltige 21
Nervengeflecht 185, 224
Nervengewebe 17
Nervenpapillen der Haut 349
Nervensystem, autonomes 16, 17, **258**
–, Bauprinzip 16
–, Einteilung 16
–, Funktion 13
–, intramurales 275
–, parasympathisches 374 ff.
–, peripheres 16, 185
–, sympathisches 258
–, vegetatives 17, 258
–, Zentrales 16, 29 ff.
–, cerebrospinales 16, 29, 185
Nervenzelle 15, 17
–, apolare 18
–, biporale 19
–, multipolare 19

–, pseudounipolare 19
–, unipolare 18
Nervus(-i) 21
– abducens (VI) *56,* 60, 62, **205**
– accelerantes 267
– accessorius (XI) *56,* 60, **216 f.**
– alveolaris inferior 201
– anococcygei 257
– auriculares anteriores 203
– auricularis magnus 227
– – posterior 209
– auriculotemporalis 201, **203**, 320
– axillaris 229, *229,* **231**
– buccalis 200
Nervus(-i) canalis pterygoidei (N. Vidianus) 197
– cardiacus cervicalis inferior 267
– – – medius 267
– – – superior 266
– cardiaci thoracici 268
– caroticotympanici 211, 265, 323, 327
– caroticus externus 266
– – internus 265
– cavernosi clitoridis 273
– – penis 273
– cervicales *56,* 222, 227
– ciliaris brevis 189, 195
– – longi 192
– clunium inferiores *246,* 249, *252,* 258
– – medii *246,* 258
– – superiores *246,* 258
– coccygeus 222, **257**
– cochleae 331, *339, 343,* s. Pars cochlearis n. VIII
– craniales 187
– cutaneus antebrachii lateralis 233
– – – medialis 229, 232
– – – posterior 238
– – brachii lateralis superior 231
– – – medialis 229, 232
– – – posterior 238
– dorsalis lateralis (pedis) 251
– – – intermedius (pedis) 253

418   Register

– – – medialis (pedis) 253
– – femoris lateralis 242, 243, *244*
– – – posterior *246,* 247
– – surae lateralis 253
– digitales dorsales manus 236, 238
– – – pedis 253
– – palmares communes 234
– – – proprii 236
– – plantares communes 252
– – – proprii 252
– dorsalis penis clitoridis 256
– – scapulae 230
– erigentes 275
– ethmoidalis anterior 192
– – posterior 192
Nervus(-i) facialis (VII) *56, 59,* 60, 62, 66, 72, **205** ff., *206* f., 331
– femoralis *242,* **243,** *251,* 255
– frontalis 193
– genitofemoralis 242
– glossopharyngeus (IX) *56,* 60, 66, 73, **211** f.
– gluteus inferior 247, *252*
– – superior *246, 252*
– hypogastrici 256
– hypoglossus (XII) *56,* 60, 62, **217** ff.
– iliohypogastricus 241, *242*
– ilioinguinalis 241, *242*
– infraorbitalis 198
– infratrochlearis 193
– intercostales 238, 240, *240*
– intercostobrachialis 232, 239
– intermedius 206
– interosseus antebrachii anterior 234
– – – posterior 238
– ischiadicus 245, **249,** *249, 252*
– labiales ant. 242
– – post. 256
– lacrimalis 195
– laryngeus inferior 215
– – superior 214, *214*
– – recurrens *214,* 215
– lingualis 201

– lumbales 222, 241
– mandibularis 199, *200*
– massetericus 200
– masticatorius 200
– maxillaris (V, 2) 196, *196,* 310
– meatus acustici externi 203
– medianus 229, *229, 231, 232,* **233,** *235,* 254
– mentalis 202
– musculocutaneus 229, *229,* **233,** 254
– mylohyoideus 202
– nasalis posterior 197
– nasociliaris 192, 195
– nasopalatinus (Scarpae) 198
Nervus(-i) obturatorius *242,* 245, 255
– occipitalis major 257, 318
– – minor 227, 318
– – tertius 257
– oculomotorius (III) *56,* 90, 162, *163,* 177, **188** f., 318
– olfactorii (I) 188
– ophthalmicus **192** ff., *192,* 310, 318
– opticus (II, Sehnerv, Opticus) *56, 57,* **109,** *109,* 162, *163,* 164, 187, 188, 315
– opticus-Fasern 109, *301,* 304
– palatinus 198
– – anterior 198
– – medius 198
– – posterior 198
– pectorales 230
– perineales 256
– peroneus (fibularis) communis *248,* 249, *250, 251,* 253
– – – profundus *247, 251,* 253, 255
– – – superficialis *247, 251,* 253, 255
– petrosus major *204, 206,* 208
– – minor *202,* 203, 212, 327
– – profundus 197, 266
– phrenicus 227
– plantaris lateralis 253
– – medialis 251, 253

- pneumogastricus (vagus) 212
- presacralis 273
- pterygoideus lateralis 200
- – medialis 200
- pterygopalatini 196
- pudendus 252, 256
- radialis 229, 232, **237**, *237*, 254
- rectales inferiores 256
- „recurrens" (N. laryng. rec.) 215
- retardantes 267
- sacrales 222, 245
- saphenus 243, *251*
- scrotales labiales ant. 242
- – posteriores 256
- spinales 32, *34*, 186, 222 ff., *223*
- Nervus(-i) splanchnici 263, *268*
- splanchnicus major 269
- – minor 269
- – pelvinus 273, 274
- stapedius 208
- statoacusticus s. N. vestibulocochlearis (VIII)
- subclavius 230
- subcostalis 239, *242*
- sublingualis 201
- suboccipitalis 257
- subscapulares 230
- supraclaviculares 227
- supraorbitalis 193
- suprascapularis 230
- supratrochlearis 193
- suralis *247*, *248*, **250**, 253, *252*
- temporales profundi 200
- terminalis *118*
- thoracici 222, 238
- – dorsales 230
- thoracicus longus 230
- thoracodorsalis 230
- tibialis *248*, *250*, **250**, 255
- transversus colli 227
- trigeminus (V) *56*, 61, 73, 90, **190** ff.
- trochlearis (IV) *56*, *61*, 88, 90, **189** f.
- tympanicus 203, 211
- ulnaris 229, *229*, *233*, **235**, *235*, 254
- vagus (X) *56*, 60, 62, 66, **212** ff., 214, 274
- vestibuli 331, s. Pars cochlearis n. VIII
- vestibulo-cochlearis (VIII) *56*, *59*, 60, 70, **210**, 317
- Vidianus 197
- zygomaticus 199

Netzhaut 298
Neurit 20
Neurocytes piriformium 80
Neurofibrae associationes 145
- commissurales 145
- projectiones 145
- tangentiales 132

neuroglanduläre Synapse 24
Neuroglia 17, **28**
Neurohormon 104
Neurohypophyse 104, *105*, **362** f., 366
neuromuskuläre Einheit 27
- Synapse 24
Neuron 15, 17
-, adrenerges 25
-, afferentes 15
-, dopaminerges 25
-, efferentes 15
-, postganglionäres 259
-, postsynaptisches 22
-, präganglionäres 259
neuronale Verschaltung der Großhirnrinde *133*
- – der Kleinhirnrinde *80*
Neuronenkette 27, 42
Neuronenkreis 27
Neuronenschleifen (im EPS) 159
Neurophysin 104
Neuropil 20
Neurosekretion 104, 107
Neurotransmission 283
Nissl-Schollen 20
Nodulus vermis 74
Noradrenalin 378

Nucleus(-i) 38
- ambiguus 64, **67**, 68, 217
- anteriores thalami 96, 98, *141, 143*
- anterodorsalis thal. 98, *143*
- anteromedialis thal. 98, *143*
- anteroventralis thal. 98
- arcuati medullae obl. 67
- arcuatus hypothal. 104
- caudatus 96, **139**
- centralis medullae spin. *39,* 40
- cerebelli 84, *156*
- cochlearis dorsalis 70, 208, 210
- – ventralis 70, 210

Nucleus(i) corporis geniculati lateralis 108
- – mamillaris lateralis 107, *141*
- – – medialis 107, *141*
- cuneatus accessorius 65
- – (Burdach) 49, 60, 64
- dentatus 84, *156*
- dorsalis corporis trapezoidei 70
- – nervi vagi (X) 66, 68, 73
- dorsolateralis (med. spin.) *39,* 40
- dorsomedialis (med. spin.) *39,* 40
- emboliformis 84
- fastigii 70, 84
- globosus 84
- gracilis (Goll) 49, 60, 64, *65*
- habenulae 102
- hypothalamicus anterior 104, *105*
- – dorsalis 107
- – dorsomedialis *105,* 107
- – posterior *105,* 107
- – ventromedialis *105,* 107
- infundibularis *105,* 107, *364*
- interstitialis (Cajal) 92, 102
- intralaminares *99,* 101, *158*
- lacrimalis 72
- lateralis dorsalis thal. 100, *141, 143*
- – posterior thal. 100, *143*
- lemnisci lateralis 71
- lentiformis 139, *141,* **142**
- lentis 306
- masticatorius 191

- mediales thal. 99, *141*
- medialis dorsalis thal. 99
- mesencephalicus nervi trigemini, s. Nuc. tract. n. mes. trig.
- motorius nervi trigemini 73, 191
- – tegmenti 94
- nervi abducentis 71, 90
- – accessorii 40, 64, 217
- – facialis 71, 206
- – hypoglossi 64, 68, 90, 217
- – oculomotorii 90, 189

Nucleus(-i) nervi trochlearis 90, 189
- oculomotorius accessorius (Westphal-Edingerscher Kern) 91, **189,** 316
- olfactorius anterior 120
- olivaris accessorius dorsalis 67
- – – medialis 65, 67
- – – caudalis (inferior) 60, 65, 67, *80,* 91, 94
- – – superior 71
- originis 38, **72,** s. auch bei Hirn- und Spinalnerven
- parasympathici sacralis 40, 274
- paraventriculares 104, *105*
- periventricularis posterior 104
- pontinus n. trigemini [sensorius superior (Hauptendkern)] 73, 190
- pontis 67, 68
- posteriores thal. 101
- preoptici lateralis 104, *105*
- – medialis 104
- pretectalis 93, 110, 316
- proprius medullae spin. 40
- reticularis 101, 103
- retrodorsolateralis (medullae spin.) *39,* 40
- ruber *87,* 91 f., 94, *142*
- salivatorius cranialis (superior) 72, 207
- – caudalis (inf.) 211
- solitarius 66, 68, 213
- spinalis nervi trigemini 65, 66, 73, 191
- subcorticales *152*

- subthalamicus 103, *142*
- suprageniculatus 108
- supraopticus 104, *105, 364*
- tegmenti 94
- terminationis 38, *72,* 190, s. auch bei Hirn- und Spinalnerven
- thoracicus [Columna thor.] *39,* 40, *47,* 48
- tractus nervi mesencephalici trigemini 73, **90,** 191
- tuberales 104
- ventralis corp. trapez. 70
- – anterior thal. 100
- – lateralis thal. 100
- – medialis thal. 100
- ventrales posteriores thal. 46, 100
- ventrolateralis (medullae spin.) *39,* 40

Nucleus(-i) ventrolateralis thal. 100
- ventromedialis (medullae spin.) *39,* 40
- vestibulares 210
- vestibularis caudalis 68, 69
- – lateralis 68, 69, 94
- – medialis 68, 69
- – superior 69

Nuelscher Raum 341, *343*
Nystagmus 86

O

obere Plexuslähmung 229
oberer Bogengang 332
Facialiskern 206
Oberflächensensibilität 50, 278
Oberhaut 347
Oberkieferast 196
Oberwurm 74
Obex 63
Oculus 283
Ohr, äußeres 317 ff.
–, inneres 330 ff.
–, mittleres 322 ff.
Ohrknorpel 318
Ohrläppchen 317
Ohrmuschel 317, *318*

Register 421

Ohrschmalz 320, 353
Ohrschmalzdrüsen 320, 353
Ohrtrompete 322, **328 f.**
okzipitales Blickzentrum 138
Oligodendrogliazelle 28
Oliva (Olive) *56,* 59, *59, 61*
Olivenkern 60, *65,* 67, *67, 68*
Operculum frontale 116
- frontoparietale 116
- temporale 116
optisches Erinnerungsfeld 138
- Reflexsystem 93, 110
Ora serrata *292,* 298
Orbiculus ciliaris 292, *292*
Organ, Cortisches *340,* 341 ff., *342, 343*
Organ, statisches 329
–, zirkumventrikuläres 63, **110**
–, Zuckerkandlsches 379
Organum gustus 279
- olfactus 281
- spirale (Corti) *340.* 341 ff., *342, 343*
- subcommissurale 102, 111
- subfornicale 111
- tactus 278
- vasculosum laminae terminalis 111
- vestibulocochleare 316
- visus 283
Osmorezeptor 277
Ossicula auditus 325
Os temporale, Pars squamosa/tympanica 320
Ostium pharyngeum tubae auditivae 328
- tympanicum tubae auditivae 328
Otolithen (= Statoconia) 337
Otolithenmembran 338
Output (-Systeme) 159
Oxytocin 104

P

Pacchionische Granulationen 184
Pachymeninx 178

Palaeocerebellum 79, 84, 85
Palaeocortex 112, 116, 119
Palaeopallium 29, 111, 119
Palaeostriatum 139, 144
Palaeothalamus 98
Pallidum 139, *141, 149*
Pallium 29, 111, 145
Palpebrae 308
Panniculus adiposus 350
Papilla(-ae) circumvallatae s. Pap. vallatae
− foliatae 279
− fungiformes 279
− lacrimalis 309
− mammae (Mamilla) *348,* 354, *354*
− pili *348,* 358
− vallatae 279, *280*
parafollikuläre (C-) Zellen *371,* 372
Paraganglien 276, 379
Paraganglion aorticum 379
− − abdominale 379
− caroticum 379
−, parasympathisches 276, 379
− supracardiale 379
− suprarenale 379
−, sympathisches 276, 379
parakrine Zellen 380
Parallelfasern des Kleinhirns 82
Paralysis agitans 145
Paraneurone 380
Parasympathikus 17, 262, 270, **273**ff.
−, Pars encephalica 274
−, − sacralis 274
parasympathisches Ganglion 274
− Paraganglion 276, 379
parasympathische Wurzeln der parasymp. Ganglien 145, 197, 203
Parathormon 374
paravertebrale Ganglien 262
Paraxon 20
Parenchyminsel 83
Paries caroticus cavi tymp. 323
− externus ductus cochlearis 340
− jugularis cavi tymp. 322
− labyrinthicus cavi tymp. 324
− mastoideus cavi tymp. 323
− membranaceus cavi tymp. 324
− tegmentalis cavi tymp. 322
− tympanicus duct. cochl. [Membrana spiralis] 333, 340
Parkinsonsyndrom 101, 145
Pars (Partes) anterior commissurae rostr. 123, 148
− atlantis a. vertebralis 172
− basolateralis corp. amygd. 122
− caeca retinae 298
− cartilaginea tubae audit. 329
− cavernosa a. carot. int. 170
− centralis ventr. lat. 165, 166
− cerebralis a. carot. int. 170
− cervicalis a. carot. int. 170
− − medullae spin. 33
Pars ciliaris retinae *288, 293,* 298
− cochlearis n. VIII 70, **210,** 331, *335, 339, 343*
− corticomedialis corp. amygd. 122
− dorsalis diencephali 95
− − nuc. corp. gen. lat. 108
− − pedunculi cerebri 86, 89
− − pontis 60
− encephalica des Parasymp. 274
− flaccida membr. tymp. 321
− impar. (mediana) ventr. telenc. 165
−, infraclavicularis des Plexus brachialis 229
− intermedia n. facialis 206
− − hypophysis 365
− insularis a. carot. int. 171
− intracranialis a. vertebr. 173
− iridica retinae 295, 298
− libera columnae fornicis 127
− lumbalis medullae spin. 33
− magnocellularis nuc. rubr. 91
− − corp. gen. med. 108
− mediana (impar) ventriculi telencephali 165, 167
− opercularis et triangularis gyri front. inf. 135
− optica retinae 298

- orbitalis gyri front. inf. 115
- – gl. lacrim. 311
- ossea tubae aud. 328
- palpebralis gl. lacrim. 311
- parasympathica 260
- parvocellularis corp. gen. med. 108
- – – nuc. rubr. 91
- petrosa a. carot. int. 170
- postcommunicalis a. cerebr. post. 174
- posterior commissurae rostr. 123, 148
- precommnicalis a. cerebri post. 174
- prevertebralis a. vertebr. 172
- retrolenticularis Caps. interna 151
- sacralis medullae spin. 33
- – – des Parasympathicus 274
- sphenoidalis a. cerebri med. 171
- sublenticularis caps. int. 151
- supraclavicularis plexus brach. 229

Pars sympathica 260
- tecta columna forn. 127
- telencephalica ventriculi tertii 167
- tensa membr. tymp. 321
- terminalis a. cerebri post. 175
- – – (corticalis) a. cerebri med. 171
- thalamolenticularis caps. int. 149
- thoracica medullae spin. 33
- transversaria (cervicalis) a. vert. 172
- triangularis gyri front. inf. 113, 115, 135
- tuberalis der Hypophyse 365
- ventralis nuc. corp. gen. lat. 108
- – – pedunculi cerebri 86, 89
- – – diencephali 95
- – – (basilaris) pontis 60
- vestibularis n. VIII 63, 70, **210**, 331, *335*

Patellarsehnenreflex 52
Paukenhöhle (Cavitas tympanica) 322

Paukensaite (Chorda tympani) 208
Paukenschleimhaut 327
Paukentreppe 333
Pedunculus cerebellaris caudalis (inferior) 48, *61*, 77
- – cranialis (superior) 48, *61*, 69, 73, *75*, 77
- – medius (pontini) 60, *61*, 69, *75*, 77

Pedunculi cerebelli *61*, *75*, 77
- cerebri *56*, 57, *59*, **87**
- thalami 98

PEG (Pneumencephalographie) *383*, *384*
„Penis" cerebri 88
peptiderge Synapse 25
periarterielle Geflechte 263
Perikaryon 16, 18
Perilymphe 335
Perineurium *185*, 186
Periorbita 315
Periost des Schädels 181
periphere Glia 28
- Innervation 186
peripheres Nervensystem (PNS) 16, 185
Peristaltik 45
perivaskuläre Phagozyten 28
Pes hippocampi 124, *125*, *142*
Pfeilerzellen (Corti), innere/äußere 341, *343*
Pferdeschweif (Cauda equina) 35
Pfortadersystem, hypophysäres *105*, 363
Pfropfkern 84
Phagozyten, perivaskuläre 28
Phagozytose 28
Phalangenzellen (Deiters) 341, *341*
phäochrome („chromaffine") Zellen 378
Philippe-Gombaultsches Dreieck (Triangel) 50, 51
photopisches Sehen 283
Photorezeption 283
Pia mater 178, 182, *184*

– – encephali 96, 182
– – spinalis 182
Pigment der Haut 348
Pigmentepithel (Netzhaut) 297 f., *301*
Pigmentschicht des Auges *288*, 296, *301*
– der Iris *288*, 295
Pili 357
Pituizyten 367
Plantarreflex 53
Plastizität 27
Plexus 185, 224
– aorticus abdominalis *270*, 271
– brachialis 226, **228** ff., *229*
– bronchialis 268
– cardiacus 215, 264, 266, **267**
– caroticus internus 195
– cervicalis 226, *228*
– choroideus 95, 97, **168**, *169*
– coccygeus 256
– coeliacus 216, 269, *270*
– deferentialis 273
– dentalis inferior 203
– – superior 199
– gastricus 271
– – anterior 216
– – posterior 216
– hepaticus 271
– hypogastricus inferior 256, *270*, **273**, 275
Plexus hypogastricus superior **273**, 275
– iliacus 271
– lienalis 271
– lumbalis 241, *242*
– lumbosacralis 241, *242*
– mesentericus 271
– – inferior 271
– myentericus *268*, 275
– oesophagus 216, 268
– ovaricus 271
– parotideus 208, 209
– pelvinus (= Pl. hypogastr. inf.) *270, 272, 273*
– pharyngeus 214
– phrenicus 271
– prostaticus 273
– pulmonalis anterior 216
– – posterior 216
– rectalis 271, *272*
– renalis 217
– sacralis 245
– solaris 271
– submucosus *268*, 275
– suprarenalis 271
– testicularis 271
– tympanicus 211, 266, 327
– uterovaginalis 273
– venosus jugularis 327
– – pterygoideus 327
– – vertebralis internus 178
– vesicalis 273
Plexuslähmung, obere 230
–, untere 230
Plica ciliaris 293
– lacrimalis 312
– mallearis *323*, 327
– semilunaris 309
Pneumenzephalographie (PEG) *383, 384*
Pol, postsynaptischer/präsynaptischer 22
Polster des Thalamus 96
Polus frontalis 112
– occipitalis 112
Polus temporalis 112
Pons (Brücke) 48, 55, *56*, 57 f., *59*, **60** f., *64, 68* f., *72*
Pontocerebellum 79
Portalgefäße der Hypophyse 107, 363
Portio major/minor (= Radix sensoria/motoria) n.V 190
Porus acusticus externus *395*
– – internus 331
– gustatorius 279
postganglionäres Neuron 259
postsynaptische Membran 22
postsynaptisches Neuron 22

präfrontaler Cortex 100, 136
präganglionäres Neuron 259
präsynaptische Membran 22
präsynaptischer Pol 22
prävertebrale Ganglien 263
präzentrale Region 134
Preaxon 80
Precuneus *117,* 118
Pressorezeption, protopathische 46
primäre Riechrinde 122
– sensible Region 137
primäres Geschmackszentrum 137
– Hörfeld 138
– motorisches Zentrum 135
– Riechhirnfeld 128
– Riechzentrum 120
– Sehzentrum 139
Prinzip, Brodmannsches 134
Processus anterior mallei 325
– ciliares *292,* 293, *293, 305*
– cochleariformis 323
– lateralis mallei 326
– lenticularis incudis *323,* 326
Processus mastoideus *(324),* 330, *395*
Projektionsfaser 84, 145, **148**
Projektionssystem 48
Prominentia canalis facialis 225
– – semicircularis lat. 333
– mallearis 321
Promontorium 324
propriozeptive Erregung 49
propriozeptiver Dendrit 50
– Reflex 51
Proprizeptor 277
Prosencephalon 95
Proteoglykane 308
protopathische Mechanorezeption 46
– Pressorezeption 46
– Sensibilität 46
protoplasmatische Astrozyten 28
Prussakscher Raum 327
pseudounipolare Nervenzelle 19
Psyche 13

Pubes 358
Pulvinar thalami *89, 96*
Punkt, Cannon-Boehmscher 216
Punctum lacrimale 309, 312
– nervosum 227
Pupillarzone 295
Pupille *284,* 294, **296**
Pupillenerweiterer 296
Pupillenreflex 316
Pupillenreflexbahn *162,* 163
Pupillenverengerer 296
Purkinjezelle 79, *81*
Putamen *141,* 142, *143, 144, 149*
Pyramide 59
Pyramidenbahn **43,** 69, 89, 135, *150, 151,* 154, *156*
Pyramidenkreuzung 59, 64, *151*
Pyramidenzelle 131, *133*
Pyramis (med. obl.) *56, 59,* 59
Pyramis vermis 74

Q
Querwindung, Heschlsche 138

R
Radialislähmung 238
Radiatio(-nes) acustica 151
– corporis callosi *147,* 148
– optica 109, 151
– thalamica 98
– thalamicae anteriores 98
Radiatio(-nes) thalamicae centrales 98, 150
– – posteriores 98, 151
radikuläre (segmentale) Innervation 186
Radiusperiostreflex 52
Radix(-ces) craniales n. accessorii 217
– dorsalis n. spinalis 34, *35, 180, 222, 223*
– lateralis n. mediani 233
– medialis n. mediani 233
– motoria n. trig. 190, 199
– oculomotoria 189, 195

426 Register

- parasympathische der parasymp. Ganglien 195, 197, 203
- pili 357
- ,sensible der parasymp. Ganglien 195, 197, 203
- sensoria n. trig. 190
- spinalis n. accessorii 217
- superior ansae cervicalis 221, *228*
- sympathica der parasymp. Ganglien 195, 197, 203
- unguis 357
- ventralis n. spinalis 34, *35, 180, 222, 223*

Ramus(-i) alveolares superiores 198
- anterior n. obturatorii 245
- – (des Sulcus cerebri lateralis) 113
- articulares n. auriculotemp. 203
- ascendens (des Sulcus cerebri lateralis) 113
- auricularis 214
- bronchiales 215
- buccales 209
- calcanei laterales 251
- – mediales 251
- cardiaci inferiores thoracici n. vagi 215
- – medii n. vagi 215
- – superiores n. vagi 215
- choroideus a. vertebr. 174
- cochlearis d. A. labyrinthi 344
- colli n. facialis 209
- communicans albus 48, *223,* 224, 239, **262**
- – cum nervo ulnari 234
- – griseus *194,* 223, *223,* 224, 239, **262,** 268, 269
- – peroneus *248,* 250

Ramus(-i) cutanei anteriores (ventrales) n. femoralis 243, **244**
- – n. iliohypogastr. 241
- – – n. intercostales 239
- – cruris mediales 245
- – laterales n. iliohypogastr. 241
- – – n. intercost. 239
- cutaneus palmaris n. ulnaris 236
- – n. obturatorii 245
- digastricus n. facialis 209
- dorsalis n. ulnaris 236
- – des Spinalnerven *35, 180, 223,* 224, **257**
- externus n. laryng. sup. 215
- – n. accessorii 217
- femoralis n. genitofemoralis *242,* 243
- geniohyoideus 221
- genitalis n. genitofemoralis 242, *242, 244*
- inferior n. oculomot. 189
- infrapatellaris n. sapheni *244,* 245
- interganglionares 262
- internus n. laryng. sup. 215
- – n. accessorii 217
- isthmi faucium 201
- labiales anteriores n. ilioing. 242
- – inferiores n. V 202
- – posteriores n. pudendi 256
- – superiores n. V 199
- laryngei des Symp. 266
- lateralis n. supraorb. 194
- linguales n. glossopharyngici 212
- – n. hypoglossi 222
- – n. lingualis 201
- mammarii laterales 239
- – mediales 240
- marginalis mandibulae 209
- medialis n. supraorb. 194
- meningeus n. X 213
- – der Spinalnerven 221, 224
- – anterior a. vertebralis 173
- – posterior a. vertebralis 173
- mentales 202
- muscularis 234, 236, 238, 239, 244, 249, 251, 253
- nasalis externus 193, 199

Ramus(-i) nasalis internus 193
- nasales posteriores inferiores 198
- – – superiores laterales 198
- – – – mediales 198
- oesophagei 215, 216
- palmaris n. mediani 234

Register

- palpebrales 193, 198
- parathyroidei des Symp. 267
- parotidei 203
- pericardiaci 216
- perineales 249
- pharyngei n. glossopharyng. 212
- – n. vagi 214, 215
- – des Symp. 266
- pleurales et peritoneales 240
- posterior (des Sulcus cerebri lateralis) 113
- – n. obturatorii 245
- profundus n. plant. lat. 253
- – n. radialis 237, 238
- – n. ulnaris 239
- scrotales anteriores n. ilioing. 242
- – posteriores n. pudendi 256
- stylohyoideus 209

Ramus(-i) stylopharyngeus 212
- superficialis n. plant. lat. 253
- – n. radialis 237, 238
- – n. ulnaris 239
- superior n. oculomotorii 189
- temporales 209
- – superficiales 203
- thyroidei des Symp. 267
- thyroideus 221
- tonsillares 212
- tracheales 215
- tympanicus n. IX 323
- vasculares des Symp. 268
- ventrales der Brustnerven 238
- – der Halsnerven 225
- – der Kreuznerven 241
- – der Lendennerven 241
- – der Spinalnerven *35, 180, 223,* 224
- – der Steißnerven 241
- vestibularis a. labyrinthi 344
- viscerales des Symp. 268
- zygomatici n. facialis 209
- zygomaticofacialis 199
- zygomaticotemporalis 199

Ranvierscher Schnürring 21
Raphe mediana 73, 92
Rathkesche Tasche 363
Räume, Fontanasche 290
Raum, Prussakscher 327
–, Nuelscher 341, *343*
Raumsinnempfindung 50
Rautengrube, 58, 61 ff., *61*
Rautenhirn 58 ff.
Reaktion 13
Recessus cochlearis 332
- ellipticus 332
- epitympanicus (Atticus) *319, 323,* 327
- infundibuli 167, *167*
- laterales der Rautengrube 62, 167

Recessus membranae tympani superior 327
- opticus *141,* 167, *167*
- pinealis 167, *167*
- sphericus 332
- suprapinealis 167, *167*
- triangularis 167

reflektorische Antwort 27
- Efferenz 43

Reflex, bedingter erlernter 27
–, exterozeptiver 51
–, kutiviszeraler 261
–, propriozeptiver 51
–, unbedingter 27
–, spinaler 51

Reflexbogen 15, *15,* 27, 45, *51*
Reflexe, Tabelle 52 f.
Reflexsystem (Formatio reticularis) 94
–, optisches 93, 110
Reflexzonen, branchiogene 379
Regenbogenhaut 294
Regio hypothalamica anterior 104
- – dorsalis 104
- – intermedia 104
- – posterior 107
- elfactoria 281, *281, 282*
- respiratoria (Cavum nasi) 281, *281*

Region, präzentrale 134
–, primäre sensible 137
Regulation, biorhythmische 108

Regulierung unbewußter Verhaltensweisen und vitaler Reaktionen 128
Reissnersche Membran (Membrana vestibularis) 338
Reiz 13, 14
Reizbarkeit 13
Reizbeantwortung 13
Reizsetzung 13
rekurrente Hemmung 41
Release inhibiting factors 107, 368
– – hormones 104
Releasing factors 107, 368
– hormones 104
Renshaw-Zellen 41, 51
Response 13
Retina 164, 285, 296, **298** ff.
–, Schichtenbau 302
Retinacula cutis 350
Rezeption 17
Rezeptor 13, 14, 22, 277
Rezeptorfortsatz 18
Rezeptorsynapse 24
Rhinencephalon *118*, 119, *125*
Rhodopsin 283, 298
Rhombencephalon 58 ff.
Riechepithel *282*, 283
Riechfäden 188
Riechhärchen *282*, 283
Riechfeld der Nasenschleimhaut 281
Riechhirn (Rhinencephalon) *118*, 119, *125*
Riechhirnfeld, primäres 122, 128
–, sekundäres 122, 128
Riechkolben (Bulbus olfactorius) 120, 122
Riechnerv 188
Riechrinde 120, 122
Riech-(Sinnes-)zellen *282*, 283
Riechzentrum, primäres 120
Riesenpyramidenzellen, Betzsche 135
Rima palpebrarum 309
Rinde des Großhirns 128

– des Kleinhirns 77, *76*, 79 ff.
– der Nebeniere 376
–, limbische 94
–, sensomotorische 94
Rindenblindheit 138
Rindendicke am Großhirn 129
Rindenfelder 134
–, funktionelle 129
–, supplementäre motorische 136
Rindenfeld, somatosensibles 137
Rindenkarte 134
Rindenschichten, Großhirn 129
–, Kleinhirn 79
–, Nebennieren 376
Rindenstruktur 130
Rindentaubheit 139
Rindentyp, agranulärer 134
–, granulärer 134
Rostrum corporis callosi *56*, 116, 147
Rückenmark 29, 31, 38
–, absteigende (efferente) Bahnen 42 ff., *44*
–, aufsteigende (afferente) Bahnen 45 ff., *44, 47*
–, Blutversorgung, 174, **175**
–, Eigenapparat *44*, 50
–, Hüllen 178 ff., *180*
–, innerer Aufbau 36
–, Leitwerk 42
–, Makroskopie 29, *32, 33*
–, Querschnittsbilder *33, 35, 36, 39, 44, 47*
–, Segmente *32,* 33
Rückenmarkgrau *35, 36, 39*
Rückenmarknerven (Spinalnerven) *32, 34, 35,* 186
Rundschädel 54

S
Sacculus 322, *334*, 335, *335*, 336
Saccus conjunctivae 309
– endolymphaticus 182, *334, 335,* 337
– lacrimalis 312

Säbelscheidentrachea 369
Sakralmark 33
saltatorische Erregungsleitung 21
Säulen der grauen Substanz des Rückenmarkes 37
Säule, Stilling-Clarkesche 40
Scala tympani 333, *339, 340*
– vestibuli 332, 338, *339, 340*
Scapus pili 357
Schädel, brachycephaler 54
–, dolichocephaler 54
Schalenkern 142
Schalleitungsapparat 317
Schaltneuron 15
Schaltzellen 41
Schamhaare 358
Scheitelläppchen 115
Scheitellappen 113, 115
Schenkel, hinterer, der Caps. int. 149
–, vorderer, der Caps. int. 149
– des Steigbügels 326
Schichten der Großhirnrinde 129
– der Hornhaut des Auges 289
– des Kleinhirns 79
– der Retina (Netzhaut) 302
Schilddrüse 369
–, Blutversorgung 370
–, C-Zellen 372
–, Follikel 372
–, Hormone 372
Schläfenlappen 57, 113, 115
Schlaganfall (Apoplexie) 151
Schleifenbahn, laterale 88
–, mediale 88
Schleifendreieck 88
Schleimbeutel 350
Schleimhaut der Paukenhöhle 327
Schlemmscher Kanal *288,* 290
Schmerzbahn, 46, 88
Schmerzrezeptor 46
Schmerzsinn 277
Schmerz, thalamischer 102
Schmetterlingsfigur 37
Schmidt-Lantermansche Einkerbung 21

Schnecke 330, 333
Schneckenfester 324
Schneckenkanal 333
Schneckenkuppel 333
Schneckenloch 333
Schneckenrohr 333
Schneckenspindel 333
Schnürring, Ranvierscher 21
Schultzesches Komma 50, 51
Schutz- u. Hilfsorg. des Auges 308
Schutzreflexe 284, 316
Schwannsche Zelle 21
Schweifkern 96, 139
Schweiß 350, 352
Schweißdrüsen 351
Schweißpore 352
Sclera 286, *288*
Sebum cutaneum 350, 356
Seelenblindheit 138
Seelentaubheit 139
Segmente des Rückenmarkes *32,* 33
Sehbahn *162,* 164
Sehhügel 96
Sehlinie 286
Sehloch 294
Sehnenring 309
Sehnenspindeln 277
Sehnerv (N. opticus) 113, 284, 287
Sehnervkreuzung (Chiasma opticum) 57, 95, 110
Sehorgan 276, 281
Sehpurpur 283, 298
Sehrinde 138
Sehstrahlung 109, 138
Sehzentren 138
Seitenhorn 37
Seitensäule 37
Seitenstrang 34, 38
Seitenventrikel 95
seitliche Kniehöcker 96
Sekretion 45
sekundäre Riechhirnrinde 128
sekundäres Riechfeld 122
Sekundärstränge (Fasciculi) 229, *397*

Sella turcica 182, 362, *384, 397*
Semicanalis m. tensoris tymp. 323
− tubae aud. 323, 329
− Einheit 27
sensible Wurzeln der parasymp. Ganglien 195, 197, 203
sensibler Homunculus 136
Sensibilität, epikritische 50
−, protopathische 46
sensomotorischer Cortex 137
Sensorik 37
sensorische Aphasie 137
sensorisches (sekundäres) Sprachzentrum 137
Septum intermedium 38
− medianum dorsale (posterius) *35, 36, 36*
− orbitale 315
− pellucidum *89*, 116, *117, 140*
Septumkerne *125*
serotoninerge Synapse 25
Sexualhormone 378
Shrapnellsche Membran 321
Siebbein 120
Signal 13
Sinnesbahnen, zentrale 164
Sinnesepithel 341
Sinnesnerven (Gruppe) 187
Sinnesorgane 13, 227 ff.
Sinnessystem 277 ff.
Sinneszelle 341
Sinneszentren (primäre, sekundäre) 134
Sinus cavernosus 177
− durae matris 176
− intercavernos 177
− lactiferi 355
− mammarum 354
− occipitalis 177
− petrosus inferior 177
− − superior 177, 327
− rectus 176, *392*
− sagittalis inferior 176, *392*
− − superior 176
− sigmoideus 177

− sphenoparietalis 177, *397*
− transversus 177
− venosus sclerae 290
skandierende Sprache 86
sklerales Gerüstwerk 290
sklerokorneales Grenzgebiet 290
skotopisches Sehen 283
Soma 16, 18
somato-afferente Kerne 63
somato-dendritische Synapse 24
somato-efferente Kerne 63
Somatomotorik 42
somato-motorische Faser 27
somato-sensible Bahn 50
− Faser 26, 45
somato-sensibles Rindenfeld 137
somatotopische Gliederung 43, 48, 50, 100, 135
Sonnengeflecht 271
Spalt, synaptischer 22
Spatia anguli iridocornealis 290
Spatium intervaginale (Tenoni) 287, 315
Spatium perichoroideale 287
Speicheldrüseninnervation *204*
Speichelkern, sekretmotorischer 72
spinaler Reflex 51
Spinalganglion 34, 223, *223*
Spinalnerv *32*, 34, 222 ff, *223, 240*
Spines 19, 80
Spinnwebenhaut 178, 183
Spinocerebellum 79
Spitze der Schnecke 333
Splenium corporis callosi *56*, 116, 147
Sprache 13, 135
Sprachzentrum, motorisches 135
−, sensorisches (sekundäres) 137
Spüldrüsen 281
Stäbchensehzellen 299, *300*
Stabkranz des Thalamus 98
Stammhirn 29
Stapes *325, 326*
statisches Organ 317
statisch-kinetische Koordination 85

Register 431

statoakustisches Sinnesorgan 316
Statoconia (Statolithen, Otolithen) 337
Statolithenmembran (Membrana statoconiorum) 337
Steigbügel 326
Steigbügelmuskel 326
Steißnerv 222, 257
stereoskopisches Sehen 283
Stereoton 316
Sternganglion 265
Sternzelle *81, 82, 133*
Stiele des Kleinhirns 77
Stilling-Clarkesche Säule 40, 48
Stimulus 13
Stirnhirn 136
Stirnhirnsyndrom 136
Stirnlappen 57, 100, 113, *113,* **115**
Stirnpol 112
Stirnwindung, untere 113
Stoffdrüsen 353
Strabismus convergens 205
Strahlenkranz des Auges 293
Strang, Burdachscher 38, 49
–, Gollscher 38, 49
Strangzellen 41
Stratum basale (d. Haut) 347
– corneum (d. Haut) 347, *348*
– ganglionare nervi optici (Ggl. fasc. opt.) *301,* 303, *303*
– – retinae 303
– gangliosum cort. cerebelli 79
– germinativum 340, *348*
– granulosum cort. cerebelli 79, *80,* 82, 83
– – der Haut 347
– lacunosum 126 f.
– lucidum der Haut 347
– moleculare (plexiforme) cort. cerebelli 79, *80,* 82
– – cort. cerebri 126
– – (plexiforme) 79
– neuroepitheliale 303
– neuronorum piriformium 79
– oriens 126

– papillare der Haut 349
– pigmenti corporis ciliaris 293, *293*
– – iridis *288,* 295
– – retinae 296 ff., *301*
– pyramidale 126
– radiatum 126 f.
– reticulare der Haut 349
– spinosum der Haut 347
– zonale 97
Stria(-ae) acustici dorsales (Monakov) 71
– laminae granularis externa 132
Stria(-ae) laminae granularis interna 133
– – molecularis 132
– – pyramidalis interna 133
– – longitudinalis 123
– – lateralis 123
– – medialis 123
– mallearis 321
– medullaris *61,* 62, 69, 71
– – thalami 96, 97
– olfactoria 120
– – lateralis *118,* 121
– – medialis *118,* 121
– terminalis *89,* 96, 122
– vascularis 340, *340*
Striatum 90, 94, **139**, 144
Stroma iridis 295
Struktur, laminare, des Rückenmarkes 41
Stützzellen des Cortischen Organs 341, 343, *343*
– des Geruchsorgans *282,* 283
– des Geschmacksorgans 279, *280*
– des Gleichgewichtsorgans 337, *338*
– der Retina *301,* 302
Subarachnoidalraum 178
Subcutis *346, 348,* 350
Subduralraum 178
Subfornikalorgan 111
Subiculum *124,* 126
Subkommissuralorgan 111
subkortikale Basalkerne 128

Suboccipitalpunktion 179, 184
Substantia alba 37
− gelatinosa *39,* 40
− grisea 37
− − centralis 65
− intermedia centralis 37
Substantia intermedia lateralis (Columna intermedia) 37, *156*
− nigra *87,* **89,** 94
− perforata interpeduncularis (posterior) 87
− − rostralis (anterior) 110, *118,* 121
− propria der Hornhaut 289
Substanz, graue 37, 38 ff., 79
−, weiße 38, 42 ff., 84, 145
Subthalamus 94, 102
Sudor 350
Sulcus(-i) basilaris des Pons *59,* 60
− calcarinus 117, *117*
− centralis *113,* 114 f., *114*
− cerebri 55, 112, *114, 117*
− (cerebri) lateralis s. Sulc. lateralis
− cinguli *117,* 118
− circularis insulae 116
− collateralis *117*
− corporis callosi 117, *117*
− dorsolateralis (posterolateralis) 34
− fimbriodentatus *124,* 125
− frontalis inferior 115
− − superior 115
− hippocami [hippocampalis] 117, *117, 124,* 126
− hypothalamicus 95, 97, 102
− intermedius dorsalis (posterior) 34, 60
− intraparietalis 115
− lateralis (Sylvische Furche) 57, **113,** 115, *313, 314, 386*
− − mesencephali 87
− − posterior *33*
− limitans 62, 95
− medianus der Rautengrube **61,** 62
− − dorsalis (posterior) *33,* 34, *36*
− occipitalis transversus 114
− occipitotemporalis 118

− oculomotorius (medialis cruris cerebri) 87
− palpebromalaris 308
− parieto-occipitalis *56,* 117, *117*
Sulcus(-i) parolfactorius anterior 117
− − posterior 116
− postcentralis 115
− precentralis 115
− rhinalis 119, 121
− sclerae 285, *(288), 289*
− spiralis internus 341, 343
− temporalis inferior 115
− − superior 115
− terminalis 97
− tympanicus 321
− ventrolateralis (anterolateralis) 34
Supercilia 308, 358
supplementäre motorische Rindenfelder 136
supraoptische Kommissur 110
Sylvische Furche (Sulc. lat.) 57, 113
Sympathikus 262
sympathisches Nervensystem 258
− Paraganglion 276, 379
sympathische Wurzeln der parasymp. Ganglien 195, 197, 203
Synapse 15, 22 ff., *23*
−, axo-axonale 24, 80
−, axo-dendritische 24, 82
−, axo-somatische 24, 82
−, chemische 25
−, cholinerge 25
−, elektrische 25
− en passant 24
−, erregende 25, 42
−, exzitatorische 25, 42
−, GABA-erge 25
−, hemmende 25, 42
−, inhibitorische 25, 42
−, katecholaminerge 25
−, neuroglanduläre 24
−, neuromuskuläre 24
− par distance 23, 24
−, peptiderge 25

Synapse, serotoninerge 25
–, somatodendritische 24
synaptische Glomeruli 25, 120
– Hülse 26
synaptischer Spalt 22, *23*
synaptische Vesikel 23, *23*
Syndrom, Korsakow 99
–, Parkinson 101, 145
Syringomyelie 48
System, diffuses (peripheres) endokrines 380 ff.
–, endokrines gastro-entero-pankreatisches 380
–, extrapyramidales (EPS) s. extrapyr. Syst.
–, limbisches s. limb. Syst.
–, polysynaptisches 27

T
Taenia(-ae) 169
– choroidea 97
– fornicis 127
– thalami 96
Talgdrüsen 356
Tangentialfasern 132
Tanycyten 170
Tapetum nigrum 296
Tarsus palpebrae 310
Tasche, Rathkesche 363
Tast- oder Sensibilitätsorgane 278
Tastkörperchen, Meissnersche 278, *348*
Tastorgane 278
Tastzellen, Merkelsche 278
Tectocerebellum 79
Tectum mesencephali *64, 86,* **88,** 93, 94
Tegmentum mesencephali (Pars dorsalis pedunculi cerebri) 86, *87,* 88, *90*
– pontis 60
Tela choroidea ventriculi III 96, 167
Tela choroidea ventr. IV 170
– subcutanea (Subcutis) 350
Telencephalon *30,* 96, 114

– medium (impar) 95, 111
Telencephalisation 111
Temperaturbahn 46
Temperaturrezeptor 46
Tenonsche Kapsel 315
Tentorium cerebelli 112, **181,** *181*
terminales Axon 22
terminaler Ventrikel 37
„Testis" cerebri 88
Thalamencephalon 95
„thalamischer Schmerz" 102
Thalamus (dorsalis) 46, *89,* 94, 95, **96 f.,** *99, 142, 143, 144*
–, Flächen 97
–, funktionelle Bedeutung 100
–, hintere Kerngruppe 101
–, Kerne *99*
–, Kerngebiete, Territorien 98
–, Marklamellen 97
–, mediale Kerngruppe 99
–, Nuclei intralaminares 101
–, – mediani 101
– ventralis 95, 102
–, ventrolaterale Kerngruppe 100
–, vordere Kerngruppe 98
– ventralis – Subthalamus 102
Thermorezeptor 14
Thermorezeption 277
Thyreocalcitonin 372
Thyreoglobulin 372
Tiefensensibilität 50, 277, 278
Tonsilla cerebelli 74
Tractus 21, 42
Tractus bulbothalamicus 88, 92, 100
– cerebellovestibularis 85
– corticonuclearis 135, *149,* 154, *156*
– corticopontocerebellaris 69, 155
– corticospinalis *65,* 135, *149,* 154, *156*
– – (pyramidalis) lateralis 43, *156*
– – – ventralis (anterior) 43, *156*
– cuneocerebellaris 65, 78
– dorsolateralis *47,* 49
– frontopontinus *156*

- geniculocalcarinus 109
- hippocampomamillaris 127
- hypothalamohypophysialis 107, 367
- mamillohippocampalis 127
- mesencephalicus n. trigemini [Tr. mes. trigeminalis] 191
- olfactorius 56, 57, *118*, 120
- olivocerebellaris 67, 78, 83, 85
- olivospinalis 44, 155
- opticus 56, 57, 110 f.
- reticulospinalis ventralis (anterior) 44, 155, *158*
- rubrospinalis 44, 67, 71, 155, *156*, *158*
- solitarius *65*, 66, 213
- spinalis nervi trigemini 70, 71, 73, 111
- spinobulbares *47*, *152*
- spinobulbaris lateralis 49, 161
- – – medialis 49, 161
- spinocerebellaris dorsalis (posterior) *47*, 48, 84, 160
- – – ventralis (anterior) *47*, 48, 73, 77, 84, 160
- spino-olivaris 49
- spinoreticularis *47*, 94
- spinotectalis 49
- spinothalamicus 46, *47*, 67, 100
- – – lateralis (Lemniscus spinalis) 46, 92, 160
- – – ventralis [anterior] 46, 160

Tractus spiralis foraminosus 331
- tectobulbaris 92, 316
- tectocerebellaris 77
- tectospinalis 43, 92, 155, *156*, *158*, 316
- tegmentalis centralis 92
- thalamocorticalis 50
- tuberoinfundibularis 104
- vestibulocerebellaris 84
- vestibulospinalis 43, 70, 155

Tränenapparat 311
Tränendrüse 311
Tränenkanälchen *311*, 312
Tränennasengang 311, *311*, 312
Tränenpapillen 312
Tränenpunkt *311*, 312
Tränensack 311, *311*
Tränensee 309, 311
Tränenwärzchen 309
Tragi 320, 358
Transformation 14, 18
Transmission 14, 18, 25
Transmittersubstanz 23
Trapezkörper 70
Treppen der Schnecke 333
Triangel, Flechsigsches 50
Trichter des Hypothal. 57, 104
Trichterenge des Tränenkanals 312
Trichterlappen der Hypophyse 365
Trigeminus 190
Trigeminuskerne 71, *72*, 73, **190**
Trigeminusschleife 73, 191
Trigonum collaterale 166
- habenulae 102
- lemnisci 88, 92
- n. hypoglossi *61*, 62
- n. vagi *61*, 62, 66
- olfactorium *118*, 120, 121
Tricepsreflex 52
Trommelfell 320
Trommelfelltasche 327, s. Tuba auditiva
Truncus corp. call. 116, *117*, 147
- encephali 29
- inferior plexus brach. 229
- lumbosacralis *242*, 245, *252*
- medius plexus brach. 229
- superior plexus brach. 229
- sympathicus 262, 264, *264*, *270*, 267, 271
- vagalis anterior 216
- – – posterior 216
Tuba auditiva *319*, 322, *323*, **328**, *328*
Tubenknorpel *328*, 329
Tuber cinereum 57, *75*, 104, 110
- vermis 74, *75*
Tuberculum anterius thalami 96

– cuneatum 60, *61*
– gracile 60, *61*
Tunica conjunctivae bulbi 309
– – palpebrarum 309
– dartos 349
– fibrosa bulbi 285, 288
– interna (sensoria) bulbi 185, 296
– vasculosa bulbi 288, 285, 291
Tunnel 341, *343*
Tunnelräume 342 f.
tympanale Belegschicht *343*

U
Überbehaarung 357
Ulnarislähmung 236
Umbo membranae tympani 321
Umweltnervensystem 16
unbedingter Reflex 27
Uncus gyri hippocampalis *117*, 119
Uncusbändchen 126
Ungues 357
unipolare Nervenzelle 18
unterer Facialiskern 206
untere Plexuslähmung 230
– Stirnwindung 113
Unterhaut 350
Unterhorn des Seitenventr. 166
Unterkiefernerv 199
Unterwurm 74
unwillkürliche Motorik 43
Urkleinhirn 78
Ursprungskerne 40, *72*, 189, 191, 262
Utriculus 322, *334*, 335, *335*, 336
Uvea 291
Uvula vermis 70, 74

V
Vagina bulbi 315
Vallecula cerebelli 74
Varikosität 22, 24
Vasokonstriktion 45
Vasopressin 104
Vas spirale 341
Vater-Pacinische Körperchen 278

vegetatives Nervensystem 17, 258
vegetative Reflexe 261
Velum medullare caudale [inferius, posterius] 78, 168
– – craniale [superius, anterius] *61*, *75*, *76*, 77, 168
Vena(-ae) centralis retinae 299
– cerebri inferioris 176, *392*
– – internae 176
– – magna 176
– – media superficialis 176
– – superficialis 176
– – superioris 176, 392
– jungularis interna 176
– ophthalmica 177
– spinalis anterior 177
– – posterior 177
– thalamostriata 97, 176
venöser Abfluß 176
Ventriculus(-i) laterales telencephali 165
– quartus 56, 61, 167
– tertius 95, 96, **166**
Ventrikelsystem 58, 165, *167*
Ventriculus terminalis 37
Verhalten 119, 128
verlängertes Mark (Medulla oblongata) 55
Vermis cerebelli 74
Vertex corneae 289
Vesikel, synaptische 23
Vestibulariskerne 68, 69
Vestibulocerebellum 78
Vestibulum 330, 331
Vibrationsempfinden 50
Vibrationssinn 277
Vibrissae 358
Vierhügelplatte 86, 88
visuelle Reflexe 315
viszero-afferente Faser 66
viszero-afferentes Kerngebiet 63
viszero-efferente Faser 66
viszero-efferentes Kerngebiet 63
Viszeromotorik 41, 42, 44
viszero-motorische Faser 27

viszero-motorisch-parasympathische Faser 73
Viszerosensibilität 48
viszero-sensible Faser 27, 45
viszero-somatomotorischer Leitungsbogen 261
viszero-viszeraler Leitungsbogen 261
Vitrein 308
Volumen des Großhirns 129
vordere Augenkammer 288, 305
– Zentralwindung 115
vorderer oder oberer Bogengang 332
– Schenkel der Caps. int. 149
Vorderhirn 95
Vorderhorn des Rückenmarkes 37
– der Seitenventrikel 166
Vorderhornzelle 39
Vorderlappen (Kleinhirn) 74, 76, *78*
– (Hypophyse) 363, *364*
Vordersäule 37
Vorderstrang (-bahnen) 34, 38, *47*
Vorderseitenstrang (-bahnen) 46, *47*
Vorhof 330, 331
Vorhofsblindsack 338
Vorhofsfenster 324
Vorhofstreppe 333
Vormauer 143

W
Wahrnehmungsfelder 138
Wahrnehmungszentren 139
Wasserkopf (Hydrocephalus) 168
weiße Substanz 37, 42
Weitsichtigkeit (Hypermetropie) 286
Warzenhof 354
Westphal-Edingerscher Kern 91, 189, 316
Wimpern 358
Willkürmotorik 43
Windung, Heschlsche 116
Windungen des Großhirns 112
Wollhaare 358
Wurm des Kleinhirns 74
Wurzel, hintere, der Spinaln. 34, 222

–, vordere, der Spinaln. 34, 222
Wurzeleintrittszone 45
Wurzelfaden 35
Wurzeln der parasymp. Kopfganglien s. Radices
Wurzelscheide der Haare 358
Wurzelsysteme &fferente) 45 f., *45*
Wurzelzellen 38, 41

Z
Zackenband 183
Zahnkern des Kleinhirns 84
Zapfsehzellen 302
Zellen, amakrine 19
–, Betzsche Pyramidenzellen 132, 135
–, chromaffine (phäochrome) 378
–, parafollikuläre (C-) 372
–, parakrine 380
–, phäochrome („chromaffine") 378
–, Purkinje- 79
–, Schwannsche 21
zelluläres Bauprinzip 14
Zelt des Kleinhirns 181
zentrale Glia 28
– Haubenbahn 91, 92
– Sinnesbahnen 164
zentrales Nervensystem (ZNS) 16
Zentralfurche 117
Zentralgrube 296
Zentralkanal 28, 37
Zentralwindung, hintere 116
–, vordere 115
Zentren, motorische 43, 135
–, sensible (sensorische) 134
zerebrospinales Nervensystem 16, 185
Ziliarfortsätze 293
Ziliarkörper *284, 288, 292*
Ziliarmuskel 294
Ziliarzone der Iris 295
Zirbeldrüse (Corpus pineale) 97, 368
zirkumventrikuläres Organ 63, **110**
Zona arcuata 341

- fasciculata der Nebenniere 376, *377*
- glomerulosa (multiformis) der Nebenniere 376, *377*
- incerta des Subthal. 103
- pectinata 341
- reticularis der Nebenniere 377, *377*

Zonula(-ae) ciliaris *288, 292,* 293, 306, 307
Zonula occludentes 28
Zuckerkandlsches Organ 379
Zügel 97
Zungenfleischnerv 217
Zungenschlundnerv 211
Zwerchfellnerv 227
Zwischenhirn (Diencephalon) *89,* 95
Zwischenhirndach 95 f.
Zwischenhirn-Hypophysen-System 362, 367
Zwischenlappen 365
Zytoarchitektonik *130,* 132